北京大学医患关系蓝皮书
语言与沟通

主　编：王一方　甄　橙
副主编：（按姓氏笔画排序）
　　　　王　仲　王月云　李　芳
　　　　周晓艺　夏　萍　黄松武

北京大学医学出版社

BEIJING DAXUE YIHUAN GUANXI LANPISHU——
YUYAN YU GOUTONG

图书在版编目（CIP）数据

北京大学医患关系蓝皮书：语言与沟通 / 王一方，
甄橙主编 . —北京：北京大学医学出版社，2019.3
ISBN 978-7-5659-1832-2

Ⅰ . ①北… Ⅱ . ①王… ②甄… Ⅲ . ①医院 - 人间关
系 - 研究报告 - 中国 Ⅳ . ① R197.322

中国版本图书馆 CIP 数据核字（2018）第 140486 号

北京大学医患关系蓝皮书——语言与沟通

主 编：王一方 甄 橙

出版发行：北京大学医学出版社

地 址：（100191）北京市海淀区学院路 38 号 北京大学医学部院内

电 话：发行部 010-82802230；图书邮购 010-82802495

网 址：http: //www.pumpress.com.cn

E-mail：booksale@bjmu.edu.cn

印 刷：中煤（北京）印务有限公司

经 销：新华书店

责任编辑：袁帅军 责任校对：金彤文 责任印制：李 啸

开 本：710 mm×1000 mm 1/16 印张：16.75 字数：237 千字

版 次：2019 年 3 月第 1 版 2019 年 3 月第 1 次印刷

书 号：ISBN 978-7-5659-1832-2

定 价：62.00 元

编者名单

（按姓名汉语拼音排序）

黄松武（广东省东莞康华医院）

李　芳（北京大学医学人文研究院）

李　杏（福建省厦门市妇幼保健院）

李映兰（中南大学湘雅医院）

刘　巍（北京大学肿瘤医院）

刘义兰（华中科技大学同济医学院附属协和医院）

邱　琰（陆军军医大学第一附属医院）

史　赢（内蒙古自治区赤峰市医院）

苏志英（福建省厦门市妇幼保健院）

田　璐（福建省厦门市妇幼保健院）

王　林（首都医科大学附属北京天坛医院）

王丕琳（首都医科大学附属北京天坛医院）

王秋生（北京大学人民医院）

王双苗（广东医科大学附属第一医院）

王一方（北京大学医学人文研究院）

王玉梅（中国医科大学附属盛京医院）

王月云（广东省深圳市妇幼保健院）

王　仲（北京清华长庚医院）

魏学燕（湖北省肿瘤医院）

吴　媛（湖北省肿瘤医院）

夏　锋（陆军军医大学第一附属医院）

夏　萍（广东省中医院）

徐　翔（浙江省湖州市长兴县人民医院）

徐志宏（中日友好医院）

杨　华（福建省厦门市妇幼保健院）

杨　艳（上海交通大学医学院附属仁济医院）

姚　麟（中山大学附属第六医院）

殷　明（华北油田公司总医院）

俞姿容（湖南省冷水江市中医医院）

张　凌（中日友好医院）

甄　橙（北京大学医学人文研究院）

周晓艺（湖北省肿瘤医院）

引言：医患紧张关系松绑的语言维度

经济学家常常以零和博弈来比喻商场争斗的双输效应。日本著名儿童作家五味太郎编绘的图画书《鳄鱼怕怕牙医怕怕》则为我们形象地讲述了一幕鳄鱼看牙医的"双向恐惧"情境。话说一条鳄鱼牙疼病犯了，准备预约去某牙医诊所看医生，出发前踌躇再三。它知道牙医诊所里全是各种刀叉钻磨的"五金器械"，医生们都是"钳工"，在牙齿上舞刀弄钻，想起来一定会很恐怖，本来就牙疼，再去接受治疗岂不更痛？此时，在牙医诊所接到预约的医生听闻鳄鱼要来看牙，也惊出了一身冷汗，心想：那鳄鱼一口凶悍的牙齿，在我给他做治疗时一不小心合上牙床咬下去，我的两个胳膊就完蛋了。于是双方都陷入恐惧之中。鳄鱼牙疼得实在是扛不住了，终于来到了牙医诊所。双方各自怀揣着恐惧和不安在诊室里相遇了。牙医必须将胳膊伸到鳄鱼布满利齿的大嘴里，鳄鱼也必须强忍着牙疼张大嘴接受牙医的敲敲打打。怎么办？首先是术前的沟通，解除不信任而产生的恐惧感，然后再进入诊疗环节。当然，身边的"小诸葛"会提出，术前可以使用麻醉药呀，就像给老虎的麻醉枪，给麻翻了，它一身酥软，就不会伤人了。不过，看牙时全身麻醉，患者完全被动了，没有互动与配合，一旦遇上"术中知晓"（痛感、牵拉阻断了，但意识依然清醒），岂不更恐惧？那么，改用局部麻醉好了，不过，问题又冒出来了，鳄鱼还会受到别的惊吓、刺激而突然闭嘴，鳄鱼嘴里的医生胳膊不也同样会被咬断吗？

身处医患紧张关系中的医生和护士与患者可以从五味太郎的叙述中读出医患"双向恐惧"的隐喻。正是这份恐惧与不安让现代社会医患关系陷入两难。对于患者来说，医疗获益、风险、代价总是交互纠结，不可两全；对于医者来说，治病是奋不顾身，还是奋而顾身？于是，本书作者来一个穿越，关公大战秦琼，拉上药王孙思邈的"虎撑"道具为这一困局提供解决之道。

孙思邈，唐代名医，技术精湛、医德高尚，有《大医精诚》遗世，被国人尊称为"药王""医仙"，其轶事多多，神乎其神。传说药王孙思邈进山采药，回家途中被一只斑斓猛虎拦住了去路。惊恐之余，药王发现它眼里并无凶光，只是趴在地上，张着大嘴，默默地望着他，像是有所乞求。药王壮着胆子上前端详。原来，那老虎的咽喉处被一块骨头卡住了，咽之不下，吐之不出，疼得它浑身发抖。药王欲伸手帮它拔出，但担心拔出时老虎一闭嘴，自己的胳膊就毁掉了。此时，他也遇到了五味太郎笔下鳄鱼与牙医的困局。正在为难之时，药王猛一抬头，看到扁担上栓有两个铜环。他急忙取下一个放入老虎嘴中，将血盆大口牢牢地撑住。然后一只手从环里伸进去，迅速地将骨刺拔出，并涂抹上止痛生肌的药膏，救了老虎一命。很长一段时间里，每次药王上山采药，这只老虎都默默跟随，暗中保护。后来，人们把铜环制成手铃状的"虎撑"，作为游方郎中（串雅）招徕的道具。他们大多衣衫朴素，身背药囊，走街串巷，手持虎撑（大小、材质还反映其人医术的高低），边走边摇，街坊听闻铃声就知道是郎中来了。在今天看来，"虎撑"撑起的是医患之间的信任，患者不再担心自己的病无人治，医生也不再担心自己在治疗中受到伤害。

这两个故事告诉我们，沟通首先是感受、是互动、是交流，不是单向的告知（医疗程序、行为、价格）、告白（立场、情感）、解读（医疗原理、技术逻辑）。医患沟通固然需要标准规范，但最优境界是共情、温暖、得体。医者要创造条件为患者解除痛苦，同时也要有效地规避风险，奋而顾身比奋不顾身更明智。故事还提醒国人，老虎尚知感恩，何况万物之灵的人类呢？其实，临床沟通的境遇远比鳄鱼与牙医、老虎与孙思邈的困境复杂。医患沟通不同于日常生活沟通，性命相托的严峻性、生死一线的神秘性、陌生-亲密关系的迅速过渡的境遇、疾苦折磨中与死亡恐惧中的共情渴望（即将心比心的同理心）、患者焦躁情绪下挑衅性语言的伤害与应对、社会不满情绪的迁怒（即无名火的发泄、先入性误解情绪的化解）等，对医患双方的人格、人性都是一次次巨大的挑战。医患冲突首先是意气冲突（斗气），其次是语言冲突（斗嘴），进而发展到肢体冲突（斗力）和（或）诉讼（斗法），如果从深层次去发掘，则是道德冲突、人格气场冲突、观念冲突、情感冲突和文化冲突。因此，要彻底化解医患冲突，还需要道德唤起和人性复苏。因此，医患紧张关系求解，不能仅从经济学维度去思考与施策，语言学维度虽然或许不是核心维度，但不可轻视。这涉及语义学与语用学，更关涉社会语言学和应用语言学。

在福柯看来，现代临床医学的转型就是从语言学开始的，奇点是从"怎么不舒服？"（感受、体验）到"哪儿不舒服？"（部位、指称）的改变。语言是人文性的维度，语言不是绝对客观的刚性环节，而是充满歧义的弹性环节，不仅有语义的不同理解，还有语境的不同折射，主客间性特征明显，说者无心，听者有意，一语双关，一词多义。如"心虚"（负面）与"虚心"（正面），"难受"（个体，可承受伤害）与"受难"（个体或群体，巨大伤害），顺序改变，意思大变；"小心 - 肝"（劝导肝病患者少喝酒、慎服药）与"小 - 心肝"（恋人之间的昵称），词语的停顿点不同，意义大变；体育赛场报道中的"大胜"与"大败"，本是一对反义词，意义却一样。"该回家啦""该请假啦"在日常语境与别离语境中隐喻的意义不同。于是乎，人们便有了"听话听音"的感慨，亦有国人将"观 - 音"作为"听 - 话"之外的沟通别径，也进一步印证了沟通不只是交往的工具，还是生命的价值体验。诺贝尔和平奖得主特蕾莎有一段话深刻地诠释了这个道理："请注意你的语言，有一天它会变成你的行动，请注意你的行动，有一天它会变成你的习惯，请注意你的习惯，有一天它会变成你的性格，请注意你的性格，有一天它会变成你的命运。"

诚然，医患之间，有着生命托付、苦难倾诉、求医问药的特别境遇，语言的智慧与艺术十分重要。鉴于此，教育部应用语言司委托北京大学医学人文研究院承担"当下医患沟通中的语言困局及其破解之策"课题，在全国二十所医院相关作者的协作与支持下，经过两年的努力，萃集了这本《北京大学医患关系蓝皮书：语言与沟通》，祈望通过我们的探索，为局部还比较紧张的医患关系彻底松绑。

王一方　甄橙

2018.4.5

目　　录

第一章　医患互动研究：回顾与展望 ……………………………………1

第二章　当下医患沟通中的语言困局及其破解之策 ……………… 20

第三章　临床境遇中沟通困局的破解 ……………………………111
第1节　医院场景中医患沟通语言困局及分析 ………………111
第2节　肿瘤科场景中医患沟通语言困局及改进 ……………119
第3节　妇幼保健场景中医患沟通语言困局及改进 …………127
第4节　乳腺科场景中医患沟通语言困局及分析 ……………135
第5节　肝胆外科场景中医患沟通语言困局及改进 …………141
第6节　医院义工服务场景中医患沟通语言困局及改进 ……146
第7节　消化内科场景中医患沟通语言现状及改进 …………154
第8节　妇产科场景中医患沟通语言困局及改进 ……………167
第9节　眼科场景中医患沟通语言困局及改进 ………………174
第10节　医患沟通叙事病例精选及分析 ……………………184

第四章　医患沟通正向语清单 ……………………………………213
第1节　住院及门诊正向语清单 ………………………………213
第2节　科别正向语清单 ………………………………………217
第3节　医院义工正向语清单 …………………………………228

第五章　医患沟通负向语清单 ……………………………………232
第1节　住院及门诊负向语清单 ………………………………232
第2节　科别负向语清单 ………………………………………237

第 3 节　医院义工负向语清单···246

附录 1：医患沟通语言的调查思路与问题清单（部分）·············248

附录 2：医患交往中的语言习惯调查与结果（调查科室：肾内科）······251

致谢···255

第一章 医患互动研究：回顾与展望

1. 引言

医患互动，又称医患交流，是健康传播领域的重要研究课题之一。"健康传播"研究以影响个人或机构层面做出与改善健康相关的决策[1]为目标。基于不同的研究语境，健康传播研究可以被划分为两类：个人层面的研究和机构层面的研究[2]。个人层面的研究又根据研究对象的不同而被分为两类：人际内（intrapersonal）健康传播研究和人际间（interpersonal）健康传播研究。前者洞察人们对健康相关的定义和信息的态度、认识、感受和看法等。后者着眼于"关系"对健康的影响，包括医生和患者之间的关系，以及日常生活中的各种人际关系等。机构层面的研究着眼于医疗机构的体制、内部的信息组织和流动、上下级管理关系等。以上两个层面的研究中都体现了多学科融合的视角。譬如，跨文化学者和社会学者探寻社会文化因素如何影响人们的健康和人们对健康相关概念的理解与解读。传播学和语言学学者关注大众传媒对人们健康话语、观念和健康实践的引导[2]。Thompson 等表示，1970—2008 年是健康传播研究的飞速发展时期[3]。这一时期，新的研究话题层出不穷，有价值的话题经久不衰。其中最为持久的话题是"医患互动"研究，所占比例高达 20%。

传播学领域的医患互动研究探讨医患关系、医患沟通技巧和方式等，旨在对临床实践提供直接、具体和实际的指导。社会学、人类学以及语言学领域的医患互动研究相对间接、抽象并具有理论导向，多以揭示社会和言语互动的本质为目的。近年来，随着机构话语和工作场所话语研究的日益兴起，医患互动也成为社会语言学领域的一个研究热点。尽管医患互动被认为是诊疗中实现治愈和传达关爱最重要的途径，是医学的核心，堪称医学中的艺术[4]，但直到 20 世纪 60 年代，有关医患对话的系统研究才初见端倪。在过去 50 余年间，世界范围内的医患互动研究从萌芽走向成熟，研究范式和方法层出不穷，研究视角体现出跨学科、多元化倾向。来自人文社科学者的研究成为这个领域的主导力量。

2. 国外医患互动研究动态回顾

国外医患互动研究起源于 20 世纪 60—70 年代，研究内容涉及三个方面：医患会话本身、社会文化因素与医患会话的关系和医患会话与就诊结果的关系 [5]。第一类研究包含了综合性研究、会话序列结构、互动模式、医学信息的解释和传递、医患问答、交际障碍、交际模式等研究话题，对医患会话本身进行了全方位的探索。第二类研究涵盖了社会关系、文化背景、阶层、医患权力、患者自主权等相关探讨。第三类研究主要包括调查患者满意度、用药依从性、服从度以及开具抗生素等侧面的考察 [5]。国外医患互动研究主要采取的研究方法有：过程分析、微观分析 [6] 和会话分析；研究视角呈现出宏观和微观两种趋势。

2.1　来自医学学科的宏观"行为"研究

此类研究主要采取"过程分析"方法，对医患会话中的行为进行宏观考察。"过程分析"起源于开展的儿科医患互动系列研究 [7]。该领域涌现出多种多样的互动分析方法，其中以"贝尔互动过程分析体系" [8] 和"Roter 互动分析体系" [9-10] 最为著名。互动分析体系将医患交流划分为"治疗体系"（the cure system）和"关爱体系"（the care system）。前者由"工具性"（或称"任务聚焦型"）行为构成，即医生在诊疗中用于解决问题、凸显其"专家"身份的、以医学知识为支撑的技术性行为，是诊疗互动的重要组成部分；后者主要表现在"情感性"（又称"社会情感型"）行为的使用，如安慰患者、社会谈话、开玩笑等。"治疗体系"使患者了解和理解疾病与治疗相关的信息；"关爱体系"则使患者感觉到被医生接纳、了解并被理解。在研究中，过程分析者对互动过程中的"任务聚焦型"和"社会情感型"行为进行编码，定量考察互动行为与患者健康结果、依从性、满意度等之间的关系，为改进临床实践做出反馈。例如，Roter 和

Hall 将医患互动中的过程变量划分为六类：信息给予、信息寻求、社会谈话、积极谈话、消极谈话和建立伙伴关系[4]。以上行为又分别归属于两个维度：任务聚焦行为维度和社会情感行为维度。此类研究的难点在于对社会情感行为的定位。Roter 和 Hall 认为所有面对面的交流都承载着情感内容和色彩。据此，情感交流体现在 3 个层面：内在层面、传达层面和诠释层面。"内在层面"包含直接表达社会情感内容的口头交际，如同意、表扬、关心等。"传达层面"则指交际方式，如声音质量、非言语信号以及个别言语信号如措辞等传达情感。"诠释层面"反映了整体交流给受众留下的情感印象。三个层面较全面地把握了交流中传递的情感内容和色彩。但在具体分析中容易过滤上述丰富的情感要素，而将情感维度的考察简单化处理。该类宏观"行为"研究的优势是，分析方法具有可复制性，研究结果通常可以被推广到更大范围，但分析多数脱离具体互动情境和内容，往往被批评为过于笼统[11]。

2.2 来自社会学和语言学的微观"话语"研究

此类研究又称为"微观分析"，主要经历了 3 个发展阶段：① Hughes 等采取民族志研究方法，考察医生在互动中的角色、行为等[11]；② Strong 将民族志与话语分析方法相结合[12]，开展儿科门诊互动跨国对比研究，将研究对象拓展到对患者的关注，并揭示了儿科问诊会话呈现出多种形式，如官僚式、诊疗式、怜悯式、私密式等，其中官僚式最为盛行，并展示了医学权威如何在诊疗会话中被表达出来；③ Mishler 等展开医学话语研究，通过分析诊疗会话中询问病史阶段的话语，发现双方在互动中追求的目标差别迥异[13]；Waitzkin 进一步揭示诊疗会话具有一种隐形的结构，即排斥患者陈述"个人麻烦"[14]。微观分析注重对医患会话语境和具体内容的考察，但研究方法难以复制，研究结果难以推广。自 20 世纪 80 年代起，会话分析成为"微观分析"领域的一枝新秀，下文将单独回顾会话分析相关研究。

2.3 国外会话分析视角下的医患会话研究

起源于 20 世纪 60 年代的会话分析成为研究医患互动的一个主要流

派[15]。1984 年 Frankel[16] 以及 West[17] 两个学者均以会话分析方法研究医患互动，成为该领域的两部代表作。医患互动被定义为社会生活中"自然发生的互动"。20 世纪 90 年代，机构话语研究的兴起再次推动了医患互动研究。医患会话被视为有别于日常会话的机构话语类别，具有特殊的会话结构和机制。基于对医患会话的分析，Maynard 与 Heritage 总结出医患会话有两个总体的特点[18]：一是诊室内的医患会话的互动实践来源于日常会话；二是会话的组织是以合作管理双方关系为导向的。这两个特点可以被理解为医患会话与日常会话存在的共性与个性。前者表示人们会把日常会话中的说话和表达方式运用到医患会话中，即将日常会话惯习换位于医疗领域[19]。后者体现了医疗情境这个特定场域的特点，即双方共同合作达到诊疗目的。根据 Byrne 与 Long[20]，社区医疗（primary care）中的医患会话可以被划分为 6 个阶段（表 1-1）。基于此结构，会话分析学者从各个不同的阶段入手对医患会话进行了深入浅出的研究[18]。以下将概述 Heritage 与 Maynard 在其著作中对医患会话研究的回顾[18]。

表 1-1　社区诊疗会话整体结构[20]

阶段	活动
1	起始阶段（opening）：医患双方建立互动关系
2	陈述问题（presenting complaint）：患者陈述问题或就医原因
3	检查（examination）：医生进行口头或身体检查，或同时开展两类检查
4	诊断（diagnosis）：医生评估患者状况
5	治疗方案（treatment）：医生（与患者协商）明确治疗方案或进一步检查
6	结束（closing）：结束会话

Robinson 考察了起始阶段的医患会话是如何展开的。他注意到医生面对不同患者，设计不同的初始谈话[21]。譬如面对新的患者，会问"我怎样才能帮助你？"（How can I help you?）面对复诊患者则是"感觉怎么样啊？"（How are you feeling?）而面对例行常规检查的慢性病患者，则问道："有什么新情况吗？"（What's new?）由于患者对医生所使用的话语是非常敏感的，医生会在必要的时候给予纠正或修正，以符合他们自身的身体状况。

Heritage 与 Robinson 分析了医患互动"陈述问题"阶段的会话[22]。

他们注意到，患者在陈述问题时不仅仅在描述其病症细节，同时还在表达他们做出就诊决定的合理性，即"可医性"。Halkowski[21] 基于其研究，总结出"发现式陈述"（discovery accounts）模式，即患者描述其病症是如何逐渐发展到需要就诊的地步 [23]。以上研究各有不同，但均反映了"陈述问题"是门诊医患会话的关键步骤。Gill 和 Maynard 发现，在陈述问题和症状时，有些患者会尝试性地表述自己对疾病的理解，以求获得医生的认可或否定 [24]。患者往往以试探性或隐形的方式传递自己的理解，Gill 和 Maynard 认为，这是由于患者对于表达时机并没有把握。研究表明，有时候患者的尝试性解释会在交流过程中"流失"，即医生不仅当时没有回应，而且在之后的诊断阶段也没有任何反馈。这可能也是造成患者在表达自己对疾病理解时不自信的一个原因。

Boyd 与 Heritage 对"陈述问题"阶段时医生的提问进行了深入探讨，并总结出医生发问的 3 个方面内容 [25]：设定议程（agenda setting）、预判前设（presupposition）和倾向结构（preference structure）。其中设定议程包含了两个子类别：话题议程和行为议程。预判前设指的是医生在发问之前对患者已经形成了某种前设，这些前设会影响他们对问题的设计。倾向结构反映了医生发问时通常遵循了两个原则，即"最佳化"（optimization）和"听众设计"（recipient design）。前者指医生在问诊过程中使用的常规问题，通常是基于某种病症"最佳状态"而设计的，在一定程度上期待的回答是"没有问题"。后一种是针对不同患者的情况进行量体定制的问题。笔者认为，前一种原则体现了患者作为特定疾病群体的共性；后者则体现了患者个体的个性，需要给予充分关注。

Heath 通过考察"检查"阶段的会话中进行的口头和肢体语言，论述道：患者在检查中一方面把自己的身体或身体部位作为一个客观物体呈现给医生；与此同时，又保持了其主体性，体现出对自己情感、感知和身体的掌控力 [26]。

有学者关注了"诊断"阶段的会话。Perakyla 的研究表明，在这个阶段，医生优越于患者的权势得到了最大化的体现 [27]。而医生和患者之间由权势不平等而引发的紧张程度通常会通过诊断的"可讲述性"得以缓和。医生和患者双方都会以多种不同的方式讨论和验证诊断结果的可靠性。也有学者比较了好消息和坏消息的传递方式（如 Maynard 与 Frankel，2006[28]），发现医生在传达两种消息时尽管有不同的方式，但都存在一定的不确定性，且有待于改进。此外，Stivers 注意到，患者很少对医生做出的诊断结果给予回应，然而对医生给出的治疗建议，则会做出大量的回应，其中包含他们的理解、顾虑、赞同或异议[29]。即使患者有异议，他们也很少直截了当地拒绝医生的建议，而是采取较为含蓄的方式表达。譬如，患者或家属针对治疗计划表现出或主动或被动的抵触情绪等。

West 等学者考察了结束阶段的会话，发现医患双方在本阶段使用的结束话语与在其他场合结束语具有相似性[30]。结束部分主要有两类行为，第一类是预结束话语，其主要功能是宣告会话的结束，但有时也会招致新话题的产生，即患者突然补充了先前未提及的信息或问题等。第二类是预约检查或下次就诊时间等，这为建立一个以"持久关怀"为导向的医患关系奠定了基础。

以上会话分析研究案例均属于关注特定会话阶段的研究，或称"以位置为导向"，即按照门诊会话的不同阶段进行考察和分析。"以话题为导向"的分析也比较常见。譬如，有学者研究医患会话中关于"生活方式"的提问和回答[31]，这一话题可能出现在任何一个会话阶段。Drew 分析了患者电话求助医生的会话，发现在电话对话双方之间存在一定的交流和判断错位[32]。以上这些研究关注的特定话题可能会出现在医患会话的任何一个阶段，不受阶段限制。会话分析为全面了解医患会话的组织、结构和互动秩序做出一定的贡献。然而，会话分析学者仅在本土层面关注会话内部结构和互动，缺少对宏观层面机构和社会语境的关注[33]。

3. 国内医患互动研究动态回顾

国内以"医患互动"这一主题词开展的研究涵盖的内容非常广泛，提法也交叉，包括医患关系、医患沟通、医患交流和医患会话等主题。为了便于清晰地梳理相关研究的发展脉络，研究者进一步选取了"医患交流"和"医患会话"为主题词进行文献检索和回顾。

3.1　国内医患交流研究概况

基于中国知网 2018 年 3 月 22 日显示的期刊论文数据，研究者将国内以"医患交流"为主题的研究粗略划分为 3 个发展阶段：

第一是萌芽阶段（1983—1996 年）。在此期间，国内发表的医患交流研究论文数量较少，13 年间共计发表 4 篇。其中三篇论文对医患交流进行了理论探讨，内容涉及医患交流的重要性，医患思想交流的必要性、表现形式，交流技巧与心理基础等 [34-36]。另外一篇摘录翻译了美国医学杂志在 1985 年 78 卷第一期杂志中发表的一篇实证研究论文 [37]。原论文作者（Arnold 与 Epstein 等）选择 153 位医生及其所诊治的 213 例患者进行了研究，探讨了影响交流的医生及患者特征。其主要发现有医患交流与患者社会经济状况的关系表现在医疗保险与职业两方面。患者保险金额是一个重要指征。可见，在国内医患交流研究的启蒙期，研究主要以论说式范式为主，除了摘录国外实证研究案例外，国内尚没有相关实证研究出现。三篇论文作者均来自医学学科领域。

第二是起步阶段（1998—2003 年）。在这一阶段，医患交流研究发表论文数量稳中有升，从 1998 年的 2 篇逐渐升至 2003 年的 19 篇，年平均 5 篇左右，研究内容更加丰富，主要涉及三个方面。第一方面内容是聚焦医患交流本身，探讨交流技巧、形式、内容、定位和意义等（如陆苇，1998[38]；韩素萍，2002[39]；沙鑫家，朱文忠，王云，2003[40]；占伊扬，2003[41]）。其中一部分研究是针对特定科室开展的医患交流反思性研究，结合特定科室和疾病的特点，论述该情境中医患交流的主要内容、形式和特色等，如口腔 [38]、妇产 [39]、老年医学 [41] 等。另一部分研究则从更宏观的角度论述医患交流对改善医患关系，推进医学模式的转变以及在医学教育中占据的重要角色 [42]。第二方面的内容围绕培养医患交流能力展开，主要从医学教育和医院管理的角度倡议对医生和医学生的交流能力进行培养，并提出相应的建议 [40, 43]。第三方面是聚焦特定患者群体的实证研究。黄雪薇与王秀利等开展了有一定规模的实证研究，他们聚焦癌症患者人群，探讨患者、亲属和医护人员对医患信息交流的满意度及其影响因素 [44]。他们随机抽取广州市两所肿瘤医院、部分综合医院和省生命之光俱乐部等机构中清楚本人癌症诊断的患者共计 423 例，采用自评信息需求问卷（INQ）、一般情况问卷（DQ）进行测查，并对患者及其已获得需要的信息内容和数量、对医患交流的满意度进行了解，同时请 82 位亲属和 86 位医护人员回答了对医患交流的满意度相关问题。结果显示，癌症患者、亲属和医护人员中均存在一定比例的人群对医患信息交流有所不满，但三者有显著性差异。患者的满意度受信息交流内容、交流形式、患者经历以及信息与其偏好或建议符合程度的影响。基于实证数据分析，该研究对如何提升肿瘤科医患信息交流质量提出了切实的改进建议。这一阶段的医患交流研究不仅在数量上比萌芽阶段有所增加，在研究范式方面也有突破，不再拘泥于传统的论说式研究，实证研究崭露头角。研究者主要来自医学学科背景。

　　第三是成熟阶段（2004—2017 年）。近十多年来，国内医患交流研究数量和质量整体有所提升，研究视角更加多元化。数量方面呈现出反复波动趋势。2004 年有 17 篇文章发表，2012 年达到数量高峰，为 41 篇，2017 年有 17 篇文章发表，14 年间每年平均约发表 21 篇。此外，研究内容也得到进一步丰富，主要包括：第一，对医患交流本身及其意义进行论述性研究 [45-50]；第二，医患交流培养与教育实践的探讨 [51-53]；第三，围绕医患交流的过程、质量和医患纠纷等主题开展的实证研究 [54-57]；第四，新媒体对医患交流的影响，如医患互联网交流、短信交流，移动医疗等的特点与启示等，体现了新时代对医患交流提出的新挑战 [58-59]；第五，来自语言学学科的医患交流话语研究崭露头角。从 2004 年起开始涌现出来自语言学背景的以"医患交流"为主题的相关论文 [60-61]，14 年间共计发表 15 篇期刊论文。该类研究关注了医患交流中的委婉语 [62]、沉默现象 [63]、言语行为与策略 [64]、医学情境的跨文化交际能力 [65-66]、医患交流中的权势关系 [67-68]，以及对医患交流中的人际意义的探讨 [69] 等。可见，这一阶段在研究视角和方法上有所突破，实证研究数量较之前有明显增多，研究方法除了定量调查外，也出现了定性研究。

3.2　国内语言学视角下的医患会话研究概况

　　来自语言学学科的医患互动研究更关注交流话语和医患会话本身，

为医患交流研究带来全新的视角和方法。研究者使用"医患会话"为关键词进行进一步搜索，以更详尽地了解该类研究概况。从语言和话语角度开展的医患交流研究始于 20 世纪 90 年代后半期，既包括"西方语言学理论研究"，也有"汉语语言学理论和医疗实践相结合的研究"[70]。早期代表作有：顾曰国分析了 25 个中西、医门诊会话，提出了"目的 - 话语 - 人际关系"话语分析模式，成为国内从语言学角度开展医患交流研究的典范[71-72]。当代研究体现出多种语言学理论取向：

一是语用学相关研究。如运用 Brown 与 Levinson 的面子理论对比研究了门诊医患会话中医生和患者的礼貌策略，发现双方都采用积极、消极以及间接礼貌策略来维护双方的面子、保证交际的顺利进行，但医生的策略更为直接，其消极礼貌策略的使用也明显多于患者[73]。温玉娟借助顺应理论对医患会话中医生及患者使用模糊限制语的动机及目的做出了解释，以促进医患交流双方明晰彼此的交流策略[74]。李慧祯在河南省某市级医院 6 大门诊科室收集 40 例医患对话语材料，从中随机抽出 15 例会话，基于"言语行为"理论，对医患双方发问、应答、指令、阐述、表达等五种言语行为的语用功能及其在门诊对话各阶段中的运用情况进行分析，探讨医患言语交流的不同意图的关系[75]。语用学相关研究不仅对医患会话进行了语用分析，而且在理论层面也丰富了医患情境语用的相关理论内涵，具有重要的意义。

二是会话分析研究，如于国栋分析了产前检查中建议寻求和建议给予这一序列结构，发现了孕妇执行建议寻求的不同方式，并揭示了孕妇寻求建议话轮的序列结构特征等[76]。杨石乔运用会话分析理论考察了实录汉语医患会话语料的会话修正，验证并补充了谢格洛夫、杰斐逊、萨克斯提出的自我修正优先理论等[77]。牛利基于自建语料库描述了医患门诊会话整体结构和各个阶段的微观结构，展现了医患互动的真实过程和交际细节[78]。杨子等在会话分析视角下探讨了陪同就诊医患会话中第三方的话轮分配和序列组织特征[79]。研究揭示出第三方获取和支配话轮、参与会话的方式、策略、立场和实施行为等，阐释了"两边三方交际"的医患会话模式特征。会话分析为医患互动研究带来全新的视角，生动展现了医患之间进行对话的微观、动态过程，有效地揭示了医患会话的内在结构和组织，为改进医患交流实践起到切实的推进作用。

三是社会语言学和话语分析研究。具体研究视角主要包括互动社会语言学和批评话语分析。如陈冉等以戈夫曼的互动理论为框架，分析该理论在医患会话中的体现形式及其反映的潜在沟通问题[80]。互动社会语言学更关注交际中说话者、说话内容以及说话情境之间的交互影响，在分析中捕捉动态的、相互制约的交际因素，从而更清晰地展现社会交际活动的情景性、动态性和复杂性。刘兴兵等较早提出将批评话语分析应用于医患会话研究中[81]。胡燕和董方莉借用 Fairclough 的三维分析模式，从词汇、语法和语篇三个层面对门诊医患会话的语言特征进行研究，探究了医患在称呼语、术语、问句、情态系统、会话结构及言语打断等方面呈现出的不对称性。批评话语分析对揭示医患之间深层的不对等关系发挥了重要的作用[82]。

从研究主题来看，上述三类研究主要关注了医患交流的内容、阶段、会话结构和交流方式、交流中的语言使用以及交流效果等内容。值得注意的是，近年来医患会话中的权力关系、身份认同等话题也在国内相关研究中初见端倪。如陈海庆与李慧祯发现医生和患者存在根本的权力不平等，医生在会话中占有权力优势，能够主导会话[83]。余芬揭示了医生在会话中使用的 3 种语气：医生语气、教育者语气和同伴语气，并分析了语气的交替与权势之间的关系[84]。李海富录取了陕西省某市级医院儿科诊室来自 8 名医生的 24 段对话，抽取了其中 8 段加以转写，并借助会话分析 - 临界分歧分析（CA-CDA）的整合模式对会话进行分析，总结出医生构建的 5 种身份：权威身份、照顾者身份、亲属身份、权势性身份和同伴身份等[85]。谭晓风提出门诊医患会话的语言结构是由其承载的社会功能决定的，通过整合功能语言学和批评话语分析视角，探讨了医生身份建构和语言表征的相互关系，揭示了其背后的社会结构，权力和意识形态的协商等，具有理论和实践启示[86-87]。

3.3　国内相关研究的不足

近年，国内相关研究呈现出研究数量从少到多、研究视角从单一到多元的趋势。根据中国知网统计，以"医患交流"和"医患会话"为主题的研究论文数量在近年来均呈现整体上升趋势。这说明，该领域逐渐引起广泛关注，成为跨学科研究热点。但当前研究仍存有问题：①研究范式有待改进。目前有相当数量的研究仍然属于论说型或理论探讨型研究，研究目标是探讨医患交流的本质，论述其重要的意义。这些研究内容大同小异，对于改善医患交流实践缺乏直接的指导和借鉴意义。尽管是理论研究，但极少有研究能够真正贡献出医患交流方面的理论建树，多数研究仅停留在照搬西方某一理论来解释或阐述中国医患交流现象的层面，缺乏理论创新性。②研究目标笼统、研究对象随意。多数研究将"医患交流"视为研究主题，并未对其进行细化分析和研究。在医患会话研究中，会话语料所涵盖的科室选择较为随意（如：李慧祯，2011[75]），"语料的覆盖面、典型性不够"，还存在语料数量少（李海富，2014[85]）、"语料属性判断标准不统一"等问题（王茜，隆娟，崔婉星，2012[88]）；③研究方法有局限，研究深度尚有欠缺。多数"医患交流"研究没有采取实证的研究方法。少量的实证研究中以定量的调查研究为主，定性研究和混合研究有待增加，以弥补纯定量研究的不足。国内相当数量的医患会话研究收集数据时主要采取会话录音方法，研究者本人并没有真正进驻研究场景，对录制的会话缺乏真实体验，数据采集方法有待改进，如结合人类学（民族志参与式）观察方法等。

4. 医患互动研究前景展望

4.1　研究范式从"论说型为主"转向"实证型为主"

与国外研究相比，国内医患交流研究以论说型为主，实证型有待加强。实证研究通过采用科学的数据收集和分析方法，较为客观、真实地反映特定情境中的医患交流具体问题，避免了论说的空洞性。实证研究之间可以进行对比和参考，其结果具有较强的推广性。无论其学术价值还是对实践的指导意义都受到更大的认可。因此，医疗管理部门与学界都应当进一步重视医患交流实证研究的开展，鼓励研究者或医疗实践者立足数据，发现、分析并解决问题。

4.2　研究内容从"宏观交流"转向"微观话语"研究

"医患交流"是一个笼统的概念。需要把其进行细化分解，从而更加明确目标、有的放矢。西方文献显示，医患交流研究可以进一步被细化为：①对交流目标的定位，如前人研究表明，医患交流目标有"做出医疗决策""进行健康信息交流"和"建立良好的关系"。但不同国家、不同社会、不同医疗机构对上述目标的认可度有所不同。如果能够把"建立良好的关系"明确纳入医患交流目标的范畴，那么构建和谐的医患关系也将顺理成章。②影响医患交流质量的因素研究，如恰当的举止行为、诊疗质量、双方的共同参与、以患者为中心的交流等。③医患交流分析方法，包括著名的定量互动分析体系、会话分析等具体内容。④医患交流行为。医患交流行为研究可以考虑，但不局限于如下纬度：工具性和社会情感性行为、言语和非言语行为、隐私行为、控制性强和控制性弱行为等[89-90]。⑤医患交流结果。对医患交流结果的考察可以从患者满意度、依从性、对交流信息的回忆程度等方面进行。把患者满意度作为衡量医患交流质量的决定因素在国内研究中并不罕见，但是满意度调查方法和问卷设计等环节有待进一步完善。此外关于患者就医依从性和对交流信息的回忆程度的研究还比较少见。未来研究有待细化研究目标、充实研究内容，以便有的放矢。

4.3　研究方法从"定量研究"转向"定性、定量混合研究"

毫无疑问，研究范式应当转向以实证研究为主。实证研究包括定量研究、定性研究和混合研究。目前国内医患交流实证研究以定量为主，定性为辅。纯粹的定量研究虽然样本量大，研究结果具有可复制性，但是在调查设计、数据收集和分析等各个环节容易在内容和逻辑方面出现简单划一的倾向，掩盖了研究问题和数据的复杂性。越来越多的研究领域鼓励混合式研究方法的使用，结合定量和定性研究，对研究问题展开深入而系统的探讨。据悉，国内采用混合研究方法进行的医患交流研究尚不多见，未来研究有待尝试。

5. 结语

　　著名的医学家 Edward Livingston Trudeau（1848—1915 年）墓志铭上刻有一句在医学界耳熟能详的名言："有时去治愈，常常去帮助，总是去安慰"（To Cure Sometimes，To Relieve Often，To Comfort Always.）。这句话淋漓尽致地揭示出医患互动的本质和重要性。医患互动不仅是看病就医的具体实现方式，也直接影响到其结果。近年来中国医患冲突问题层出不穷，在世界范围内引起广泛关注。据《中国医患关系蓝皮书》报道，仅在 2013—2014 年间，中国境内发生约 7 万起医疗纠纷。医患互动研究有望直接推动医患交流质量的提升，促进医患关系的改善，助力"健康中国"战略目标的实现，并推进世界范围内公平医疗事业的进程。

（李　芳　北京大学医学人文研究院）

参考文献

[1]　Schiavo R. Health Communication: From Theory to Practice (2nd ed.). San Francisco: Jossey-Bass, 2014.

[2]　Wright KB, Sparks L, O'Hair HD. Health Communication in the 21st Century . Malden, MA USA: Blackwell Publishing, 2008.

[3]　Thompson TL, Robinson JD, Anderson DJ, et al. Where have we been and where can we go? // Wright KB, Moore SC. Applied Health Communication: A Sourcebook. Cresskill, NJ: Hampton Press: 2007.

[4]　Roter DL, Hall JA. Studies of doctor-patient interaction. Annu Rev Public Health, 2003,10(10): 163-180.

[5]　刘兴兵，刘琴，何承全. 当代国外医患会话研究综述. 医学与哲学（A），2008，29（4）: 19-21.

[6]　Heritage J, Maynard DW. Problems and prospects in the study of physician-patient interaction: 30 years of research. Annu Rev Sociol, 2006, 32(1): 351-374.

[7]　Korsch B, Negrete V. Doctor-patient communication. Sci Am, 1972, 227(2): 66-74.

[8]　Bales RF. Interaction process analysis: a method for the study of small groups. Public

Opinion Quarterly, 1950, 13 (3): 388-389.

[9] Roter DL. Patient participation in the patient-provider interaction: the effects of patient question asking on the quality of interaction, satisfaction and compliance. Health Educ Monogr, 1977, 5(4): 281-315.

[10] Roter D, Larson S. The relationship between residents' and attending physicians' communication during primary care visits: an illustrative use of the Roter Interaction Analysis System (RIAS). Health Commu, 2001, 13(1): 33-48.

[11] Charon R, Greene MG, Adelamn RD. Multi-dimensional interaction analysis: a collaborative approach to the study of medical discourse. Soc Sci Med, 1994, 39(7): 955-965.

[12] Strong P. The Ceremonial Order of the Clinic. London: Routledge, 1979.

[13] Heller M, Mishler EG. The discourse of medicine: dialectics of medical interviews. Language, 1984, 62(4): 958.

[14] Waitzkin H. At the Front Lines of Medicine. Lanham, MD: Rowman & Littlefield, 2001.

[15] Sacks H. Lectures on Conversation. Oxford: Basil Blackwell, 1992.

[16] Frankel RM. From sentence to sequence: understanding the medical encounter through microinteractional analysis. Discl Process, 1984, 7(2): 135-170.

[17] West C. Routine Complications: Troubles with Talk between Doctors and Patients. Bloomington: Indiana University Press, 1984.

[18] Heritage J, Maynard DW. Communication in Medical Care: Interactions between Primary Care Physicians and Patients. Cambridge, UK: Cambridge University Press, 2006.

[19] Bourdieu P, Thompson JB, Raymond G, et al. Language and Symbolic Power. Cambridge, Massachusetts: Harvord University Press, 1991.

[20] Byrne P S, Long BE. Doctors Talking to Patients: A Study of the Verbal Behaviours of Doctors in the Consultation. London: Her Majesty's Stationery Office, 1976.

[21] Robinson JD. Soliciting patients' presenting concerns. // Heritage J, Maynard DW. Communication in Medical Care: Interactions between Primary Care Physicians and Patients. Cambridge, UK: Cambridge University Press, 2006: 22-47.

[22] Heritage J, Robinson JD. Accounting for the visit: giving reasons for seeking medical care. // Heritage J, Maynard DW. Communication in Medical Care: Interactions between Primary Care Physicians and Patients. Cambridge, UK: Cambridge University Press, 2006: 48-85.

[23] Halkowski T. Realizing the illness: patients'narratives of symptom discovery. // Heritage J, Maynard DW. Communication in Medical Care: Interactions between Primary Care Physicians and Patients. Cambridge, UK: Cambridge University Press, 2006: 86-114.

[24] Gill V T, Maynard DW. Explaining illness: patients' proposals and physicians' responses.// Heritage J, Maynard DW. Communication in Medical Care: Interactions between Primary Care Physicians and Patients. Cambridge, UK: Cambridge University Press, 2006: 115-150.

[25] Boyd E, Heritage J. Taking the history: questioning during comprehensive history-taking.// Heritage J, Maynard DW. Communication in Medical Care: Interactions between Primary Care Physicians and Patients. Cambridge, UK: Cambridge University Press, 2006: 151-184.

[26] Heath C. Body work: the collaborative production of the clinical object. // Heritage J, Maynard DW. Communication in Medical Care: Interactions between Primary Care Physicians and Patients. Cambridge, UK: Cambridge University Press, 2006: 185-213.

[27] Perakyla A. Communicating and responding to diagnosis. // Heritage J, Maynard DW. Communication in Medical Care: Interactions between Primary Care Physicians and Patients. Cambridge, UK: Cambridge University Press, 2006: 214-247.

[28] Maynard DW, Frankel RM. On diagnostic rationality: bad news, good news, and the symptom residue. // Heritage J, Maynard DW. Communication in Medical Care: Interactions between Primary Care Physicians and Patients. Cambridge, UK: Cambridge University Press, 2006: 248-278.

[29] Stivers T. Treatment decisions: negotiations between doctors and patients in acute care encounters. // Heritage J, Maynard DW. Communication in Medical Care: Interactions between Primary Care Physicians and Patients. Cambridge, UK: Cambridge University Press, 2006: 279-312.

[30] West C. Coordinating closings in primary care visits: producing continuity of care. // Heritage J, Maynard DW. Communication in Medical Care: Interactions between Primary Care Physicians and Patients Cambridge, UK: Cambridge University Press, 2006: 379-415.

[31] Sorjonen M, Raevaara L, Haakana M., et al. Lifestyle discussions in medical interviews. // Heritage J, Maynard DW. Communication in Medical Care: Interactions between Primary Care Physicians and Patients. Cambridge, UK: Cambridge University Press, 2006: 340-378.

[32] Drew P. Misalignments in "after-hours" calls to a British GP's practice: a study in telephone medicine.// Heritage J, Maynard DW. Communication in Medical Care: Interactions between Primary Care Physicians and Patients. Cambridge, UK: Cambridge University Press, 2006: 416-444.

[33] Yijin Wu, Wen Ma. The Handbook of Conversation Analysis. West Sussex: Wiley-Blackwell, 2013.

[34] 李伟，李玉明. 从现代人本主义心理学看医患思想交流. 中国社会医学，1991，（03）：35-36.

[35] 张永良. 论医患的思想交流. 医学与哲学（A），1983，（02）：37-40.

[36] 郑兴华，沈晖，席静，等. 浅谈医患的交流技巧及其心理基础. 医学教育，1996，（2）：28-32.

[37] 孙维权. 影响医 - 患交流的有关因素研究. 国外医学（社会医学分册），1987，（01）：64-65.

[38] 陆苇. 口腔正畸临床医患间的语言交流. 中国医学伦理学，1998，（04）：31-32.

[39] 韩素萍. 谈妇产科临床医患交流技能. 南京医科大学学报（社会科学版），2004，2（04）：336-337.

[40] 沙鑫家，朱文忠，王云. 加强医患交流的几点建议. 医学与哲学（A），2003，24（06）：19.

[41] 占伊扬. 浅谈老年医学医患临床交流技巧. 南京医科大学学报（社会科学版），2003，3（01）：77-78.

[42] 冉云霞，卢仲毅，王兴勇，等. 医患交流在现代医学模式转变中的地位. 重庆医学，2003，32（4）：457-458.

[43] 冉云霞，唐贵忠，陈乐，等．医患交流在现代医学模式转变和社会医学教育中的作用．中国卫生事业管理，2003，19（8）：483-483.

[44] 黄雪薇，王秀利，张瑛，等．癌症患者的信息需求——医患交流满意度及影响因素分析．中国心理卫生杂志，2003，17（11）：760-762.

[45] 贾玉勤．谈交流原则在医患沟通中的运用．中国卫生质量管理，2007，14（02）：41-42.

[46] 谈澍．社区全科医生的医患交流技巧．中国民康医学，2007，19（14）：572-580.

[47] 谈澍．社区卫生服务中应用计算机信息化管理的实践．中国全科医学，2007，10（7）：595-596.

[48] 周湘涛．加强医患沟通的意义探析．锦州医学院学报（社会科学版），2006,（02）：14-16.

[49] 朱耀明．浅谈医疗活动中的医患沟通与交流．继续医学教育，2007，20（29）：27-29.

[50] 刘蓉，贺长春，贺咏宁，等．现代医学模式下医患交流实践教学探讨．南方医科大学学报，2009，29（12）：2467-2469.

[51] 马骏驰，胡建，顾卫平．浅谈口腔医学生实习中的医患交流学习．卫生职业教育，2008，26（24）：129-130.

[52] 王强，周桂桐，张毅．开设《中医临床接诊与医患交流学》实训课程的体会．天津中医药大学学报，2009，28（04）：210-212.

[53] 夏欧东，邱学文，余喜．医学生医患沟通交流技能培养模式初探．中国高等医学教育，2009，（10）：122-123.

[54] 关琳瑶．哈医大四所附属医院医患纠纷实证分析．哈尔滨：黑龙江大学：2014.

[55] 李小红，佘文静，韩宇研，等．妇科内分泌专家门诊医患交流质量的现状调查．中国循证医学杂志，2012，12（06）：642-646.

[56] 佘文静，韩宇研，李小红．女性不孕症门诊医患交流质量的现状调查．实用妇产科杂志，2012，28（02）：147-149.

[57] 于河，刘建平，王思成．应用定性研究方法描述中医医患交流过程．北京中医药大学学报，2010，33（11）：732-736.

[58] 王桂荣，徐远红，邹旭丹．医患网络交流对SCI患者的影响．中国康复，2012，27（04）：279.

[59] 张萍.医患沟通短信交流平台的创建和运用.光明中医，2012，27（10）：2127-2128.

[60] 梁峰霞.浅析临床医学语言的语境.医院管理论坛，2004，21（04）：43-46.

[61] 杨石乔.交流的无奈——试析《掷铁饼者》中的医患"沉默".医学与哲学（人文社会医学版），2008，29（05）：80-81.

[62] 李庆明，刘冰琳.概念整合理论视域下医用委婉语对缓解医患矛盾的作用.西安交通大学学报（社会科学版），2015，（05）：116-119.

[63] 彭红，李永国.失语：医患交往中的沉默现象反思.医学与哲学（临床决策论坛版），2007，28（10）：72-74.

[64] 文红.医患问答言语行为的策略性分析.安徽卫生职业技术学院学报，2012，11（06）：96-97.

[65] 李本现，闵绥艳.跨文化医患交流中社会文化规约负迁移现象研究.求医问药（下半月），2012，（07）：21-22.

[66] 彭云鹏.医学情景跨文化交际能力研究.上海：上海外国语大学，2012.

[67] 李芳.医患交流权力协商话语的交际民族志考察.北京：北京大学，2016.

[68] 邹素.批评话语分析视阈下网络空间医患问答中的权势关系探究.太原城市职业技术学院学报，2015，（02）：188-190.

[69] 罗茜.基于系统功能语法语气系统的汉语医患会话人际意义研究.重庆：西南大学，2015

[70] 刘兴兵，刘琴，邵艳.中国当代医患会话研究综述.中国社会医学杂志，2008，25（1）：4-6.

[71] Gu Y. Doctor-patient interaction as goal directed discourse. Asian Pacific Communi, 1996, 7(4): 156-176.

[72] Gu Y. Five ways of handling a bedpan: a tripartite approach to workplace discourse. Text, 1997, 17(4): 457-475.

[73] 胡燕.门诊会话中医生和患者礼貌策略的对比分析.医学与哲学，2016（10）：82-85.

[74] 温玉娟.医患会话中作为语用策略的模糊限制语.太原：太原理工大学，2013.

[75] 李慧祯.言语行为视野下医患会话权势不对等关系研究.大连：大连理工大学，2011.

[76] 于国栋.产前检查中建议序列的会话分析研究.外国语（上海外国语大学学报），2019（01）：58-62.

[77] 杨石乔.基于语料库的汉语医患会话修正研究.上海：上海外国语大学，2010.

[78] 牛利.医患门诊会话结构研究.武汉：华中师范大学，2014.

[79] 杨子，王雪明，伍娜.第三方陪同就诊的会话特征分析.语言教学与研究，2018（01）：101-112.

[80] 陈冉.戈夫曼互动理论视角下的医患会话研究.重庆：西南大学，2014.

[81] 刘兴兵，刘琴，邵艳，等.使用批评话语分析研究中国医患会话.中国医学伦理学，2007，20（05）：24-28.

[82] 胡燕，董方莉.基于Fairclough三维分析模式的门诊医患会话批评性研究.医学与哲学，2016，37（6）：86-89.

[83] 陈海庆，李慧祯.言语行为视阈下医患会话权势不对等关系探析.中国海洋大学学报（社会科学版），2011，（4）：89-94.

[84] 余芬.医患对话中的语气与权势研究.武汉：中南民族大学，2012.

[85] 李海富.门诊儿科医生身份话语构建的实证研究.重庆：西南大学，2014..

[86] 谭晓风.功能语言学视域下的门诊医患会话研究.南京医科大学学报（社会科学版），2016，16（03）：233-238.

[87] 谭晓风.医患会话的医生多重身份建构研究.医学与哲学（A），2017，38（09）：40-42.

[88] 王茜，隆娟，崔婉星.关于我国医患会话研究的思考.医学与哲学（A），2012，33（10）：14-17.

[89] Beck RS, Daughtridge R，Sloane PD. Physician-patient communication in the primary care office: a systematic review. Am Board Fami Practi, 2002, 15(1): 25-38.

[90] Ong LM, Haes JC, Hoos AM, et al. Doctor-patient communication: a review of the literature. Soc Sci Med, 1995, 40(7): 903-918.

第二章　当下医患沟通中的语言困局及其破解之策

　　医患关系是最复杂的人际关系之一，属于快速亲善关系的建构。医患之间不仅是利益共同体，还是情感共同体、道德共同体、价值共同体。当下，医患关系出现紧张与冲突的局面，固然可以部分归咎于个别医者不善沟通、语言生硬或态度冷漠，造成医患之间话不投机，由此产生隔膜、猜忌、愤怒，加剧了医患之间的不信任，甚至激发了暴力伤医事件的发生；但其深层次的问题是沟通的孤岛化、技巧化，暴露出技术与人文的断裂，沟通与共情、关怀行为脱节，冰山底座则是科学主义、技术主义、消费主义交织叠加所导致的生死观、疾苦观、医疗观的迷失。

1. 医患沟通语言研究的意义与思路

1.1　意识

　　本课题从医患之间冲突性语言的萌生、形成、防范、破解与剖析入手，展示了医患之间语言交往的丰富性、复杂性、歧义性、隐喻性。医患之间生死相托，苦乐相依，有着十分丰富的言语与语言的交流，涉及身份礼仪、人格尊严、信任关系、医患共情、顺应性评估等诸多方面。而汉语有世界上最储蓄、隐晦、曲折的语言形式与交往模式，涉及直白与委婉、隐语与暗示、失语与沉默、冒犯性刺激与缓和性回应等不同类型和范畴。本课题旨在帮助医护工作者通过沟通言语、语用分析，建立共情、反思语境，进而理解临床交往语言的结构性、整体性、情境性、敏感性。

　　本课题立足于现实中医患纠纷与冲突频发的困局，寻找切实可行的解决方案，聚集于医患沟通中的语言形式与内容、临床沟通的类型差异，以及临床语言的规范性、亲和性、普适性和伦理性，剖析了临床医生"科心 - 医言"与"文心 - 医言"的分野与融合，以共情消解冷漠，以谦和对冲傲慢，让医护工作者更加深刻领会医患交往中的互动结构与权力关系，在临床上更加富有同理心，思维更敏锐，态度更包容，更善于倾听，决策时更具有灵活性和语言智慧。本课题创建医患之间语言交往友善模式，即三阶沟通模式，推进临床沟通从语汇分类，到"共情 - 沟通 - 关怀"一体化，技术与人文的融合，再到正确的生命观、疾苦观及医疗观的全面导入。

本课题研究不仅有助于破解医患关系的紧张困局，更有助于健康中国远景观念的起航。

1.2　思路

1.2.1　分步还原

将沟通技巧还原为沟通言语，从口语化的沟通言语到书面化的沟通语言，从沟通语言的个体化还原为适度规范的沟通语料，从一般沟通语汇还原为科室、场景、主题特色语汇。沟通过程应举重若轻：简单问题做复杂思考，平面问题做立体思考，复杂问题做条理思考，理论问题做通俗思考。

1.2.2　分步递进

医患交流的关注幅度由单语轮拓展为多语轮，由事务性过渡到情感性；沟通内容由医务流程的释疑解惑拓展为苦难与救助故事，由知识性拓展为观念性，逐步进入患者疾苦观、生死观、医疗观、健康观、福利观的内核。

1.3　参加调研的医疗机构及科室、人员分布

参与本课题的医院共有 21 所，既有北京、上海、广州、深圳大型三级甲等医院，也有中等城市的专科医院、基层县级市的人民医院和中医院；既有医生、护士，还有社会工作者（简称：社工）。具体情况见表 2-1：

表 2-1　参与本课题的机构（科室）及负责人

序号	医院	负责人	职务	科室	调查对象
1	北京清华长庚医院	王　仲	教授	门、急诊科（含重症监护病房）	医生
2	北京大学肿瘤医院	刘　巍	教授	内科（肿瘤）	医生
3	首都医科大学附属北京天坛医院	王丕琳	教授	外科（乳腺外科）	医生/护理
4	华北油田公司总医院	殷　明	副院长主任医师	外科（神经外科/肝胆外科）	医生/护理
5	福建省厦门市妇幼保健院	李　杏	高级主管	妇产科	医疗/护理
6	中南大学湘雅医院	李映兰	主任护师	门诊科室	护理
7	北京大学医学部	李　芳	副教授	生殖医学中心	医生/护士
8	北京大学人民医院	王秋生	教授	外科/手术室	医生/护士
9	华中科技大学同济医学院附属协和医院	刘义兰	主任护师	CT、MRI/B 超检查室	护理
10	中日友好医院	张　凌	教授	肾内科/透析室	医生/护士
11	上海交通大学医学院附属仁济医院	杨　艳	主任护师	门诊注射室/治疗室	护士
12	陆军军医大学第一附属医院	夏　锋	教授	外科（肿瘤外科）	医生
13	广东省中医院	夏　萍	博士	客户服务部	社工
14	广东省东莞康华医院	黄松武	博士	专科助理	社工
15	广东医科大学附属第一医院	王双苗	教授	志工服务	资深/新手
16	内蒙古自治区赤峰市医院	史　赢	主任医师	外科（肝胆）	医生
17	湖南省冷水江市中医医院	俞姿容	主任医师	中医妇科	医生
18	浙江省湖州市长兴县人民医院	徐　翔	主任医师	门诊科室	医生/护理
19	中山大学附属第六医院	姚　麟	主任医师	门诊科室	医生/护士
20	中国医科大学附属盛京医院	王玉梅	主任医师	姑息病房	医生/护士
21	广东省深圳市妇幼保健院	王月云	主任医师	妇儿心理，保健	医生/护士

2. 医患沟通与医院 - 医疗制度及医学现代性的深切反思

每一个时代都有自身的荣耀与风采，也有自己的时代病。如今，现代化运动虽然一路高歌猛进，但也必然带来深刻的现代性反思，哲学意义上的现代性具有两面性，既有进步、丰富、成长、整合，也有异化、疏离、失范、枯竭。因此，现代性反思作为一种理性的思考，包含着当下与未来理想图景的规划，隐含着现代化进程的纠错，是对现代化的重新书写。在学理层面，现代化投射出现代性；在实践层面，现代性改造着现代化。

医患沟通困境的现代性反思有 3 条路径：一是对源于沟通理论的贫困与实用主义路径盛行的反思，反对沟通沦为纯粹的技巧追求，而非人性理论与人格力量的整合。二是反思技术路径上的生物原理至上，以及过度客观主义、过度数学（量）化的倾向。三是反思伦理与价值取向上的个人主义、功利主义立场，导致沟通行为与共情、关怀行为的脱节。

医学现代性反思的核心命题基于一个悖论，医疗技术在不断进步，却伴随着愈来愈紧张的医患关系，医者的职业幸福感也在逐渐丢失，医院在占据技术制高点的同时会部分失守道德制高点，医学界做得越多，社会舆论抱怨得越多，这不是简单的职业道德滑落，而是技术、财富高速行进中的精神眩晕，思想清贫，哲学贫困，智慧残缺。此时，现代医学必须重新调整自身的理论张力，包括①哲学张力：如知识与信仰，躯体与心灵，科学与人学，技术与人性，工具与价值。②临床张力：如治疗与照顾，治疗与调养，客体与主体，观察与体验，救助与拯救 - 救赎，干预与顺应，消杀与共生。③伦理张力：如利他与利己，理性与良知，真相与真诚，真理与真谛，正确与正义。

人类生命有正常、失常、异常、无常、鹤归五境，医生只能在有为与无奈、超能与无能之间徘徊、进取，医院既是生老病死的道场，也是悲欢离合的关隘。神奇的外科既是凭手术过关斩将的沙场，也是无影灯下回天无力的麦城。精明的内科有运筹帷幄、决胜千里的智慧，也有无可奈何花落去的沮丧。慧心巧手的妇产科既要面对"一人进院，两人出院"的欢喜场面，也要直面羊水栓塞那样可能导致"母子双亡"的严峻考验。曾经被认为"九死一生"的肿瘤科经过多学科协同精进不仅将早期肿瘤患者送入"安全地带"，还为中晚期患者赢得带瘤生存、与瘤共生的稳定期。发生在医院里的这一幕幕悲欢离合、枯木逢春，都揭示出医学的真谛，永恒的不确定性、多样性、艺术性，知识鏖战病魔，维护健康的关键是态度、信仰，而非全部是知识与技术。只有秉持对生命价值的洞悉、生命意义的追求，才会珍惜、敬畏、呵护好生命。心宽念纯既是护生的前提，也是生命的归宿。

　　无疑，医院是医患之间缔结生命干预契约的场所，这份苦难中结缘的关系所遵循的交往规范要高于普通人际关系，必须恪守平等、友善、相互尊重原则，遵守法纪和职业道德，真诚面对，换位思考，保持适当距离且适度克制，言辞得体、慎重、有分寸、有余地。尤其要尊重患者的各项权利，包括被关注、被关怀、被尊重权，隐私保护权，医疗决策自主权（如知情同意权及选择与拒绝权），医疗服务评价权、投诉权。因此，医患沟通不仅是信息、知识的告知，还是情感、姿态、行动逻辑的表达。医患沟通也不仅仅依靠技巧，还需正确的医疗观、立场、思维方式。当然，应该承认语言是沟通的基础，西方医学鼻祖希波克拉底曾指出："医生有三大法宝，语言、药物、手术刀""医生有两种东西能治病，一种是药物，一种是语言。"它们表达了一个基本原则，沟通即治疗，良好的沟通是最佳的治疗。语言形式多种多样，既有书面语言，也有口语语言、肢体语言，还有语序、语态、语气之别。临床沟通有态度、言语、行为三大要素，并非只是言语一条径路。因此，改进言语技巧只是一方面，需要综合发力，全能施策。要努力做到：准确、有效、支持并进，即言语有方原则；语言与非语言手法并用，即言外有声原则；重视开场白与第一印象，即先声夺人原则；尽可能使沟通简洁明快，即思路明晰原则；全程缔结和谐伙伴关系，即友善为本原则；鼓励患者参与诊疗决策，即共同承担原则；细节化应对患者的问题，即丝丝入扣原则。

　　仅从程序和内容上看，医患沟通可以定义为：医生、患者为了某种设定的治疗目标，医生在某种场合把设定的诊疗过程、项目、预后、风险、代价等相关信息以及专业认知、思想和情感以适当的方式传达给特定的患者或家人，并得到相关回馈，从而在共识与知情同意的基础上达成共同协议的过程。医患沟通包括情感沟通、资讯沟通、决策沟通（技术、支付、伦理），其前提是协作 - 双赢共识与共同决策。医疗卫生服务越来越复杂，越来越精细，越来越耗费金钱，更需要医生们分工合作，更需要患者的参与，共同理解、分担责任。

常言道"言语之外无患者"。临床医学并非完全基于声光电磁的物理探查，而是始于患者病情与病史的陈述。但病情与病史的陈述并不是纯粹客观事实的写真，而是患者凭借自身体验、疾苦认知与观念重建的疾病世界。因此，"以患者为中心"的信念不可逾越，但这一信念如何在医患沟通实务中落实？结论是：在"全人"医学观的引领下将沟通半径辐射到患者的社会语境、生活情境、个体心境，深入到患者的疾苦观、医疗观、生死观之中，将医患沟通与疾苦叙事结合起来，将共情、沟通与人文关怀串联起来。无需讳言，医患沟通的特色是好消息不多，坏消息不少。好的沟通不是花言巧语的掩饰、搪塞，而是真诚、委婉的告知艺术；不是将坏消息变成好消息，而是将坏消息的心理反应降低到最小阈值，挖掘患者心中的正能量去应对坏消息。

2.1　医疗的"三高"格局与医患沟通"四个特点"和"四个层次"

当今时代，高技术、高消费、高代价的医疗格局（"三高"格局）增加了医患关系的复杂性，表现出四大特点：一是从商业服务（serve）到关怀照顾（care），医护干预"来自陌生人"（Charles Rosenberg），他们都是"床边的陌生人"（David Rothman），面临快速亲善关系的缔结，1 分钟之前形同陌路，1 分钟之后生死相托，血缘上不是亲人，道义上胜似亲人。在许多情况下，这只能是"利益共同体，道德异乡人"（Engelhardt）的脆弱平衡。二是医疗服务中存在代理决策机制，医生在诊疗决策中有大于患者权利的自由裁量权。患者的选择权是不充分的，属于被动消费，尽管患者可以择院、择医，被赋予了知情同意权，但是一旦进入诊疗流程，完全无法选择诊疗路径、药物品种、给药方式、手术方式。三是医学是不确定的科学与可能性的艺术（《生活之路》William Osler）。生命无常的偶然性和疗效的不确定性使得医疗服务呈高度的风险性。临床上，可能出现"1+1 不等于 2，可能等于 0，甚至 100+100 还等于 0"，"高技术 + 高消费 = 无效医疗"的情况，风险、代价常常超出患方最初的心理预设。这常表现为疗效的个体差异极大，诊疗过程中的即时风险迭出、代价横生，不以医生、患者的主观意志为转移。四是支付与疗效，即医疗获益脱节，投入 - 产出完全不成比例，并非花钱越多疗效越好，可能出现人财两空这一违背商业社会基本预期的悲剧结果。治愈、康复的希望可能因病情恶化而失望，因无救而绝望，严重挫败花钱买疗效、求康复的心理预期。

纵观当下医患沟通的交往程度，可分为四个层次：首先，最高层级是高度默契，一沟就通，无沟亦通。其次是因缘际会，三分沟通，七分理解。再次是话不投机，大沟小通，七分沟通，三分理解。最后是寻衅滋事，一沟就砸，无窍可通。因此，临床沟通不只是会说话，沟通必须从语言走向心灵；而冲突起因于意气冲突（称为斗气），语言冲突（称为斗嘴），肢体冲突（称为斗力），最后是诉讼，在法庭上斗法，更深层次的是道德冲突、气场冲突、观念与价值冲突、情感冲突、文化冲突。如前所述，医患沟通的特殊性是陌生 - 亲密关系的缔结，疾苦折磨中、死亡恐惧中的共情（也称为"同理心"）；应对挑衅性语言，浇灭无名火，化解迁怒、误解的情绪，这些都是高难度的工作。目前，医生的普遍感触是理足词穷、理直气怯。因此，许多学者将当下医患沟通的困境归咎于语言的贫困或者语言艺术的匮乏。寻求语言学解决方案，不失为一个破解医患关系困局的重要良策。但当下的沟通语言研究存在一些共性的不足，即研究者大多缺乏医学教育背景，而只有语言学背景，研究的实务性不够，临床相关性不足，有沟通理论、没实景的语言实例，有形式、没内容，有沟通态度、没有临床场景的语言规范与细则，因此对临床沟通的指导意义有限。

2.2　医患沟通的误解、误区与无形鸿沟

无疑，医护是医患沟通的主体，患者、家属是沟通的客体，医生占据着专业（客观化、对象化、指标化）世界，患者坚守的是俗世（主体化、主观化、情感化、模糊化）世界。医患失语和冲突本质上是由主客体之间存在壁垒所致，如何打破知识壁垒、道德鸿沟、情感对立、体验分歧，至今仍是一道待解的悬题。

目前，医生对患者的交往语言普遍存有偏见，认为患者一是常常讲废话：语言重复、啰唆，没有诊疗价值的言词；二是常常讲梦话：满嘴象征性语言，病中说话充满了主观意向性幻觉的陈述；三是常常讲疯话：乱语妄言，超越身体逻辑与疾病普遍认知的陈述。四是常常讲谎话：刻意隐瞒重要信息，提供虚假信息。同样，患者对医生的语言认知印象也不佳，认为医生一是常常说套话，言语刻板，面对谁都是那么几句话，没有个性化和针对性；二是常常说学术"方言"，言语高深，充斥专业术语，难以明白；三是常常说"半截话"，只有孤零零的结论，没有因果分析，还不愿意多解释；四是常常说祈使句，将患者看成被动接纳的人，言语中威严有余，协商不足；五是常常说左右逢源的话，对患者同情不足，共情匮乏，言语淡漠，不带情感，自我保护；六是常常说"活套"话，诊疗结论与建议的确存在着不可掌控的不确定性，可以做模棱两可的解释，而非黑白分明、掷地有声的承诺。

2.3　医患沟通与怜悯之爱

一般而论，良好的医患沟通是怜爱与艺术的集合，其中怜爱是基石、是原点。社会成员间若都怀有怜爱的胸襟和眉间不息的爱意，才能让尊重、理解、感恩、敬畏、悲悯、谦和、恻隐、友善、宽容占据我们的心灵，而不是处处怀疑、怨愤、敌意、冷漠、傲慢、自私、贪婪、算计。那么现实生活中，究竟是什么遮蔽、掏空了诊疗过程中的爱？其一是专业主义、科学主义居高临下的心态，让爱成为傲慢的命令与恨铁不成钢的责罚。诊室语言本质上是一种办公室语言，背后是不可改变的法规、政策、指南、规范，是"不容置疑""不得不这么做"的刚性规范与约束。柔软的怜爱及协商性的暖语与之相抵触，显得不协调。其二是人们对道德异类的鄙夷、蔑视。《疾病的隐喻》中，苏珊·桑塔格认为：恶疾，如癌症、艾滋病，常常是上苍对自我放逐行为的惩罚，可怜之人必有可恨之处，恶疾患者多是欲望的奴隶，他们放纵自我（如懒惰、贪食、滥性），行为不端（如酗酒、吸毒），生活方式不健康（如吸烟、熬夜）；甚至一些有道德洁癖的医护人员觉得他们完全是自作自受，病得其所，不值得人们去真爱，最多给一点面具式的职业友善。其三是技术主义的医学教育，漠视、忽视人文教养的培育，爱心得不到积蓄与滋养，共情、反思能力缺如。其四则是舆论圈正能量不足，媒体的猎奇主义的褊狭报道，报丑不报美，报怨不报喜，以情绪化的评论代替客观事实的陈述，负面报道与怨气挤走了朴素的善良与怜爱，爱 - 恨、情 - 仇在医患关系中转化为"你不尊重我，我凭什么要爱你"的冤冤相报。其五是流行坊间的功利主义、算计之心，认定博爱行为短时间内得不到物质利益的回报，医疗劳务价值被严重低估，违背了价值规律，认为医生需要类似侧支循环的红包、回扣以作补偿，或通过降低服务品质去弥补，导致新一轮恶性循环，患方不满意，怨气横生，甚至恩将仇报，伤医毁院，进一步导致医方保护心理滋生，冷漠成为合理，"想说爱你不容易"。除此之外，还有沟通中的技术问题，如内容技巧、过程技巧、认知技巧，导致医患双方心中有爱口难言，心中有怨脱口而出，表现为观察 - 评价、主观感觉 - 疾病叙事、客观 - 主观、体验 - 表达之间的失焦与失真及沟通中的词不达意、词不尽意，加之沟通主题的沉重，医护职业压力管理的失措，从而导致共情耗竭、对沟通境遇的伤感、个体及家庭社会文化心理阴影的投射，造成医患之间对同一事件的认知发生错位，理解产生分歧，情绪出现危机，甚至引发冲突，背后更是生命观、疾苦观、医疗观的错位，因为爱源自一份信念。

2.4　医患沟通与利他精神

　　道德哲学认为，医患关系的矛盾本质上是利己与利他的纠结，是"我"与"他"之间的认知与情感鸿沟，"我"的疾病、"我"的痛苦是可以相对充分体验与描摹的，而"他"的疾病、"他"的痛苦是无法体验与感知的，也无法充分地在认知上澄澈、言辞上复述。"我"与"他"的认知与情感鸿沟常常转变为临床诊疗中的"看"与"问"的关系，如何保持两者的张力，以及西医四诊（视、触、叩、听）与中医四诊（望、闻、问、切）的差别。无论中医还是西医，都起源于"看"产生的视觉效应，但中医更重视医患交往中的言语互动，中医四诊中重视"问"，现代医学四诊中重视"听"。医患交往与沟通中，"语言"与"话语"也存在着虚与实的张力。法国哲学家保尔（Paul Ricceur）对二者进行区分："语言"不具备特定的时间性（情境），无言说者，是虚拟的，语言只涉及符号系统的关系，仅为思想交流提供规则。"话语"则具有特定的时间性，有言说者，是具体的，话语设计它所表达的事物，是思想交换的实现。因此，"话语"是语言运用以及社会成员（如医生‐患者）互动的特定形式，是社会情境中的一个完整的沟通事件。因此，本课题既关注一般意义上的医患沟通语言模式，也提供特定境遇的沟通实务分析与示范。受结构主义和后结构主义哲学思潮的影响，围绕应用语言学中的"话语"与"话语分析"派生出一系列新的概念与反思，包括文本分析、修辞分析、意义挖掘、隐喻研究、叙事研究，大大拓展了话语分析的技术路径，成为超越实证主义立场的认知飞跃。这些思想资源也必然会对医患交往与沟通中的话语分析产生"涟漪效应"。

2.5　医患沟通的社会语言学审视

言语与语言的交流关涉身份、礼仪、修养、人格、尊严、共情、信任、顺应性等诸多方面。临床沟通是一个复杂的社会境遇，每一个医护人员应慎重考虑选择怎样的心态、语境去应对患者。我们倡导暖语心态（有直白与委婉、庸俗与高雅之别），共情语境（有纯正与纯真、纯洁与纯粹之差），或者是针尖对麦芒（以粗俗性语言去高声训斥，大耍淫威），抑或以生硬、冷漠的挑衅性语言去"迎战"；或者采取抱怨性语言，转嫁不安，发泄情绪；或者以推脱性语言（缺乏担当，贪功诿过）、失态性语言，不分场合，不辨对象，泄露隐私；或云山雾罩，不得体语言，如交浅言深、事轻言重，自创缩略语，夹杂外语，遇事"打太极"。

委婉是临床语言的一大特色，但委婉不是圆滑，不是心机，而是智慧流淌，真诚内蕴。临床上，医生的言辞委婉有若干方式，如入情入理、理直气和、剑胆琴心、苦口婆心、含蓄婉转、外圆内方、言辞得体、商量口吻、实话巧说、硬话软说、适当幽默、顺水推舟、先夸后责、旁敲侧击、绵里藏针、以柔克刚，但从原则到实际操作，需要 5 年以上的临床历练，绝非三两日之功。

要追溯沟通失当背后的深层次原因，我们有必要分析一下 3 个医学界的关键词：分别是患者的"患"、医生的"忙"和"技"。何为"患"？

他们有怎样的患难？医生都很"忙"，为什么忙而遭责，忙而被打。医生手中有绝"技"，为何患者还要伤医毁院？让我们一一道来：

根据形声会意原则，"患"字从串，从心，是怀揣着一串心事的人，心上压着两块石头。医生是为患者化解心事的人，帮助他们搬走心上石头的人。患者角色包含许多隐喻，他们是一群被动生病的人，被病魔击中的人，是社会弱者，是受保护、需要照顾、需要治疗的人，是无须工作（如休病假）的人，是无须面对现实困境（如离职住院）的人，甚至是无须承担社会责任与法律责任的人（精神病患者）。他们面临着人生脱轨：失常 - 失能 - 失智，失重 - 失速 - 失落 - 失意。患者角色是对正常人角色的逃离，在英文中"Patient"是指有耐心的人、能忍耐的人、坚韧意志的人。如今，患者的构成也在变化，患者受教育程度与健康教育素养水准逐渐提升，便携式检测设备逐渐家庭化，互联网越来越普及（知识民主化），艾瑞克·托普（Eric Topol）在《未来医疗》（*The Patient Will See You Now*）一书中断言，医疗数字化一旦站稳脚跟，医疗民主化将是下一阶段的发展驱动力。未来医生不再是知识的仓库，而是通过共情与共同决策，成为患者"聪明的伙伴"。当下，患者对医生与医院的绝对信任及依赖程度都在下降，美国自 1990 年后的 20 年间绝对信任和依赖医生与医院的患者比例从 72% 下降到 30% 左右，更多的人把医生看成是诊疗活动的合作者，将自己定位为诊疗活动的监督者，也滋生出一群"无医自处"或"有病自医"的人群。这些人群主要是网络化生存的年轻族群及家庭主妇，他们是家庭成员医疗活动的规划者、执行者。美国的医疗兴起一场 DIY（Do It Yourself，自己动手做）运动，有病自处，包括自行治疗消化道不适（腹痛、腹泻、便秘）、抗过敏、减肥、抗抑郁，选择自行购药的人十分普遍。非处方药（已达 700 余种）的销售额在 2000 年之后的 10 年内提升了近 10 倍，从不足 20 亿元上升到 150 亿元。在美国，人们有病不去医院，信任并参与了自然疗法、补充疗法及替代疗法（如针灸，按摩，推拿）的人数近年大幅度攀升。但是，这也造成部分患者的误诊、误治、误用药物，延误治疗，患者诉讼对象逐步由医院转向医药厂商，告他们标识不明，刻意隐瞒副作用等资讯。

再看医生的"忙"字：根据形声会意原则，"忙"字从心，从亡，一忙起来，心之将亡，心之相忘（逃亡）。一忙，就会急不择词，不经意地冒出这样的话语：

"你不要多说了（或别啰唆）！我问你什么，你说什么，没问你的，不要乱说！"

"你不要说了，你讲的情况跟这个病没关系！"

"跟你讲不明白，讲了也没用，说了也白说……"

"你懂还是我懂？不懂瞎问（唠叨）什么？"

"你是医生，还是我是医生？听你说，还是听我说？"

"相信百度（谷歌）说的，你找百度（谷歌）看病去呀，干吗来找我？"

"你没看见我忙得四脚朝天呀？长话短说……"

"没事别瞎琢磨，毛病都是自己琢磨出来的。"

"想不想治？想治就回去准备钱去，没钱谁都没招。"

"我开的药你不吃，后果想清楚了，谁也帮不了你。"

"害什么羞，人体器官我见多了，哪有那么多的隐私。"

"你知道这病的后果有多严重吗？要死人的！"

"怎么拖到这么晚才来！来晚了，天王老子也帮不了你。"

临床上，因忙而生躁，因忙而生急的情形比比皆是。其实，忙本不应该成为拒绝改善沟通的天然理由。寻找"忙"之因，缓解"忙"之情，减少"忙"中疏，杜绝"忙"中乱才是正道。医与患：从"忙"到"盲"。

其实，不仅医生忙，患者也忙，他们忙着一家一家地找名医，找灵药。医生虽然忙，但患者的期盼依然难以满足，他们渴求优质医疗资源，挤向名医、名院，需要疏导、分流；如今诊断程序复杂化，医生采集证据务求全面、新潮、先锋，如果不加以克制一定会出现忙中疏，忙中乱，疏于关切患者的心理、情感，疏于聆听患者的故事，疏于进入患者的苦难世界；被患者抱怨，被不良媒体爆光、放大，产生社会积怨，最终偏激成仇，伤医毁院。

根据形声会意原则，"技"字从手，从支，是一门手艺，是医之术，而非医之道，是小技巧，而非大规律。医院里既有功能诉求，如门诊与住院，诊疗与照顾，诊疗与教育，预防与保健。也有价值诉求，如情与理，人与物，身－心－灵的张力，救治－拯救－救赎的呼唤。如果坚持怀揣技术至上的心态，说话就会不经意地出现傲慢与冷漠。如：

医生与其说："××床，听好了，你是我管的患者，下一步准备给你做检查（或做手术），准备好（诊疗的）钱，别的就不用你操心了！你操心也没用。"不如说："××先生（女士），你是我负责照顾的患者，下一步的诊疗计划我们需要好好合计一下，许多事需要你和家人配合，我们一起来努力，争取一个好的治疗结果，怎么样？"

2.6　医患沟通的医学哲学审视

无疑，医院是哲学家的摇篮。四种生命境遇催生哲学家，分别为失恋的弦断情殇、生病即遭逢痛苦、撤职属官场失意、破产导致商业失败。其中犹以疾病的警示作用最大。病中的苦难咀嚼，教人领会熔炉般的生命，品尝痛苦煎熬的滋味，洞彻生死，眺望死神，直面死亡，同时感悟人生真谛，唯有向死而生，才会转身去爱。面对无常的生死，悲悯与慈悲、和解与宽容、恩宠与勇气，缺一不可。医院里还可发现医生的第二个身份——患者。医生之手不是上帝之手，医生之眼也不是上帝之眼，医生是凡人，某一天也会生病，某一刻也会脱掉白大褂，换上病号服，躺在病床上接受同事的医疗干预。同样，医生也可能是患者家属，此时唯一的选择是与亲人一起去承受，承担痛苦与死亡。无怪乎柏拉图有这样的名言：只有生过病的医生才是好医生。

临床交往中，有疾苦体验的医生常常会这样对患者说话：

"这个病我（或我的家人、亲属）过去也得过，我知道，很不好受（或十分痛苦）。"

"你的病跟我姨妈（或二叔等某位家属）的病差不多，我知道，挺遭罪的。"

"别哭，别哭，先忍忍，我们赶紧找出原因，对症下药，解除你的痛苦！"

听罢，患者即刻就会在话语中感受到医生与自己感同身受。而不是——

"哭什么，叫什么！哪有生病不遭罪/不痛的呀。"

"哭有用吗？有用的话我们大家都陪你哭。没用，别哭了！赶紧筹钱去……有钱，还有救。"

"你没钱，我也帮不了你，别说我，天王老子也没办法。"

"苦，谁不苦呀，来这里看病的一个比一个苦，你算什么呀，先忍忍吧。"

"你急我不急呀？急有用吗？早干什么去了？这会儿才来，最佳的时机都给你耽误了，我一口气能把病吹走呀？"

或者以患者自主的原则为借口，避免承担责任，如：

医生："检验报告出来了，诊断大致清楚了，是××病，你想怎么治？"

患者："医生，我不懂怎么治，你要是我，你怎么治？"

医生："你是你，我是我。反正几种治疗方案的优缺点我都跟你讲得明明白白了，如何选择是你的事，无论选择哪一种方案，都得自己负责任，没人帮你担着，知道不？"

此时，医生如果转换一下语气，就能让患者感觉到温暖：

"要是我的家人遇到这种情况，我通常会选择……（其中某一种方案），这样风险、代价相对小一些，获益机会多一些，痛苦少一些，感受好一些。"

医疗服务的对象有思想、有灵性，渴望灵性关怀、灵性疗愈。在这里，"疗灵"并非传经布道，而是一种充满人性关爱的病中抚慰。"疗灵"具有双重功能，一是为患者输送生死观、疾苦观、医疗观，二是对医者的生死观、疾苦现、医疗观校正以及道德的洗濯和提升，行为的自律与规范。"疗灵"的仪式感十分丰富，包括视觉、听觉、场域感知，在注重灵性照顾的医疗机构里，有专门的慰灵室用于完成疗灵节目，如病中的祈愿，生命终末期与临终的祈福，通过富有美学意蕴的仪式表达劝诫患者与家属接纳诉求，诗化死亡。

无疑，现代医院既是救助场所、照顾场所，也是新技术与新药试验和展示场所，以及财富的聚散（消费）场所（Hospital Shopping, Doctor Shopping）。生命的起点与终点都在这里，充满着欣喜与忧伤，但它究竟是最安全的地方，还是最危险的地方？是最温暖的地方，还是最冷漠的地方？是最有希望的地方，还是最绝望的地方？是光明的地方，还是黑暗的地方？是天堂之门，还是地狱之门？抑或是旋转门？每个人的命运都在这里接受挑战。

3. 语汇细分与规范

医患沟通如同一棵大树，枝叶各不相同。对于不同的患者、不同的疾病、不同的阶段、不同的程度都应该区别对待，没有"放之四海而皆准"的沟通金句与铁律。沟通必须因人而异，因时而异，走进患者心灵，力求丝丝入扣，释疑解惑，才能达成沟通的目的。因此，做好沟通工作的第一步就是尽可能细致地对沟通语汇进行分类与规范。

3.1　重视医患沟通的"前戏"

中国文化重视言外之意，所谓"功夫在诗外"，因此，沟通前戏很重要。人们遭逢疾病危机时，常常有一个就医犹豫期，一旦进入择医阶段，便启动了求助意念，此时，医生必须通过共情、引导、劝说、建议来帮助患者坚定求助（求医）信念，建立对医学、医院、医者的信任委托关系，而非直接进入疾病诊疗方案的讨论。此时，求助信念及其挫折应对是关键，要让患者与家属知晓。讳医忌药会失去早期诊疗的机会，但犹豫、彷徨的患者及其家属总是心存侥幸，以拖待愈。究其原因，一是抱有完美主义心态作祟，稍有不顺心就撤退；二是无医自处心态作祟，认定大病恶疾难治好，小病不治也能自愈；三是社交障碍，畏惧与陌生人交流。临床上有一种求助（医）障碍症，这类患者或碍于自尊、自负，或困于经济窘迫，不愿意在别人面前展示疾苦、虚弱、悲伤，更不愿意主动求助。常常有一些病情不轻的患者被家人强掳着来诊室，患者还逞强，说："医生，我没有病，是他们硬说我有病，才把我带到你这里的。"

其实，不是求助视野中的每一位医者都能帮助到患者，也不是每一位帮助患者的医者的表现都能令患者满意。因为医护人员的专业有分工，技术水平有高低，道德情操有高下，与患者的情感有亲疏，所以在获益、风险、代价各个方面，患者要有足够的心理准备。临床分科越来越细，许多医护人员只能在某一个阶段（疗程）或某一个节点上帮助患者。患者及其家属要学习自我统筹，或请教业内专业人士帮助统筹，组合各路医护人员，尤其是在患有慢性疑难病症时。因此，患者要理解医护人员在恶疾面前的无奈或有心无力，当他们坦言自己无力、无法提供帮助，但积极推介更适合的医护人员为你提供帮助时，千万不要误解为这是推卸责任。此外，医疗求助的对象不应局限于熟人医疗圈，还应该主动扩大到非熟人的医疗圈，给予他们充分的信任。求助对象不只是医生、护士，还有曾经与患者有同样疾苦经历但闯过了诊疗难关的病友及家属。关于诊疗中的医疗保险、社会支持、居家照顾等问题，患者应该求助于医院的医疗社工及社区的健康社工，而非只是医护人员。

面对患者及其家属在疾病早期的心理茫然或心理休克，医护人员要致力于：

（1）缓解患者及其家属紧张情绪："你别紧张，慢慢讲……想哭，你就哭出来吧！"而非掩盖真实情感，令其麻木："别哭，一定要坚强……别担心，别害怕，你不会有事的……"

（2）承认患者及其家属负面情绪的压力，鼓励勇敢面对："听到这样的诊断结果，谁都会不安、焦虑，甚至崩溃，要是我遭遇这样的打击，也会沮丧、软弱、不堪一击的，但跟人说出自己的困苦，就会好受一些……说出来，我们一起分担。"

"面对这样的诊断结果，一般人都会很恐惧的，这个坏消息来得实在是太突然了，但是，恐惧是无益的，让我们来冷静地分析一下，首先，有没有假阳性的可能，我们近日就安排复查，如果二次检测还是这样的结果，我们一起来承担，寻找合适的治疗方案；对此，我希望您（患者）的家人要给予充分的理解和情感、财务支持，积极着手为下一步的治疗筹资，早期治疗的效果比晚期治疗的好，争取最好的结局，但这个病很复杂，谁都没有绝对的胜算。"

（3）软化患者及其家属失望、绝望的情绪："风无定，人无常，人的生命是非常脆弱的，悲欢离合就如同月有阴晴圆缺，谁都不能保证自己不会遭遇厄运的打击，或许是上苍的考验呢？"

（4）抚慰患者及其家属受惊、受伤的灵魂："不管诊断结果如何糟糕，也要先冷静下来，俗话说'天无绝人之路'，再黑暗的隧道也会有出口，我们一起去找找，什么地方有光亮，或许那就是隧道的出口。”

（5）建构苦-乐转化思维："人们常说大难不死，必有后福。只有穿越了苦难，才能超越苦难。"

（6）建立乐生支点："你最喜欢的歌手是谁？""你最喜爱的歌是哪一首？""我们来听一曲。"

（7）接纳现实，直面残酷："今天的医学还是一门不确定的科学，往后走，结局怎么样，谁都难以精准预测，一切皆有可能，或许有人不治自愈，也有人一治即愈，药到病除、术到病除；还有人陷入不治的境地，药到、术到病未除，甚至恶化或死亡。"

人生不过就是生、老、病、死四道坎，该受的苦就得受，先扛起它，再做后续抗争，毕竟医学在不断地进步，新的药物、新的疗法在不断地涌现，老天不会那么绝情吧。即使要走，也要走得无痛苦、有尊严。

3.2　医患沟通的基本流程

临床沟通行为按诊疗的时间进程，分为初诊沟通和复诊沟通。

初诊时的接触性语言，发生在第一次接诊的时段与空间，属于第一印象的范畴，对后续沟通有奠基性作用。许多失败的沟通都源于第一次接触性语言感官不佳。具体流程为：

3.2.1　寒暄

建立第一印象，确认基本信息，不可照搬日常交际规范。医护的寒暄语常常参照日常交际，如问候语："你好！""你好吗？""你还好吗？"殊不知，这句寻常的寒暄语可能对疾苦中的患者带来压力："明知道我痛苦，还用这种虚假的问好来敷衍。"他们的回复可能是"我不好！""我很不好！""我糟透了！"话中即带有不满情绪。不如直接切入主题："告诉我，哪里不舒服？怎样的感受？说给我听听……""别着急，慢慢说，我们会尽力帮助你的……"

3.2.2　病程描述

做好重点、疑点、难点的标记，通常以"镜像"反应的语言及语气边记边重复关键节点："喔，你确认这种不适已经有一周时间了？""部位在左边，不在右边。"在患者面前展示认真记录的姿态是良好印象的重要组成部分，也是日后病情交流的原始资讯积累。

3.2.3　问题（身 - 心 - 社 - 灵）梳理 - 系统回应（评估、协商、解决方案）

一个完整的会话结构包括：语目（话目，act）、语幅（话步，move）、语轮（回合，exchange）、语段（话段，transaction）、语篇（discourse），由少到多，由低到高。著名俄国语言学家巴赫金（Ъахтинг）有言："意义蕴含于何处？不在词语中，不在说者的灵魂中，也不在听者的灵魂中。"意思是说者和听者以某串声音为物质媒介互相交流……只有动态的语言交流，才能使词语闪出意义之光。我们可以从中洞悉：

（1）对话本身具有强烈的目的性。患者没有明显的躯体不适、心理疑虑，则不会主动求医。

（2）对话主体都有鲜明的个性特质，观念、思想、行为、气质、性格迥异。

（3）对话双方均认可平等性，协商性。

（4）对话具有的多义（层次）性（行为 - 态度，情感 - 价值），听话听音，洞悉隐喻，话中有话，话外有音，凸显了内心矛盾（紧张与放松，开放与封闭，积极与消极）以及观念与行为、宿命与欲望、意识与潜意识、情感与理智等方面的纠结。

言谈中以此言（物）喻彼意（物），被称为隐喻，如互联网语汇中的"香菇"（"想哭"的谐音）、"蓝瘦"（"难受"的谐音），隐喻作为话语分析的一种方式，不仅要了解话语的表达层，还要深入到语言的意义层和行为层，考察语言的功能以及语言使用者的编码与解码过程。隐喻是意义的一种表达方式，赋予一个词本来不具备的含义，而作为认知与文化现象，隐喻是人内心感受和意向 / 意象的直接表达，是人认识、思考、体验世界的方式，不仅与人的精神、价值取向有关，还与人对特定事物的独特把握与建构有关。

寒暄之后，医生或患者会迅速进入第一轮沟通，这一轮沟通犹如"在一张白纸上作画"，都应该首先选择开放性的话题，而不是封闭性话题，即使诊室里患者较多，也不要轻易打断患者的陈述。对于"跑野马"的患者及其家属，医生可以及时矫正，但拉回话题后还应继续给予开放性疾病叙事的时间，而非粗鲁地打断或提醒："你扯远了，我问什么，你答什么！"只有转入第二轮沟通才以封闭式问句为主，开放性疾苦叙事的时间长短不固定，一般掌握在 90~120 秒，心理咨询师通常给予 10 分钟或更长时间。临床上，除了滔滔不绝的疾病叙事者，还有很大一部分患者来到诊室后不知所措，言语支支吾吾，欲说还休，或言不由衷，顾左右而言他，或故作镇定，强作欢颜。这类患者通常有难言之隐，而且情况越糟糕，表情越僵硬。所有的患者都有自己关于疾苦的想法、担忧和预期（idea、concern、expectations，ICE）。好医生不应只胶着于证据的捕捉与证据链的开掘，还应花气力去打开患者心中的 ICE，它是患者疾苦观、生死观、诊疗观的认知基线，不可不察。

患者的惯用句式为：

"我很不希望（讨厌）发生这样的事情……"

"我很不希望（讨厌）发生这样的事情，但如果发生了，你一定要告诉我真相。"

"我很不希望（讨厌）发生这样的事情，但如果发生了，我宁愿不知道残酷的真相。"

"我很不希望（讨厌）发生这样的事情，但如果发生了，我一定要抗争到底。"

"我很不希望（讨厌）发生这样的事情，但如果发生了，我宁愿去死（放弃抗争）。"

对于那些承担国际医疗任务的医疗中心，患者的民族文化习俗与地域差异也是医生沟通意识中不可忽视的命题，一些患者描述疾苦的语言更诡秘，联想更丰富，隐喻更特殊，如邦纳综合征患者会产生花园幻觉，更容易被某种情绪、感受所驱动，更容易被激惹。还有一些患者的情感更容易直白表达，他们认定隐藏真实情感是欺骗行为。以上表达特征在本质上是由于一些患者的情感表达更超常，更具备民族性和地域性。

初诊时，一些医生喜欢问这 3 句话："哪里不舒服？""带多少钱？""医保还是自费？"却经常给人以医生不热情，只在乎患者是否有钱，是否能创造效益的不良印象。如果换成"你有什么不舒服？需要我怎么帮助你？"患者的感觉可能就会好很多。

"今天带了多少钱？"是最容易引起误解的一句话。其实，医生的潜台词是：

"我将根据你的经济实力来规划治疗方案。"

"这个病可以做的检查与治疗项目比较多，钱少了可不成。"

"要彻底查清病情，治愈疾病将需要花不少钱，希望有所筹措与安排。"

"如果这次带少了，记得下次多带些。"

但是，患者常常把医生的话理解为：

"还没看病，就惦记我的钱包，什么德性？"

"嫌我没钱。看扁我呀？"

"没钱难道就不给看病呀，唯利是图。"

"我又不差钱，多报些。"

"我比较拮据，少报些。"

"千万别傻，带多就多花，带少则少花。医生就看重钱。"

总之，医生第一次见到患者时应通过建立友善气场，确定沟通主题，引导沟通路线，与患者建立好感。适当的寒暄，得体的自我介绍，表达尊重，期待共情。沟通起点不应该定位在诊疗的财务计划上，而是通过主诉，收集与分析、拓展，病史的挖掘，从疾病史到疾苦史、从躯体到心理 - 社会灵性史，个体史到家族史，问及"你的家人中有没有类似的患者/病情，你的家人如何看待你的病？"最后才涉及如何应对诊疗过程、可能出现的危机、病情反复与花费。初诊时要避免陈词滥调，如："别着急，一切都会好起来的，医生知道什么是最好的治疗。"得体的语言是初次沟通顺畅的关键。

3.3　临床沟通的难与易

对于临床医生而言，沟通说难也不难；对于那些社会适应性好的医生来说，沟通一点都不难，甚至很容易。何谓容易？例如：①充分解释诊断、检验和治疗方法的来龙去脉——释疑解惑，让患者更充分地了解医生的诊疗逻辑、决策依据和行为方式，进而认同其决策与行为的合理性。②让患者认同医生的责任感，尽可能地让患者参与医疗的决策，只有参与才会有信任和承担。③不仅与患者建立良好的沟通渠道，还应与患者家属建立信任、理解关系。④通过诊疗团队间（医 - 护、医 - 医、医 - 管）良好的沟通与互动，增加诊疗的协同性，让患者感受到一个强大、高效的医疗团队在帮助他，支撑他。⑤增进患者应对疾病的信心，减少因医 - 护、医 - 医间言语、行为差异产生的纠纷契机；做好出院后患者居家照顾事宜的说明以及出院后继发风险的提示与防范。

医患沟通对于部分医生来说也确实难。何谓难？医生也刻意经营难为的话题，譬如：告知死讯与凶险局面等坏消息；伤害性、风险性诊疗介入的知情同意；诊疗差错的无过错说明与澄清，获得尸体解剖的许可；与有人格缺陷、行为失范、品行恶劣患者及其家属的分歧沟通、矛盾处理，过激情绪的应对。临床上总有一些难缠的患者及其家属，他们可能是沉默、冷漠的，漫天扯淡、饶舌的，迷糊、失智的，易怒、好斗的，忧郁、绝望的，遇事拒绝、抵抗的，过度依赖、苛求的，有精神病发作病史的，或者吸毒、酗酒成瘾的，还有临终时刻的患者（生命终末期）与推卸照顾责任的家属。

临床沟通的另一难点是使用安慰剂时沟通的导入。安慰剂的本质是通过患者对医生、医学的信任以及药物的预期心理激发体内抗病因子，疼痛拮抗因子产生类药物效应，继而改善临床症状与病情。安慰剂是一系列真话（由此建构了信任）中的"假"话："我今天要给你用一种特效药。"其实这种"特效药"是一种普通药，医生为了患者获益（病情改善）而善意撒谎（说假话），其话语特征是医生说了假话，但患者不觉得是假话。这需要高超的语言艺术。如果患者察觉到医生的语言不真，就会穿帮，不仅无法获得安慰剂效应，反而会破坏医生的诚信，引发医患冲突。这属于典型的真真假假，真（药物）中有假（安慰剂），假（安慰剂）中有真（疗效，如类药物效应）。

3.4　医患沟通的五环节模式

医患沟通的"五环节"模式，即观察 - 倾听 - 感受（共情）- 需要 - 请求。

3.4.1　观察

医生既要观察患者的病态、体征，还要观察其心理和社会性。中国传统文化推崇"观 - 音"的魔力，无语、非语言境遇都是解读患者苦难的窗口，有了这样的初步印象，就为后续沟通节目划定了基线。有经验的医生从患者一进门就知晓他的性格特征及社会文化心理类型，可有针对性地展开话题。

3.4.2　倾听

倾听就是接收对方所讲的一切，了解对方的想法，但了解并不一定接受，甚至可以完全反对。倾听有四种境界：听到、听明白、听进去、有反应。有反应，即镜像反馈，如："喔，饭前疼，进食以后缓解一些"，"喔，天气变化时症状加重。"

据调查，美国医生倾听患者叙述的平均容忍时间是 17 秒（中国医生为 13 秒），一般医生都以为不加约束患者会讲得没完没了，满嘴跑火车，其实不然。据英国医学杂志（BMJ）报道，医患交流中，如果医生不加阻挠，患者主诉的平均时间是 92~120 秒。医患对倾听行为的耐受时间差为 75~103 秒。其实，患者用 92~120 秒叙述一个亲历的痛苦故事，绝不是啰唆，而是必须。

倾听者必须具备良好的素养：面对患者，要表现出有兴趣聆听，调整自己的呼吸、语气、行为，以适应沟通者的风格，需眼耳并用，倾听过程中注意力集中，不走神。首先寻求理解他人，然后再被他人理解，不断鼓励他人表达自己，希望聆听到完整的信息，而不是碎片化的信息。倾听者不能先入为主，不应仅根据性别、社会经济状况、容貌外表而做出预先的判断，也不可随意打断对方，应让对方把话说完，允许对方有不同看法和观点，聆听中不固守自己的立场和见解，保持客观的心态并且消除偏见。倾听过程中最好伴有非言语方式，如点头、微笑、赞许，同时注意对方的非言语因素，及时收集、重复和确认对方的观点，但不要即时演绎与评论。

倾听的影响因素有主客观之分。客观因素包括不良的沟通环境，譬如诊室里嘈杂，烟雾缭绕，进进出出人太多，分散了医患双方的注意力，沟通过程中的电话干扰，一方或双方使用方言，医生言辞中夹杂外语。主观因素包括超限操劳，身体及精神状态不佳，医患处于陌生关系之中，医生对患者的基本情况与沟通内容缺乏最基本的了解。

3.4.3　感受（共情）

感受（共情），即设身处地，感同身受，换位体察，以自身疾苦的体验唤起同理心：对冲技术中立，也应避免主观（唯心）介入；强调感觉、体察、体验的非客观性。心理分析的介入可使医生解读患者下意识、潜意识或无意识，同时着力寻找患者言语背后的感受和信息，注意患者的言语和言语之外的做派，如患者的语速和语调意味着什么？患者的身体姿态、手势或面部表情告诉你什么？感受（共情）也可以用语言表达："你的痛苦我知道""我很在乎你的痛苦，正准备为你做些什么，来减轻你的痛苦。"

3.4.4　需要

需要是一个心理过程，通过思考确定需求清单，由模糊到清晰，由估摸到确认。医生通过交谈分清患者诉求中的"需"与"要"，前者是可能满足、必须满足的诉求，后者则是不可能满足、不必须满足的诉求。对于后者，医生要有针对性地疏导与启发，防止患者将奢望当希望。医生还应明确患者需要获得什么信息与指导，同时引导对方纠正不合作的行为，"你应该转变一下思路，我相信你会……做（特指的某种行为）"。并劝导对方接纳诊疗常规，遵守制度约定，"我们需要你遵守医院制度，规矩每个人都要遵守。"

3.4.5　请求

试图在协商中引导、说服，清楚且简明、友善地协商而非命令式地提出具体请求或等候患方做出反应。如清楚地说明诊疗或手术任务，清楚地表达顾虑，如：下一步要做哪些检查（手术），需要多少费用，存在哪些并发症，可能出现哪些风险。劝导对方配合诊疗计划，如："任何诊疗节目都存在两种可能性，你愿意（接受、配合）/有别的考虑（拒绝、延期）吗？这是目前最佳的选择/安排，请慎重考虑。"

面对医患沟通的困局，要立足于全流程反思，反思沟通的问题究竟出在哪个环节，哪个层面。对医者而言，要叩问究竟是我们沟通不能（技能缺失），还是沟通不善（技巧缺失），抑或是沟通不屑（动力缺失，寒心）。因为医患之间不只是用嘴沟通，还必须用心沟通。沟通不只是技巧、艺术，还是一种交往亲和力的体现。常见的临床沟通问题有以下几种：一是医生没讲清楚，讲的是学术"方言"，不是"普通话"，患者由于背景知识缺乏或理解力差而没有理解。二是医生讲清楚了，患者还是没有理解。三是医生讲清楚了，医生不愿意担风险、走程序，出免责声明，敷衍塞责；患者也理解了，但不愿意独自负责任。

让患者觉得最中听的话："你有什么困难我可以帮助你？"最温暖的话："要是我的家人遇到这种情况，我通常会选择这样做，理由是风险、代价相对小一些，获益机会多一些，痛苦少一些，感受好一些。"

3.5　沟通语言的粗分与细酌

本课题组将临床沟通语言初步分为正向语汇和负向语汇两大类。

3.5.1　正向语汇

正向语汇包括但不限于暖心语、同情（共情）语、激励语、委婉语、抚慰语、幽默语，以及推心置腹、入情入理的私房话等。

对儿童患者说："宝贝儿，哪里不舒服（疼、胀、酸、麻）？让我摸摸（看看，听听）。""我们打个电话（听肺部）吧！""你喜欢泰迪熊／奥特曼，泰迪熊／奥特曼打针可不哭哟！"

对女性患者说："你真棒！你真坚强！这份痛苦许多大男人都扛不住的。"

对男性患者说："你真坚强（纯爷们），比得上关云长了。关公可是一边刮骨疗毒，一边喝酒下棋呀！"

对性格坚定的患者说："你曾经当过兵吧，我看出来了，你身上有一种特有的坚毅，对付疾病也需要它。"

对于学习型患者说："我看出来了，您是与医学相关的研究人员或老师吧，您对自己的病有充分的资讯了解，但是理解疾病仅有知识是不够的，还需要医生的临床经验和专业洞察力，我们可以一起来讨论。"

对分娩女性说："分娩就是痛并快乐着，母爱的背后是各种大苦大难的承担。"

对老年患者说：大妈（大叔），您有什么需要我帮助的？

对反应迟滞的患者说："××，您还有什么不明白？慢慢说。"

对饶舌的患者说："请您简练一些，后面还有许多病友跟你一样着急。"

对焦虑的患者说："俗话说得好，病来如山倒，病去如抽丝，病情的来去有规律，急不得，安心养病。"

对危急重症患者及家属说："这个病很凶险，目前的情况不乐观，我们会全力投入救助，希望您家属也全力配合，首先要通知全部的家属，分头去赶紧筹款。"

对癌症中晚期患者说："虽然病得不轻，但你找我算是找对了，我是专门研究这个病的。"

对癌症手术患者说："一个坏消息，一个好消息，坏消息是切除物的病理切片结果是癌症，好消息是手术中我们把原位癌清除干净了，短期内不会复发，以后是否复发取决于您的自我调试了，努力吧，争取不复发。"而非："我们这一次把病灶清除了，但难保日后不复发，碰运气吧。"更不应该说："虽然日后有可能复发，但这次我们把病灶都清除了。"

对治疗信心不足的患者说："既来之则安之，我给你准备了 3 个方案，第一个不行就上第二个……"

对心理敏感的患者，应该强调积极、阳光信息："这次复查各项指标转好，比上周的检查强多了。"不应该突出负面、阴冷心态："上次检查指标糟透了（不好），不过，这次检查有所改善。"

对试图尝试新药、新技术的患者，理应治疗考量优先："你可以考虑尝试 ××× 疗法（新技术），如果你有足够雄厚的财力支撑的话。"而非经济考量优先："你如果有足够多的钱，也可以考虑尝试 ××× 疗法（新技术）。"

对治疗效果不明显，还在渐进性恶化的患者，要在消极进程中寻求积极因素。可以这样对患者或家属说："虽然您患了这么重的病，但是您有幸来到中国（地区）最好的医院，接诊的是这个领域里最好（专业）的大夫。""虽然这个病还在发展，未能很好地控制，但专家的诊疗已经查明了病情的性质，制订了新的诊疗方案。""虽然这个病目前没有特效药，病情还在进展，但医生和护士的对症处理和护理能减轻您的身心痛苦，提升生活品质，医护、社工、志愿者还将与您深聊日后（身后）的安排，尽量让您心情坦然。"此时患者可能会说："虽然我患这个病难免一死，但世界上谁无一死呢？医院、亲友都尽力了。我感恩大家的帮助。"

对豁达的肿瘤患者说："您的心态很阳光，一个人连死都不怕，还害怕治疗中的痛苦？"

对化疗脱发患者说："没有感受过剃光头吧？夏天剃光头很凉快……我发现你的头型很漂亮耶。""帽子很漂亮，多买几个，换着戴，别有风情。"

对终末期患者家属说："您该请假了！"（暗示病情很危重，要全时陪伴。）

对终末期患者说："您看见蝴蝶了吗？"（彩蝶飞是灵性觉知的表现）

对将逝的患者，当个体死亡逼近，通过扩大比较范围与幻想，能求得部分解脱，医生可以这样说："死亡面前人人平等，前路迢迢，这个世界上已经有 1050 亿人踏上了死亡之途，我们的死亡又算什么呢？"（比较）"相对于心脏猝死和车祸死亡的瞬间降临，你的死亡有一个预备期，想明白了一些道理，完成了一些遗愿，会好受一些吧。"与更不幸者比较，建构一个更失望与痛苦的情景："虽然你不信宗教，但此时也可以冥想，祈愿来世有天堂，你已可以去会会上帝，或者你的死亡是进入一个轮回的通道，下一辈子一定要好好活，说不定我们还会相逢。"（冥想）

对气管插管及失语患者，采用非言语沟通：一是目光语、表情语，二是手势（哑语）语、抚慰语，三是画板绘画语（看图说话）。

对肿瘤患者，可以选择诗歌对其进行情感、意志、灵性抚慰，如民谣"摇篮曲"：

"谁给了我一颗没有核的樱桃 / 谁给了我一只没有骨的小鸡 / 谁给了我一个不哭闹的婴儿 / 谁给了我一次没有沮丧的肿瘤？"

"怎么让樱桃没有核 / 怎么让小鸡没有骨 / 怎么让婴儿不哭闹 / 怎么让肿瘤患者不沮丧？"

"当樱桃还在开花的时候没有核 / 当小鸡还是鸡蛋的时候没有骨 / 当婴儿贝比熟睡的时候他不哭 / 当肿瘤患者有希望的时候不沮丧。即情境换框。"

"生命不仅有长度 / 生命还会有宽度 / 生命还会有温度 / 生命还会有厚度 / 生命还会有澄澈度，即意义换框，不再拘泥于长度，去关注宽度、温度、厚度、澄澈度。"

3.5.2　负向语汇

负向语汇包括但不限于冷漠（寒心）语、刺激语、讥讽语、牢骚语、挑衅语、伤害语、诅咒语、不着边际的诳语、无语（冷暴力）。

对擅自进入治疗室的患者："叫你了吗？没叫你，出去！"

对饶舌的患者："就你话多，话痨呀！""哪有那么多废话呀？"

对干扰工作进程的患者："就你事多，事妈呀！我忙着呢，没时间专心伺候你。"

对老年记忆衰退患者："你脑子不好（进水了）呀！跟你说了多少遍你还记不住。"

对加塞的患者："排队，排队，你添什么乱呀！一边候着去！"

对不遵医嘱的患者："你想死呀，血糖这么高还吃甜食？""喘气这么严重还抽烟？""血压这么高还酗酒。"

对娇气的患者及其家属："别叫唤，就你们家孩子娇气，我一天打上百号针，也没见过这么闹腾的，要死要活的，吓唬谁呀？"

对产科分娩患者："叫什么，叫什么，哪有生孩子不疼的？"

中性语：未加修饰与推敲的直白语、裸语、不带情感的官腔话语，一般人能基本接纳，但对于语言敏感或脆弱者也会构成轻微伤害，或感受到冷漠。如临床沟通中医患双方的抱怨中经常用"连"字。

患者："此情此景，连木头人都会动情。"（抱怨医生冷漠）

医生："给宠物看病，连宠物都会感恩／连宠物治疗的价格都比这贵。"（抱怨患者恩将仇报，医疗服务不值钱）

医生："×床，连主任／院长查房你都不满意。"（抱怨患者诉求太高）

护士："人会死，连小孩子都懂的道理，你一个大人不明白？"（抱怨患者生死意识迷失）

护士："×床，连我亲儿子／女儿都扛不住了／离开了／嫌弃了，何况医生、护士呢？"（抱怨久病折磨下亲情疏离，暗示医生和护士也会共情耗竭）

除了区分正向与负向之外，还有一种分类是将医患沟通分为理性沟通与非理性沟通。医疗决策有三个向度需要统筹兼顾，一是技术水准，二是支付能力，三是伦理准则（诚实、自主、有益、无害等），这些都必须在理性协商的基础上达成共识。绝大多数患者来医院就医是理性的。但也有部分患者存在聆听 - 表达障碍，以及感受 - 理解障碍，因此也会有沟通障碍。一旦持非理性（偏执、蛮性）眼光与思维的个体或人群介入医患沟通，必然会发生沟通障碍，他们大多情绪不稳定、有重大心理危机，或是预先策划人为沟通陷阱（套词），甚至是职业医闹、医霸伺机寻衅。这背后隐含着不同的社会文化心理的投射，一些人对医院、医生负面认知的形成源自媒体负面报道，引发仇医心理；或者由于在诊疗中失败的沟通遭遇，对某位医生形成了冷漠、傲慢、贪婪的刻板印象，"恨屋及乌"，将刻板印象放大到全体医护人员，所谓"洪洞县里无好人"；还有些患者对医疗服务定义的认知有偏差，认为医疗等同于强力干预（手术、服药、注射）和轻微技术干预（理疗），而零技术干预（心理、行为治疗）和非技术干预（谈话治疗，充分沟通）都是失职，等同于零服务、非服务。例如，某位医生经过缜密检查和分析，告知病友："您的病目前这个时期最好的治疗是不治疗。"此时患者就不理解。医院门诊执行计件服务而非心理门诊的计时服务，服务成本、收益、计酬、定价制度的偏差加剧了医患双方在时间上博弈，况且对于医生来说，一段时间内技术服务有回报（药品差价与检查提成），心理服务无回报。以上原因造成了以下三种沟通"卡壳"，一是沟通不能：双方信任缺失，医生拒绝沟通，患者性格内向，抑郁，沉默无语；二是沟通不善：医患双方寡言少语，缺乏技巧；三是沟通不屑：个别医者信奉"机器至上"的真理观，认为来自患者的倾诉不客观，无价值，于是不愿与患者深入交谈。

3.5.3 理性与非理性沟通

理性与非理性沟通的分野，本质上是认知立场、思维框架、路径的冲突，所谓的鸡同鸭讲。下面我们不妨做一组对比：

3.5.3.1 理性沟通的思维（认知立场与思维框架以正面、善意的推演与技术分析为主）

"医生，你为什么（短暂）不跟我说话（没接茬）？"（可能诊疗资讯不丰，诊疗方向不明，还须进一步搜集证据，琢磨诊疗机会。）

"医生，你为什么不听（认同）我说的话？"（可能我的话与诊疗关联度不够，与诊察信息不符，甚至矛盾，需要医生暗示我，让我意识到。）

"医生，你为什么不给我确切的诊断？"（可能还需要时间、临床证据，需要鉴别诊断，才能确诊。）

"医生，你为什么不能给我有效的治疗？"（可能目前这个病没有成熟的治疗手段，只有探索性诊疗方法。）

"医生，你为什么不能给我确切的预算？"（可能诊疗方案不确定，无法进行精准的预算，中间会有增项。）

"医生，你为什么不能给我乐观的预后？"（疾病的转归与发展很难说一定是乐观的，也可能发生悲剧。）

"医生，你为什么不给能我最低的诊疗风险？"（医生会努力降低风险，但可能无法将风险降到最低或零。）

3.5.3.2 非理性沟通的思维（认知与思维框架以负面、恶意推演与道德批判为立场）

"医生，你为什么（短暂）不跟我说话（没接茬）？"（医生无情、冷漠，没有责任感。）

"医生，你为什么不听（认同）我说话？"（这个医生太傲慢。）

"医生，你为什么不能给我确切的诊断？"（这个医生水平太低。）

"医生，你为什么不能给我有效的治疗？"（这个医生医术太差。）

"医生，你为什么不给我确切的预算？"（这个医生太贪心，留了一手。）

"医生，你为什么不能给我乐观的预后？"（这个医生太无能。）

"医生，你为什么不给能我最低的诊疗风险？"（这个医生太马虎。）

这样的意念源自人们对于医疗腐败过度想象与情绪放大，加之个别不良媒体和医闹作推手，患者言谈与网络留言中常常出现 ×× 医生/护士"是个骗子""无德无情""丧尽天良"，×× 医院"草菅人命"，是"谋财害命的黑店"。

3.6 临床沟通用语的警示分级

临床沟通用语的警示分级在各医院的标准不一，但大体上分为以下六级：A.非常适宜（倡导），B.适宜（推荐），C.较适宜（可用），D.中性（少用，提醒改进），E.不适宜（杜绝），F.绝对不适宜（禁绝）

医院里应该尽可能杜绝的话语有：

"这事你不懂"（E级，职业傲慢）！

"这是常识／规矩，连这个都不懂！"（E级，不容分说、怀疑与辩驳）。

"这不关我的事（逃避），你让我怎么着！"（F级，挑衅）

"别想让（期望）我按照你的意思去做。"（F级，关上沟通的大门）

"你这个人就不能讲点道理？"（F级，预设别人不讲道理，占领道德制高点，居高临下）

临床上还普遍存在"错半句""情绪化""交浅言深"现象。

一些话如果换种方式表达可能更好：

"这是医院的规定，我也没办法。"应该改为："这是医院的规定，你的情况不一般，我再想想办法。"

"这不是我的工作职责，你找别人去。"或"这不关我的事，爱找谁找谁去！"应该改为："这不是我的工作职责，我可以帮你联系责任医生／护士"。

"没看见我忙得四脚朝天呀，别再添乱了！"应该改为："对不起，我现在比较忙，忙完了我来找你。"

"×××，他是我管（过）的患者。"应该改为"××是我管的床，×××是我照顾（过）的患者。"

告知患者坏消息时，医生的话可以救人，也可以杀人。例如某大夫用三句话就说死一个心力衰竭患者。

医生说的第一句："你的病呀，来晚了。"患者一听赶紧恳求："大夫呀，求您想想办法吧。"

医生说的第二句："你这个病呀，没治了。"患者又恳求，跪地央求。

医生说的第三句："我说了，没治了，你早干吗去了？"患者无语，绝望离开。

患者上午11点半离开诊室，下午4点嘴唇发紫，晚上8点进急诊室，第二天凌晨2点就去世了。

同样是告知坏消息，委婉、得当的言辞可以安抚躁动的情绪，例如：

"您患的是晚期癌症，这种疾病预后不佳，教科书表达（统计数据）的死亡率为80%！""很遗憾，你目前的情况确实不太乐观，检查结果显示已经进入晚期。不过，在我们以往接触的患者中，起码还有20%能战胜病魔，希望你也不要轻易放弃。或许奇迹就在您身上出现呢。"

患者的真实情况不明（未确诊，未手术，风险不明）或不便明说时，可以采取过渡性抚慰，以预设的方式，通过他者印象强化自我暗示，以制衡负面信息的发酵与放大效应，例如：

"你看上去气色不错。"（暗示病情有缓解，治疗有进展）

"你看上去很镇定。"（虽然病情很严峻，预后不算好，但你能扛得住）

"你看上去很坚强。"（虽然治疗过程很痛苦，但你能挺过来）

"你看上去很豁达。"（虽然已经步入生命终末期，但是你依然可以乐观面对）

"你看上去很有智慧。"（治疗规划明智，积极／不消极，适宜／不过度，统筹／不零碎）

"你的家人看上去很善良，很关心你。"（家人的支持很重要，也很"给力"）

"你们俩有夫妻相，看上去是一对恩爱的夫妻。"（爱情在疾病过程中很重要，很"给力"）

3.7　语言动力学的初步分析

3.7.1　正向语言的动因

（1）在对生命的敬畏、对疾苦的同情驱动下的职业养成。

（2）家教、良师教诲、身边楷模引导而生的习惯形成。

（3）有效培训之后的语言、行为规训。

（4）良好科室环境下的相互提醒与正向诱导。

（5）对医患冲突的警惕并滋生的敬畏、防范之心。

（6）在某次医患冲突之后的反省与改进性自律。

3.7.2　负向语言的动因

（1）工作太忙，急不择词。

（2）未经培训的语言原生态。

（3）性格（个性）偏差，难以和缓应对。

（4）负面情绪积累，心中含有怨气的迁怒。

（5）自认为语言不加修饰才真诚。

（6）傲慢心态。

（7）缺乏权威的负面语言清单警示和对善意提醒的督导，负面语言重复发生。

（8）利益驱动下的选择性好恶。

3.8　医患沟通的细节与技巧

3.8.1　书面沟通不可或缺

在医院内的许多正式场合都少不了书面沟通，许多医院的客户服务或患者体验部门精心策划制作了各种小册子。这类文字内容针对性强，文字经过推敲，语气得当，内容包括：入院须知、医院简介、就医指南、专科介绍、技术介绍、医师介绍，医院规章制度、医保制度，相关疾病预防、治疗、康复、保健知识，价格选择信息、手术的知情同意书，医院的信访答复（包括疾病咨询，纠纷投诉程序），投诉过程中患方的权利等。但很可惜，这类印刷品常常流于形式。一些医护人员重视言语沟通，而轻视语言沟通，常常是一句"自己去看吧"就敷衍过去，这不仅浪费了沟通资源，也使得患者的知情权大打折扣。院方一定要逐项、逐条给予讲解，有条件的医院还可配以专题纪录片、微电影和四格漫画做深入诠释。

3.8.2　医者如何做到沟通丝丝入扣？

在沟通过程中，细节描述十分重要，譬如患者主诉疼痛时，首先要仔细确认部位，是左边还是右边，是某个器官的中心还是边缘，疼痛的性质（酸痛、刺痛、绞痛、割痛、跳痛、钝击伤痛、咬噬样痛、一压就痛或一摸就痛），按压疼痛的剧烈程度。根据患者的描述可以初步评估烈度，疼痛时能入睡（3级以下），不能入睡（3级以上），不自觉地小声呻吟（5~6级），大声呼嚎（7级以上），出现抓狂、欲撞墙（9~10级）。

沟通过程要认真倾听，适当重复患者主诉的主题词，承认患者感受，表达共情，配合适当的眼神交流。避免使用专业术语及缩略语，尽可能使用生活语言，不要表现出惊讶、不耐烦和厌恶，也不要做道德评判，避免卷入患者生活（人际）冲突的漩涡，不能做出不适当的承诺、奉承与过分赞美。

保持问题的开放性，倾听其感受。常用句是："跟我说说……"

"跟我说说，你感觉怎么样？"

"跟我说说，对于你的病，最让你不安的是什么？"

而非封闭性：

"经过这段治疗（放化疗）你一定很累吧？"

"你在担心病情越来越糟吗？"

"你对治疗信心不足，是吗？"

3.8.3　如何让患者在沟通中体会到语言温度与磁性？

本课题调研的重点不在于语汇细分与规范，而在于将正负语言分类原理融入沟通的流程与具体内容之中。在开启话题时，医生通常作为沟通的主导方，尤其应该调整心态，做到位尊而不骄。如果由医生发起沟通，应继而主导进程，把控话题。此时，医生一般喜欢"直击靶心"，直逼器质性的病况（疾病），求真务实；绝不虚言非器质性的主观感受，如疾苦缠身、死亡逼近、家庭财务及社会关系破产等，避免由此萌生紧张、焦虑、恐惧、彷徨，悲伤等。医生首诊的标准句式常常是："告诉我，你哪里不舒服？"福柯在《临床医学的诞生》一书中阐释的现代临床医学转型的标志是医患对话句式的改变，经验医学时代，医生首诊第一句话必定是"你怎么不舒服？"而生物（技术）医学时代则取而代之以"你哪儿不舒服？"开始，医生只关心疾病的部位，而不再关心疾病的感受，因为部位一旦清楚，形态 - 功能 - 代谢的病理分析就有了基点，疾苦感受对于病理解剖与病理生理探索基本无意义。于是，医生往往会示意患者打住，紧接着问一句"带了多少钱？"以便根据患者的财力与资源来规划诊疗幅度与路径。如遇上"不知趣"的患者，顽强地诉说疾苦的细节与感受（譬如：头痛是在左边还是在右边，是如针扎一般，还是如套上紧箍咒一般，是否有头晕），医生会转移话题，甚至说："别扯那些没用的，问你什么说什么。"

患者来看病时，大多带着负面情绪，而且这些负面情绪常常不是通过语言而是通过微表情、微动作传递给医护人员。此时，医生恰恰应该迎面接纳这些负面情绪，将它作为开启语："你看起来不开心，有什么不舒服，有什么心事，都告诉我，我会尽力帮助你！"

3.8.4　医者如何保持好心态?

好心态决定好言语，好言语开启好沟通。许多医生临床查房的第一句话喜欢说："你今天好些了吗?"（让患者印证药物、手术显现的效果）或者"检查结果出来了吗?"（续接日前开具化验单、检查单的行为），而非"你感觉怎么样?"（了解患者病中身-心-社-灵的颠簸）。前两种是封闭式的问句（不够自信），暗示由医生来主导沟通进程，不让患者的话题跑偏；第三种是开放式的问句（足够自信），是将疾苦叙事权交给患者，给他一定的时间和空间，即使患者的回复离题，医生也有信心拉回话题。

患者疾苦加身如厄运降临，他有很多关于受折磨和煎熬的故事要讲，有苦闷要抒发，有眼泪要流，但他们对医护所设定的沟通主题没有多少决定权，没有沟通话题驾驭权，只有被动应答权，虽然有时也可能反客为主。医患沟通中，患者通常处于弱势状态，正在经历疾病所带来的痛苦、体弱、无助感、恐慌、心理的依赖和对帮助的渴望，如果医患沟通出现问题，患者很可能发生矛盾转化，由估摸、猜忌、情绪发酵到伤医，从"逆来顺受"发展到铤而走险。

因应式沟通是指患方发起沟通，由医方来被动回应。临床上，大部分沟通是应患者提问而展开的，目的是告知基本诊疗项目，澄清误解，解读无常。因应式沟通的基本项目涵盖诊断、技术处置-支付（预算、适宜）-预后、危险性等项目。具体内容有：①患者疾病的诊疗方案及备选方案；②特殊检查的必要性及其可能出现的不良结果；③患者可能的病情变化趋势及其预后；④相关使用药物的不良反应；⑤手术的必要性、具体方式的选择及其手术中及术后可能的不良后果和防范措施；⑥相关诊疗措施的费用；⑦患者想要了解的其他情况；⑧患者就以上内容的反馈意见和建议。

因应式沟通常常分为7个"W"：WHY——确定患者目前存在的症状，引出问题，针对这些问题发起沟通，展开沟通；WHAT——根据患者的症候，确定下一步诊疗的目标，通过沟通，达到理解医者意图的目的；WHO——为达到沟通目标，发现只与患者沟通还不能解决问题，须要找家属沟通，如果家属意见难以统一，须召开家庭会议；WHEN——与患者协商好正式沟通的最佳时机；WHERE——与患方协商好沟通的最佳场合；HOW——如何沟通，是否以电话预沟通，除了口头交流之外，是否还需要书面方式确认；WISH——通过一个仪式，将沟通内容转为书面文件，并表示重视与确认。

3.8.5 如何处理医患关系与医护关系?

医护沟通的好坏也是医护关系危机的重要投射。有案例为证：某医院接诊一位呼吸道感染伴心肺衰竭高龄女性患者，经全力抢救无效死亡，患者家属对抢救组织存在异议，尤其对医护协同存在非议。缘由是抢救现场某主治医生公开对护士发飙："跟你说了多少遍要开放静脉 / 给氧 / 给药 / 上呼吸机，怎么还没有……"医护对话被患者家属录音，并事后提告，认为医院在急救过程中存在延误。医患纠纷仲裁委员会认定录音属实，接受患方提告，判定医院在急救过程中存在瑕疵，必须给予患者赔付。据医生同事反证，"跟你说了多少遍"是某主治医生与护士说话时的口头禅，其实他当时只说了一遍。这个案例告诉我们，失败的沟通，问题不全出在技术上，也不在沟通语言上，而在做人的修养，应该坚持"做人有分寸，做事有尺度"，无论对患者及家属，还是对同事，都必须充分尊重，"人敬我一尺，我敬人一丈"，有理、有才也不必锋芒毕露；与人为善，戒骄戒躁，遇事沉得住气；多用智慧，少用心机，多一些宽容，少一些激愤；培植内心的正能量，锻造友善和谐的气场；学会欣赏同事，自己的优点不必太张扬，别人的弱点不必快言快语，往日的恩怨不必斤斤计较；外圆内方，给对方留有余地；把风头留给对方，把风采留给自己；注重细节，如指导医学生时的话题与话语，不可太直白。因此，医院内部良好的沟通是医患沟通改进的土壤：要从情感与制度两方面加以重视，如科室间沟通是现代医疗协同效应的关键，科室内沟通是团队协作、放大医疗效果的关键；医生与医生之间应该相互欣赏，同行沉默，而不是文人相轻，相互诋毁；医生与护士之间要实现决策与执行的统一，及时补台与纠错；护士与护士之间应互帮互助，协同配合；医护与管理部门应保证服务一线，协作呼应。医院可以试行"联合演习"项目，如：①肢体语言与礼仪分析会：分科室、性别、场景，如初诊、复诊、入院、出院、查房、体检、技术操作前戏，后续抚慰等进行汇总与分析，选优汰劣。②护理单元人文创新："如家一般"的温馨细节，如语言、肢体语言、道具等，提案与评选。③患者隐私保护与尊严维护专题，列举医院场景患者的"隐私点 - 保护措施""尊严诉求 - 满足路径"，提出优化方案。④"坏消息告知"专题：医护人员的气度与言行，氛围设计、控制与情绪管理。⑤"掌控过激（冲突）情绪"演练与点评。

3.8.6 如何提升医者的人格气场与人格魅力？

如果跳出沟通技巧提升的话题，医患沟通本质上是医护人格气场的营造，善意、暖意首先是一份人格魅力（隐形技能）：同理心（怜惜与悲悯）、正直（有原则，坚定）、利他情怀，可信赖的职业与人格修养。其次是职业干练：如照顾者的意识与姿态（care 大于 cure），聆听与沟通的艺术，以实际操作为导向的专业技能，以系统考量为基础的医疗指导，诊疗团队间的呼应与互动。最后才是语言艺术：以接纳度、信任度、顺应性为目的诉求的沟通人格展示，而非以控制、驾驭、操弄（压服、诱骗）为诉求的沟通技巧。

若要达到良好的沟通效果，沟通者必须知道在沟通时说什么，什么时候说，对谁说，怎么说。在述说自己的沟通要点时必须做到清楚、简明、完整、具体。熟悉沟通对象，使用沟通对象能够理解的（适宜、得体）语言。总之，说什么固然重要，怎么说更重要。立场比技巧更重要，医学存在着永恒的不确定性，因此一定不要将话说满，要留有余地，如："这一症状以……病多见""这种疾病的预后以……可能性大"。

3.8.7 如何做到遭遇误解与澄清有术？

如前所述，医患沟通的特点是好消息不多，坏消息不少。许多坏消息产生于误读、误解，要给予预防与及时澄清。有误会需要澄清，没有误会（误解、误读）也需要澄清。澄清之术的要义在于语言通俗易懂、深入浅出，多作形象的比喻；含义要明确，不能让对方猜测，以免引起新的误解；尊重事实，以数据为基础，不要夸大也不要缩小事实；使用中性字眼，多说"是"或"对"；不要感情用事，更不能表现为公事公办的样子；选择合适的时机，尽量不采取事后沟通方式；尽可能保持轻松，避免让人难堪；遇到分歧，非原则问题要勇于让步，做到求同存异。

3.8.8 如何关注言外之意与弦外之音？

非言语沟通十分重要，不亚于言语沟通，其主要原则为亲密"有间"，眼神中流露出亲切、热情，面部表情平和、微笑、友好，而不是冷漠、愤怒。肢体动作可表达强调、开放、接纳的姿态，而非拒人于千里之外。可有适度的肢体接触，如握手、托肘，不可轻易拥抱、勾肩搭背。交谈中点头为认可，摇头则是不认同。沟通中要避免消极的非言语动作，如眼神游离、小动作，则表示有说谎嫌疑；双臂交叉、二郎腿，表示抵触、抗议、不屑一顾、防范；脚腿不停抖动，显示内心紧张、不安；不必要的身体活动，如挠耳朵、摸鼻尖，凸显其内心紧张、不安焦虑；不恰当的目光，如斜眼、死盯，显得不礼貌，不自重；转笔习惯，显得不庄重，不专注。

成熟的沟通者要善于捕捉弦外之音：沟通不仅是学会说话，更重要的是学会听话，要了解对方的暗示、言外之意，从而听懂对方的真正想法，既要通过倾听明确对方已说出来的需求，还要了解对方没有说出来的需求以及潜意识中的需求，并给予明确和有意义的回应。例如，患者说："医生，你们要不惜一切代价抢救我爸（妈），尽管我们夫妇都下岗了。"这是什么意思？其实是既要抢救，又不能做无谓的救治。

一位心术不正的医生跟患者家属"打哑谜"："哎！安排住院、手术真难弄，花了我很多功夫，动用了不少关系，你就不能意思意思？""什么意思？""没什么意思，你也知道什么意思。""就这点意思。""你这人真有意思。""你这人真没意思。""你看着办吧，别弄得大家都没意思。"这种含有不良企图的对话会恶化医患关系。

3.8.9　微动作在沟通中有何妙用？

有经验的临床医生常常通过微动作来识别患者的情绪，并不断地改进沟通。在他们看来，身体语言完美地诠释了人类情感及潜在意愿。医患双方都有各种微动作，它们都是其内心的微表情。在交往中，身体语言既是情感表达的语言，也是抑制情感表达的语言。儿科诊室里，婴儿不会言语，全靠身体语言的识别、解读。

在日常交流中，80%的信息不是通过话语表达（约占7%），而是透过其他方式表达的，其中身体语言占多数，约占55%。人类的所有情感都可以通过面部表情和身体姿态清晰辨识。当我们想表达内心真实情感时，手部动作总是朝向交流对象。当我们希望掩饰内心情感时，嘴部、手部的微动作总会暴露意欲隐藏的真实情感，比如患者咬着后槽牙说"满意"，捂着鼻子说"真香呀"。笑是最基本、最常见的身体语言、微动作。临床上，患者最喜欢医生的笑脸，如微笑、颔首而笑、会意而笑或发自内心的笑，而不喜欢医生苦笑、嘲笑、嘴笑眼不笑（假笑）及不知何意的神秘之笑。

临床上一些常见的暗示动作，如下所述：

医者轻抚额头，暗示："我得找出一个解决方案，尽管很难，我还是要努力。""我必须想出一个万全之策。""我正在集中精力想办法。"

医者把手放在胸前，暗示："我会把你的事放在心上。""我愿意为你的事付出更多。"

医者挠头，暗示："情况太严峻了，该用的办法都用尽了，还是没有好的结果，我没有办法了。""情况太严峻了，虽然用尽了该用的办法，我还得再想想别的办法。"

医者抚鼻，暗示："这个决策很艰难，我必须再权衡利弊。""虽然这个决策很艰难，但还是必须当机立断。"

医者摸喉结或整理领带，暗示："我是这个事情的主导者，患者你必须遵医，才会有好的疗效。"

患者捂嘴、双眼低垂，并伴随着双腿打战，声音也出现颤抖，暗示："我很害怕""我很恐惧""我很焦虑、沮丧。"

患者咬下嘴唇，暗示："虽然情况很糟糕，我一定要坚定，坦然去应对。"

3.8.10 如何关注患者的人格类型与心理角色投射？

患者的认知差异来自于人格、思维类型、心理角色（悲情批评者、现实主义者、乐观梦想者）不同。

（1）悲情批评者："这个病查了老半天，还没有一个结果，医生干什么吃的，太不负责任了。"一旦结果出来，"查出肿瘤啦，还是恶性的，糟透了，没救了。"

（2）现实主义者："查了好一阵子，医生都没有轻率做诊断，证明情况未必很糟，再查查看吧。"一旦结果出来，"肿瘤是良性还是恶性？早期还是晚期？原位癌还是有转移？等搞清楚再治疗。"

（3）乐观梦想者："查了好一阵子，医生都没有轻率做诊断，可能没什么大问题，再查查看吧。"一旦结果出来，"肿瘤是良性还是恶性？人生一颠簸，上帝认定我意志坚强，才要考验我。"

思维换框是改变、软化非理性情绪的良方，假如医生是患者的亲人、朋友（他们不会这样）。应重新从非理性转换回到理性立场。同样都是理性沟通的态度，但同一个情形（医生的代理决策），会发生两种认知与反应。

"医生是专家，他怎么不为（帮）我做决策呢？"患者接纳医者的代理决策，认定这是负责任、关怀，而非越俎代庖。

"医生虽然是专家，也不能擅自做决策呀，怎么不征求我的意见呢？谁掏钱呀？"患者接纳知情同意，反对代理决策，认为这样做侵犯了患方的自主决策权，不是负责任，而是有利益所图。

理论上讲，医患之间有四种沟通 - 决策模式。一是工程师模式：医生是受委托者，医生采集信息，如实地向患者解读、解释，而不介入医疗决策，一切让患者做主，医生只是执行。二是牧师模式：医生站在"懂得最多"的专业与道德立场，为患者做出决定，患者被诱导接受或服从医生的建议，这种模式明显带有"知识霸权"与"决策控制"痕迹。三是商人契约模式：是一种协商模式，医生拥有代理决策权，但权力受到压缩；患者拥有知情同意权，但谈判协商需要时间与耐心，不适应急症与需要快速决策的病例。最后一种是乌托邦模式：假设医患在一种平等、和谐的氛围中合作，完全否定医患之间的利益博弈关系，因此，在现实中不常见。医患（沟通）关系的本质是"沟通 - 决策模式"的差异，是医患之间决策权的争夺。

毫无疑问，互联网的普及带来民主化的知识生活，改变了专业知识的学习与掌握的传统格局，当今的患者比以往任何时候都拥有更多的医学知识和信息，关于自己的疾病可能比主治医生知道得还多。但网络存在资讯超载、资讯杂芜、资讯误导等特点，如今的患者懂得越多，误解得越深？没有医生引领的知识采集并不会改进对疾病的理解。患者权利运动中作为卫生服务的消费者，他们的期望和权益得到了更多的重视和保护，他们更多地参与关于自己疾病的诊疗决策活动。但必须承认医疗的高度专业性，也不是简单的赋权、委托关系，而是生命相托，性命所系。尊重患者权益与维护医者权威只能"走钢丝"，不能走极端。善意与理性的结合，技术与人文的融通才是正道。沟通大师乔治·汤普森（George Thompsen）提出柔性沟通的五条金律，值得遵循。一是所有人都希望自己能被尊重，友善地对待。二是所有人都期待和颜悦色的询问，而不是颐指气使的喝令。三是所有的人都希望自己被询问或被指令时，能够得知事情的由来。四是所有人都希望自己握有选择的主动权和主导权，而不是被胁迫，或被欺骗。五是所有的人都希望自己在做错事，说错话时有一个改正的机会。

3.8.11　如何面对前任（他院）医生的误诊与漏诊？

对于一线临床医护人员来说，理性面对怒气冲冲的患者需要修养，而修正前任（他院）医生的诊断更需要涵养。接诊时，当你发现前任（他院）医生的诊断存在明显的误诊、漏诊，甚至连诊断思维的方向都是错位的，不要在患者或家属面前显示出一副真理在握的傲气，即刻表现出对前任（他院）医生的鄙夷与轻蔑，更不要直接指出"这诊断是错误的，属于误诊/漏诊"，甚至不恭地评述"啥水平？怎么看病的？这么明显的症状都判断不出来？庸医呀！"医生应坚守"同行沉默"原则，使用言语覆盖法，不过多纠缠于前任（他院）医生的诊断，而是用新证据将新的、正确的诊断引出来，甚至给前任（他院）医生找台阶下。当患者与家属追问时，应该委婉地告知，"前任（他院）医生考虑到相对正确的诊断，只是当时证据不充分、不明确，他只是怀疑，而没有下结论，如今很多关键证据浮现出来了，因此，诊断就要修正为……"医生帮助患者与家属认识疾病的不确定性，转归的多样性，这不仅是保护前任（他院）医生的声誉，也是守护自己的职业精神，谁能保证自己的诊断与治疗万无一失呢？

郎景和院士在《一个医生的故事》中列举了这样一段医患对话：

"你的手术在哪做的？一塌糊涂！"

"这诊断不对呀，啥水平。"

"这子宫不该切呀，该切的不切，不该切的给切了。"

"我要是你，就找那个医生算账去！巫医呀！"

郎院士由此发问：这是一个医生对另一个医生的评价吗？是给一个

四处求医的患者说的话吗？这些话救助了患者吗？帮助前一个医院、医生改进工作了吗？没有！有的只是伤害。正确的办法是：不要轻易评价同行的工作，应保持沉默；要做的是重新详细地进行过程回顾，复查一些主要指标，接受前者的教训，尊重其人格，不能贬低同行，抬高自己，更不能幸灾乐祸。

3.8.12　如何克服沟通碎片，实现决策统筹？

沟通是临床思维的缩影。沟通话题的碎片化，正如"只见树木，不见森林"，必然带来诊疗的碎片化，不利于决策统筹。医生应克服诊疗的碎片化倾向，必须在战略、策略、战术三个层面运筹，树立诊疗新思维，决策新兵法，沟通新模式，不能仅立足于自己擅长的一科一术的本位考量与门户思维，而是要树立跨科思维，立体诊疗，尤其在与无力回天的慢病及肿瘤晚期的患者沟通中，要及时走出战争思维，转入姑息治疗通道。在疾病面前，医生手中有权杖，但医术并不是万能的，诊疗过程中有进攻，就有放弃，有抗争，就有顺应，最好的治疗结果绝非只是"赛先生"（科学征服）的智慧，而是需要"德先生"（民主协商）的胸怀，必须倡导、尝试推行医患共同决策的新模式，让患者成为决策的主动参与者，而非被动的应答者，让患者的利益成为沟通与决策的起点与归宿，让患者价值观的充分尊重成为医者主导沟通与决策的前提，唯有开启了医患共同决策的通道，才能让医患双方看一病，长一智，告别"白痴型患者"与"智斗型患者"的钟摆律，走出"斗气、斗嘴、斗力、斗法"的怪圈，也走出医患之间的人性迷局。

3.8.13　如何快速识别恶性伤医？

在医患纠纷中，的确有思维、性格偏激，人格缺陷，沟通遇阻就起诛心，且出手残忍的"易暴个体"。医生应注意对他们的求医意识、诉求、行为快速识别，如哈尔滨医科大学附属第一医院王浩血案的主凶李梦南、温岭市第一人民医院王云杰血案的主凶连恩青等。他们身上存有一些共同的野蛮特质，例如，他们都来自社会底层，有着潜在的身份自卑，忽而逆来顺受，忽而铤而走险，忽而忍气吞声，忽而伤医毁院，他们对身份歧视十分敏感，丁点的不恭都会引爆愤怒，他们对社会不公极度愤懑，一有医方的负面媒体报道，就滋生激烈的仇医情结。而且这些人大多医学知识匮乏，对高新技术抱有不切实际的幻想，使得医患沟通难度很大，往往沟而不通，一沟就砸，容易形成"死结"。他们对诊疗价格十分敏感，一遇医患沟通分歧，有强烈的求偿心理，发生冲突时，又有蛮性崇拜，缺乏依法维权的信心与耐心，寄希望用野蛮与暴力方式解决纷争。对于这类"特别"患者和家属，目前医院与医生都缺乏"特别"的警示与防范预案，失去了在最后一刻制止与隔离残暴的机会。"伤医事件"教训已经很多，应该引起医院和医生的高度警觉，对这类人格、品格缺陷者应有专门的研究和防范。医生在与这类易爆、难缠患者交往时应注意两条原则：一是只要他愿意照你的建议做，不用在乎他嘴上说什么。二是适当示弱，给对方台阶下。

3.9 第二（N 种）诊疗意见的沟通与说服

第二（N 种）诊疗意见是患者就诊模式的多角化、多元化的副产品，例如来北京看病的肿瘤患者大多要看 3 所以上的医院，求助 6 位以上的医生，俗称"撒大网""脚踏几只船"。不同医生的诊疗意见可能有相当大的差异，必然会产生 2 种以上（N 种）的诊疗方案，排序的依据是患方决策的主次位置，而非就诊的时间先后。究竟该相信谁？如何在积极 / 保守（姑息），手术 / 非手术，风险 / 获益，治本 / 治标，西医 / 中医，国产器械、药物 / 进口器械、药物，名家意见 / 普通专家意见之间排序、取舍？这不仅仅是一个专业的技术问题，还是伦理、情感、信念、意志、疾苦观、生死观、医疗观的问题。第二（N 种）诊疗意见的高发领域为：

（1）对生命品质产生巨大冲击且病程较长的慢性疾苦，如肿瘤、罕见病。

（2）治疗干预程度、难度高且复杂（并发症多）的创伤与疾病，如器官移植。

（3）病因及治疗前景不明，医学界未能形成诊疗共识，医生的自由裁量权较大的疾病，如丙肝。

（4）医保费用、报销有落差和寻价空间的疾病，如高龄妊娠的医院分娩。

俗话说"歧路亡羊"，第二（N 种）诊疗意见决策的风险与机遇表现为以下几种：首先，第二（N种）诊疗意见是患者与家属的权利，能够拓展患者及家属对这个病的认知与理解深度，但却大大增加了知情同意的复杂性与决策的难度，也增加了医患沟通的复杂性。患者常常是获得的信息越多越犹豫，顾虑的"麻团"越缠越乱，患者及家属常常将几种诊疗方案中的优缺点摆在非建议方面前，或请求评判、解读，或请求实施、操作。这使得医患关系与医医关系纠结在一起，形成复调沟通格局，考验着医生的职业心态与语言艺术，同行沉默（不予置评）或文人相轻（相互抵牾、诋毁），冷静、冲和或激愤、冲动，可能是医患冲突的"导火索"，或医患和谐的"缓冲垫"。

对于第二（N种）诊疗意见境遇中的沟通策略，我们有如下建议：其一，肯定患者寻求第二（N）诊疗意见的合理性与患方获益（获得了多元资讯），兼听则明，是明智之举。但后续的诊疗建议未必有后发优势，不一定能超越最初的诊疗意见。其二，告知患方在多种诊疗意见的统筹、取舍、驾驭以及知情同意、共同决策进程中的主体责任在患方，患方的自由裁量权在增大，医方每一个治疗团队的代理决策权在分割、稀释、缩小。其三，不轻易批评、否定其他同行的诊疗方案，如果不认同，可以直言相告自己的中立态度。除非有充分证据证明是误诊、误治，才可委婉建议中止这样的方案。其四，帮助有知识储备的患方梳理各种诊疗计划之间的逻辑关系，学术侧面，为患者构建疾病进展与诊疗响应的立体模型，应言明各种方案都有合理性，但各有牵制，无法分辨最优与次优，实施整合医疗有难度，叠加推进会浪费资源，导致过度医疗，提醒患方权衡利弊。

3.10 把握好医患沟通中容易发生"爆胎"的若干节点

"爆胎"节点大多在急诊室、加护病房 [如重症监护病房（ICU）]、手术室、癌病房，但近年的恶性伤医案发生范围有延展趋势，甚至波及眼、耳、鼻、喉及检验科室，应引起医生高度重视。以急诊室为例，急诊室里"坏消息"频发而且局面复杂，大多具有当下性，即患者当下或立刻发生的死亡、受伤或残疾，属于"现在时"，而不是"将来时"（如癌症）。患者及家属突发变故，毫无思想准备，难以接受，出现心理休克，情绪激烈失控与传导，容易失去理性，酿成二次伤害；患方的"求偿心理"导致"中山狼"行为，如车祸中肇事者逃逸，救助者受责罚，由于死亡无法控制，导致急救者受质疑，成为被发泄的对象。

　　虽然寻衅滋事者不多，但对医院、医生的偏见无时不在，这是一段来自某医院患方的抱怨。

　　"疼死我了！什么医院？这么久也不给止痛！医生和护士真是冷血！"

　　"这么长时间了，病情一点好转都没有，你们拿我的病闹着玩，是不是？"

　　"你是怎么当医生的，我说疼就是疼，你不会处理就叫上级医生来处理，别在这浪费我时间！"

　　"绝不能就这么算了，我们一定要讨个说法！"

　　医生："我在处理一个重症患者，你等等不行吗？"患者："等？再等我就要死了，我死了你要负责任的，别人是人，我难道就不是人？没见过你这样的医生，我要投诉你！"

　　"从来没想到（听说过）看病要花这么多钱，病情会恶化到这一步，××会死！"

　　临床上，如何面对怒气冲冲的患者或家属的确是一个沟通难点。患者与家属正忍受着疾病痛苦的煎熬，他们对于等候时间与就诊节奏以及多院、多次诊疗的服务差异十分敏感，容易产生误解，甚至发出怒气冲冲的诘问。医生如何平息这一份怒气需要良好的专业修养和语言艺术。其一，要听其言，观其色，以外圆内方的柔性原则应对此类事件，不可以怒制怒，"针尖对麦芒"。其二，先解决问题（如确属特殊情况，给予特殊应对），而不是先分辨是非曲直，医生不要以"我没有错""我素来都是这样处理的，就你特殊"为由生硬地面对患者。其三，要明确此时帮助患者消除误解与怒气比解释自己有没有做错更重要。要明白，患者的不冷静部分是由疾病心理造成的，不完全是人格因素。交谈中可以承认有误会、有遗憾，而不能轻易承认有差错，既要照顾患者的尊严，适当给对方台阶下，也要给自己医生留下"活棋"。其四，在回复患者怒气之前，先做几个深呼吸，调整一下心情再做出善意回应，语气里透出共情。其五，要学会幽默否定，"朋友，你想到哪里去了（你玩笑开大了）！我们怎么可能……借我一百个胆我也不会……"；或现身说法，"连续加班，回不了家，陪不了家人，我的内心也不平静，恨不得跟主任、院长吵一架。"此时，医护人员不能将自己因为长期超负荷劳作而萌生的怨气撒在患方身上。其六，遇到与患方僵持不下的情形时，尽早引入院内第三方介入，"我跟你一时说不通，让我们领导（主任、护士长或院内总值班）来协调处理吧。"其七，如遇到服务流程、态度方面存在瑕疵的情况，建议改进态度，并引出反思和示弱："你的投诉和不良感受让我们很受触动，我们的服务流程、服务态度可能存在方方面面的不足，我们一定认真反思，尽快改进，不会让你下一次还有这样的感受。"其实，即使医患冲突再剧烈，最终也要达成双方的谅解，即原谅与和解。

原谅是什么？原谅是摆脱痛苦的过去，原谅是人的心灵释放过去的痛苦，变得坦荡、释然的过程与能力，原谅并不是消散或弱化某一件事或局面。原谅的前提是事实必须清晰，宽容才能展开。原谅不是对正义的颠覆与背弃，而是在正义的旗帜下舒展人性之善。原谅不是软弱的表现，无条件地同情侵害者意味着让被侵害者再次蒙羞。其实，原谅不同于和解，原谅是一个人（被侵害者）针对另一个人（侵害者）言语、行为后果所发生的心理逆转过程，其间可以有真诚的交流，也可以没有。而和解是俩人重建关系，重新找回彼此的信任，缩小彼此之间的认知差异，填平双方的心灵鸿沟，继而达成合作关系。

3.11　临床上坏消息的生成与告知

临床上的坏消息大多为三部曲：全力 - 抢救 - 无效。但患方或家属可能眼里只有"无效"，医方应该把"全力 - 抢救 - 无效"的故事讲完整。首先是院方的人道愿望与职业姿态，医者倾尽了全力，保证了人力、物力的投入、救治态度坚定、坚毅，而不是麻木、冷漠、旁观。其二是全力"救"治，采取了相对正确（没有绝对）的诊断、治疗与护理处置，药物、手术、护理没有曲折，过程中医患双方也都没有干扰；其三是告知患方如何全力"抢"第一时间快速救治，"抢"最佳救治机遇，"抢"每一线生机，没有迟疑，没有疏忽；其四，虽然治疗结果是无效的，但非完全无效，可能一开始微效，先有效，后逆转，最终没有能阻止病情恶化的趋势，病情继续加剧，导致残疾或死亡。

临床医生向患方告知与解读"凶险"来袭时，应注意语言艺术，内容包括：如何阐释隐匿性危机，对"凶险征兆"进行分析，对凶险"拐点"进行确认；如何陈述疾病过程中"不可逆转"的损害；为何"全力-抢救-无效"；如何解读疾病"凶险化"的演进机制；告知在什么情况下（既往病情的铺垫与积累）病势会"急转直下"，不可逆转，回天无力（不可抗力）。通常患方能很好理解的比喻有"雪崩"效应、"扳机"效应、"多米诺骨牌"效应、"管涌-溃坝"效应、"捅马蜂窝"（"应激"）效应等。医院的无过错应急处置包括：第一时间技术响应，人道响应，诊疗符合规程，上级医生（主管领导）重视并介入、过问。医生表达时注意患者的主体化（夸患者）："他（她）很坚强，全力配合医生与死神搏斗（拔河）"。医护人员注意团队化，如："我们抢救小组或我们诊疗团队正在全力……"

如何叙述"恶化"的病情？恶化的可能原因有：客观与主观之别，可抗与不可抗之差，非医方因素与医方因素之分。纠其原因，首先是现代医学有不少盲点，许多疾病无药可治，无计可施。其次才是医生处置未达到极致，或者是一时难以明确诊断，救治介入不够及时，有时被假象所迷惑发生误诊或漏诊，导致救治出现方向性失误，延误了治疗。病情恶化是一个演变的过程，分为渐进式、突进式、先慢后快式。恶化常常被体内的抵抗力所掩盖，发生危象延迟，人体的应激反应可以对生命指征做临时性支撑。因此，谁对"恶化"负责任？一时难以理清。首先院外管理与责任缺位可能是主要原因，如果不能做到第一时间送医，则可能丧失最佳救助时机。例如：①院外交通延滞。②院内延滞，如药物质量（假药，效价不足）、救治设备质量及配套不达标（不运转-失控-停电）、诊疗设备短缺延滞、科室间转运延滞、药物短缺延滞，这通常是难以克服的。③患方的风险代价意识，导致未能适时、适量支付，无法启动数字化运行的药物、设备征用的财务响应。④复杂、疑难病情的识别难度与识别时间成本，鉴别诊断的时间成本、不同科室专家会诊的集聚时间成本，这些时间成本都需要计入救治动员的预案之中。医院应定期针对患者病情恶化的抢救工作进行演练，这样在危急时刻才会有即时、准确的快速反应。患者病情的坏消息也给医生带来压力。医生会害怕被责备，承担不应该承担的负性结果的责任，害怕治疗失败，害怕被失望 - 绝望的家属当作"撒气口"，害怕坏消息引起的连锁反应，害怕不知如何帮助患者及家属应对病情的恶化……这些负性情绪会让他们紧张、怯场、技术发挥不稳定，甚至导致责任事故。对此，院方应组织有抢救经验的资深医生压阵，给年轻医生减压，稳定他们的情绪和技术水准。

3.12　如何面对诊疗中的差错？

在沟通分类里，有一类医生不愿谈及的话题，就是诊疗中存在医疗差错时如何沟通。医生经常认为诊疗差错被患方察觉，一定是"割地赔款"，全盘皆输，无法与患方平等沟通。其实不然，医生可真诚坦率地承认差错、正视差错、辅以道歉，承诺补救，此时，依然要保持医者的尊严，依然有良好的沟通境遇与效果，最不忍的是文过饰非，越描越黑。

往者不可谏，来者犹可追，杜绝差错链条的传递是关键。在美国，每年因医疗差错而死亡的人数达9.8万人，超过车祸、乳腺癌、艾滋病的人数。美国医疗卫生保健质量委员会主席威廉·理查德森在分析了医疗差错的大概率之后提出五点共识。共识1：差错方应对导致患者痛苦、伤害甚至死亡的严重后果承担责任。共识2：医疗保健服务中的差错，无论是否造成伤害都是不应该发生的事件。共识3：帮助公众理解医疗差错。共识4：借鉴其他行业安全管理与风险控制的经验来处理医疗差错与风险。共识5：医疗技术的快速发展，既可以带来安全改善，也可能带来新的风险。医护人员必须有所作为，弥补裂痕，原则：①只知道如何做是不够的，必须迅速行动，马上去做！只有良好的愿望是不够的，必须马上去做！做什么？剖析质量裂痕的种种原因，高度重视。②确立六大改进目标：安全 - 有效 - 以患者为中心 - 及时 - 经济 - 公平。③制定新规则，设计改进路线图。④聚焦重大疾病展开研究。⑤建立质量管理的变革组织。⑥开启循证医学的改进路径。⑦重视信息技术对于质量保障的作用。⑧在支付政策方面强化质量管理。⑨质量管理变革的培训跟进。

美国哈佛大学葛文德大夫在他的《清单革命》一书中指出临床差错的原因：无知、无能、无为、无德、无情。改进办法分别为扩充知识，提升技能，强化责任感，增进德性，倡导共情。差错常常呈现马太效应，越危急，越容易出错。必须树立靠制度抵御系统风险的信念。要知道，预防纠正差错的最佳办法不是惩罚，而是培训。若个人能力不足，团队力量弥补。

斯坦福大学医院针对差错境遇下的沟通开启了"PEARL"项目。"PEARL"原指"Process for Early Assessment and Resolution of Loss"。2015年，将其更名为"Process for Early Assessment and Resolution of Learning"。这种路径有反面敷粉，反弹琵琶之功。该项目主要内容是：当治疗出现问题时，医院为了避免诉讼费用和程序，选择和患者沟通协商解决，即沟通-协商-解决模式（communication and resolution program）。这种模式避免了医务人员由于害怕担责和纪律处分往往不愿承认诊疗过程中的错误或道歉。随着患者安全机构和立法机构的不断施压，医院对于医疗差错也趋于透明，开始剖析这些错误的原因，以免再次发生。PEARL模式可以改善患者安全，并且大幅降低医疗事故的成本。以斯坦福大学医院为例，自从PEARL项目开始实施之后，2009—2014年的医疗事故法律诉讼降低了50%，赔偿案例的费用也比2003—2008年降低了40%。

近年来，美国联邦医疗保健研究和质量控制机构（the Federal Agency for Health Care Research and Quality）也已经成立了多个"沟通-协商-解决"方案示范项目，目的是给医院提供一个范例。这些项目要求医院管理者和医生对风险和不良事件更加透明，医院鼓励员工发现问题时不用害怕受罚并及时汇报，医院根据调查数据采取预防措施。

当然，中国的医患纠纷原因复杂，源自这样或那样的失误或苗头。患方原因有无知-盲目-戾气，有理也闹，无理也闹，认为"你不把我的命当回事，我就闹""小闹小赔，大闹大赔，不闹就得不到赔偿"。医方原因有冷漠-傲慢-敷衍，甚至掩盖、推诿、拖-耗（僵持），认为患者索赔，赔完钱了事，或医院内部处罚，罚完钱了事。医疗纠纷中，只有技术的考量，没有人性的丈量；只有金钱的算计，没有苦难的共情、恻隐；只有气势博弈（斗气 - 斗嘴 - 斗力 - 斗法），没有对生命的敬畏和悲悯；只有对结果的处罚，没有过程的检讨、质量改进与诊疗风险控制体系的提升。长此以往，将形成恶性循环。

但是，医患关系改善曙光也并非不曾出现。中国文化书院副院长陈越光以他亲身经历的一场母亲死于医疗差错 - 追责 - 维权事件，开启了中国的"PEARL"模式，他告诉医院方，一旦发生沟通困局，一定要走出刺猬心态或狐狸策略，不仅关注结果，还要关注过程，不仅关注操作，还要关注共情，不仅关注利益，还要关注良知。他展现了医疗纠纷中的人性光辉。他说他能原谅失误，但不能原谅冷漠。他最后用医院责任事故的赔偿金（部分）建立了一个医疗质量改进基金，帮助医院启动了为期五年的医疗质量改进计划。

4. "技术 - 人文融合"与"共情 - 沟通 - 关怀"一体化

针对医患沟通，我们当下需要检讨的是技术与人性的分离。患者不只是一个生命，也不是一架机器，而是有思想、有情感、有尊严的人。患者带着受伤的身心来到医院。他们受到的疾苦，不是单纯的技术事件，而是精神事件，前者只关注躯体、知识、技术、金钱，后者涉及情感、意志、心理的颠簸，社会境遇的坎坷、灵魂的开阖。患者不是"38 床"或"42 号"，而是苦难中煎熬、挣扎的人。医生不能"看病不看人，治病不治人"，不能只相信机器，而应关注患者的感受、体验，聆听患者的故事。现代医疗正在逐渐工业化，市场化。医院如同诊疗的流水线，患者如同传送带上的物件，医生如同操作工人，这样患者的情感、意志、灵魂被忽视了，生存态度、生活方式的关注变得无意义。其本质上是"人的非人化"，消费主义（单凭支付能力 / 消费能力获取医疗资源）干扰了医改的公平性（优先服务富人），助长过度医疗、奢侈医疗、炫耀医疗，助长无效医疗、无谓抢救、穷生富死。

4.1　全面理解患者的真实诉求

患者来医院不只是求医问药，还有更加丰富的诉求，医生需要全方位应对。据张中南教授的研究，医生须应对的患者诉求有四个方面。一是快点治好病（转化恢复速度不一）：医生应向患者解释病程发生发展的规律，解释"病来如山倒，病去如抽丝"的道理。二是千万别出事（尽量杜绝医疗差错）：医生应区分无计可施，有技难施，有技误施，减少差错。万一出事怎么办？有预告，有预警，有预案。三是少花冤枉钱（无过度医疗）：价格与诊疗决策公开、坦诚，落实知情同意。倡导必要的开支不能少，该花的钱不能省，"好钢用在刀刃上"。四是把"我（患者）"当人待（渴望人性化表达的沟通与服务）：培育共情，推行人文护理。医生与患者沟通时应真诚地聆听患者的诉求，走进患者心里，获得患者尊重和理解。

哈佛大学医学院卢森伯格教授在《来自陌生人的照顾》一书中指出，医学是"来自陌生人的照顾"，医患沟通是与陌生人之间的沟通，沟通起点低。凭着小小一张挂号单，医生成为患者个人生活的"闯入者"。为了达到医疗和保健的目的，患者要将个人的秘密告诉医生，让医生观看、触摸私密的部位，甚至冒着巨大的风险去接受药物与手术的干预，而他们对医生的医德和医技却知之甚少。人在健康时，生活在适意、恬静的家庭氛围中，尽情地享受着亲人的眷顾与温情；而一旦病魔缠身，躯体与心理遭受伤害时，却要暂别亲情的环绕，进入"陌生"的环境，去向"陌生人"倾诉，并接受"陌生人"的救助与照顾。哥伦比亚大学大卫·罗斯曼教授也认为，我们将生命交给了床边的陌生人，医患关系是陌生人之间的临时交集。莱斯大学恩格尔哈特教授将医患定义为"利益共同体，道德异乡人"，存在着道德、情感、价值断裂与夹生饭效应。现代临床决策中，代理决策机制赋予医生更多自由裁量权，虽然患者可以选择医院、医生，但一旦进入诊疗程序，医生有权单方面决定服务科目、频次，掌控服务流程，解读缘由与结果，评判预后，患者只能被动接纳。因此，医患沟通的升级是建构一种共情式沟通的新模式。共情式沟通是一种界面柔和的沟通，也是充分沟通，做到四"有"：有细节，有内容，有共情，有关切。柔性的底牌是：如何应对语言攻击？如何让对方熄火，让自我心安？如何优雅得体，不伤感情地争论？如何把柔性沟通作为一种素质和一种生活方式？在今天这个躁动的世界里，医患之间尤其需要柔性沟通。在苦难、生死面前，任何一丝一毫的言语刺激对患者都是雪上加霜，如同在伤口上撒盐，造成二度伤害，而点滴的暖语，善意的问候，坚定的激励都是苦难深渊与死亡隧道里希望的烛光。职业冷漠、傲慢、贪欲是柔性沟通的最大敌人。而共情、悲悯、敬畏需要医生进行特别的训练与强化。

在这个世界上，每个人都会经历各种程度的伤痛，如果有人伸出援手，系统地提供支持、陪伴、鼓励，会比仅靠自己的力量更容易走出阴影，穿越痛苦，去迎接新的生命旅程。患者渴望被他人关注，获得情感上的关怀，技术上的干预。由于社会身份、社会地位、家庭关系、社会交往境遇各异，患者在病中获得的情感支持也不一样。一般认为，患者首先会得到亲友的同情与支撑，其次会得到专业人员的共情与关怀。在这里，共情（Empathy，入情）与同情（Sympathy）是有差别的。同情是自发地、无言地、默默地分担他人的痛苦，侧重于陪伴、抚慰的行为，不太着眼于认知过程，而共情是模拟他人苦难境遇的认知过程，通过设身处地、换位思考、感同身受地体验获得。如果说同情是结果的表达，则共情是情感、意志介入过程的涟漪。因此，同情是亲友之间的本能关切，而共情则是职业关怀中的情感抵达与适度距离之间的拿捏。因为患者的第一诉求是专业的医疗救助，而非单纯的情感共鸣。好的医疗救助包含了心理、情感、意志的支持与理解。但专业救助也有盲点，需要激发患方的自愈力。只有共情才能获得情感共轭的境遇，导入躯体、心理、社会及心灵方面的干预，获得良好的疗效。因此，在诊疗过程中，共情是技术的增效剂，而非技术的替代品。

共情有两种类型，一是认知共情，二是情感共鸣。"认知共情"就是全面、细致地解读他人的情感，继而进入他人的情感世界，与之共感、共鸣。情感本身无法精确量化，是难以解读的，只能听其言，观其行（微动作），情感的解读在很多情况下是无意识的，有意识解读的情形十分有限。譬如患者主诉"疼痛"，就要与患者征询具体位置、程度、时间规律、疼痛的模拟感受（针扎、刀割、火烧、钝击等）、可耐受性、游走与辐射路线（向某一器官辐射）、加重规律（晚上疼得厉害，白天还好）、对日常生活的影响（活动受限，无法入睡，无法工作）、情绪波动情况（愤怒、沮丧、精神崩溃、想撞墙、想自杀）、就医迫切性（"快！我受不了啦，马上给予止痛剂"）等。根据身心交互原则，躯体痛苦必然导致情感波动，可供辨析，分别是：①紧张与放松，演绎为身体僵硬与柔软，敏感与麻木，宣泄与倾听；②积极与消极，演绎为喜悦（满足）与悲伤（不满），反感与亲近，排斥与接纳，控权与赋权，敌意与友善，冰霜与抚慰，冷漠与冷静，淡漠与淡定，失望与希望，压抑与兴奋，沮丧与自信，忧郁与释放，褊狭与宽容；③外显与内敛，演绎为分享与独处，倾诉与缄默。有时还呈现出矛盾的交叠现象，如：积极 + 紧张 + 外露，积极 + 紧张 + 内敛，积极 + 放松 + 外露，积极 + 紧张 + 内敛，消极 + 紧张 + 外露，消极 + 紧张 + 内敛，消极 + 放松 + 外露，消极 + 放松 + 内敛等。

4.2　医学人文的沟通观念与境界

要抵达人文沟通的境界，必须完成从"科心医言（眼）"到"文心医言（眼）"的转换，才能实现"共情 - 沟通 - 关怀"的一体化。沟通绝不是孤立的会话技能，其背后是临床思维的结构性转换。什么是科心医言（眼）？就是医护人员严格依据诊疗指南找证据（循证），做判断，定方案。而文心医言（眼）则要求医护人员立足于中国人的疾苦观、生死观、医疗观来表达（叙事呈现）、分析，应对中国患者的躯体痛苦、心理折磨与灵魂颤抖。科心医言（眼）的问题集中于发病为何时，何处，何地，何故（因），医家何为（手术，放疗，化疗），"倒金字塔"思维（排列出最重要，次重要，不重要等）。而文心医言（眼）的问题集中于何思何念，何虑何忧，何冤何怨，何牵何挂，何谋何断。

这背后折射出临床病理学思维的两面：技术面相和人文面相。根据学科发展细分为病理解剖学、病理生理学，病理认知视野从器官（莫尔干尼）到细胞（魏尔啸）、亚细胞、分子、基因。但是它们都是被观察的、对象化的、客观化的病理学。作为对应与参照，一定有被体验的、主体化、主观化以及主体间性的病理学，这就是人文病理学。人文病理学囊括了病理心理学，心理学也是主观的、主体的；但随着实验心理学的兴起，心理学却在逐步转向对象化、客观化、指标化、量表化。因此，真正坚守主观化、主体化、体验性的病理学视野的只有人文（灵性）病理学。

　　以癌症为例，人文病理学的关注点包括：疾苦折磨、煎熬的体验，叙事与宣泄，希望与觉悟，绝望与豁达；求生欲望，恋生恶死与自我放弃，悲观厌世，濒死恐惧与彷徨，死后的归途，未了的心愿；敬畏与悲悯，恩宠与勇气的导入；长期照顾期心志的安宁，临终时节的安详，灵魂的安顿，失能（失智）之身的舒适、体面、尊严；亲情、友情的冷暖、疏离与断裂、被抛弃、被冷漠的恐惧，陪伴的渴望，被见证的希冀，病患期的家庭矛盾与和解；财务短拙与破产的担忧与恐惧，连累家人与家庭的自我罪感，厌世、自杀意识的萌生（伤医与自伤）。

　　医患话题谱系由此跳出单一的技术语境，超越技术主义与消费主义，技术与消费决策上尽可能多地推行共同决策模式。中国式共同决策是患者 - 家属 - 医生协商，避免单边主义的医方家长制决策，处理好家属意见不统一情境下的代理决策。医患之间要讨论"不甘心"话题，讨论厄运降临转化为爱的降临，失败人生的反抗与幸运人生的发现。医生要帮助患者直面"节节衰退"、每况愈下，正确面对"苦熬 - 死撑 - 硬抗"的胶着阶段，重新审视"卒子过河"的单行道思维。

　　委婉语是一种生命的隐喻。在家属挑衅性语言的疏导和过激情绪的掌控与化解中，导入信仰、宗教、政治、文化与尊严向度的灵性抚慰最后时节的亲情、友情动员，导入陪伴与见证程序，实施道别、道谢、道情、道歉、道爱（回光返照）的捕捉与进入，给亲人留下爱的遗产，或是一封信，一张明信片，一个嘱托，一个念想，一个心愿等，化解心结，拆解篱笆，避免遗产纠纷。可以预演道别，即活人办丧事；不应该回避财务短拙 - 应急方案，财务计划与治疗决策的同步性，透明与主动征询、交流，帮助家属做成本 - 效益分析，给予善意的提示。讨论如何开启尸检与遗体、器官捐献话题，以进为退，培育社会正能量，激发个体正能量，利他意识与协商精神的相互映照。传统文化与中医的抚慰语汇也可以纳入沟通语汇，如奈何桥，孟婆汤，生死簿，瑶池圣境，化蝶遇仙，冲喜，厥汗与阴阳绝，得神者生，失神者死。

　　沟通从来就不是一个孤立的节目，美国著名医院梅奥诊所将患者的顺应性（满意度）与医院、医生的品质联系起来，首先是优雅的环境与人性的光辉，环境气场与人格气场的烘托，其次才是良好的沟通与精湛的技术。他们将沟通的实务分解为"五个有戏"。一是眼中有戏：眉间有神圣，眼神里有悲悯，目光里有关爱、有迎送，不是视而不见。二是耳中有戏：宁静、专注地倾听，不是充耳不闻或不耐烦地听。三是手上有戏：尊重的手势，接纳的手势，抚慰的动作。四是嘴上有戏：微笑的表情，同情的语气，关切的提问，开放的问题，客观的分析，安慰性的解读，艺术性的告诫，预警，话题与局面的把控力。五是身体有戏：前倾，俯探，点头，交流，权威性与亲和力的统一。

临床境遇中，诊疗有四大模型，其沟通基调完全不一样。一是战争模型（单因、确切、有备型）：你死我活，绝地反击，背水一战……沟通以激励为基调。二是妥协模型（多因、复杂、混沌、无备型）：暂避锋芒，保存实力，渡过危险（期）区。沟通以接纳现实为基调。三是替代模型（单一器官衰竭，或多器官衰竭早期）：可以保存器官残存功能，渡过危险（期）区，但风险难测，代价不菲，可能出现难以预料的人财两空。沟通以风险代价解读为基调。四是顺应模型（多器官衰竭晚期）：当医学干预回天无力及生命质量和尊严严重低下时，放弃救助，甚至协助死亡，尊重生命的自然归程。沟通以生死豁达为基调。

4.3　现代医学的盲点与窘境

现代医学无论如何发展，五大特征百年未变。一是医学的不确定性：无法做出确定性的预测与承诺；二是生命的多样性：每一个生命都是独一无二的；三是疾病转归的复杂性：向愈，迁延，恶化的概率兼有；四是医患之间存在主体 - 客观性：不是纯粹的客观性，也不是纯粹的主体性，而是客观性、主体性参半；五是医疗行为存在词不达意的困境：医护人员大多敏于行，讷于言，深深感到临床语言永恒短拙，无法充分表达生命的意向与意象。由这现代医学"五大特征"派生出临床境遇的四个"难以预料"：①疾病发展的多变性难以预料，可能生机无限，也可能危机重重；②治疗效果的双向性难以预料，既可能向愈，也可能迁延，恶化；③患者感受的差异性难以预料，有人麻木，有人敏感；④诊疗经验的局限性难以预料，此一时，彼一时，前一位患者显效，下一位患者却无效。因此，医疗干预难以驾驭危局、掌控困境，有时是无计可施（不可救药），有时是有技难施，有时则是有技误施，一切皆有可能。面对危局，速生（胜）不能，速死（败）不甘，只能行缓兵之计，相持周旋，"以时间换空间，积小胜为大胜"。患者气如游丝，细而不断，如同多米诺骨牌，倾而不倒，与"死神"掰手腕（拔河），处于胶着状态。以手术为例，世界上没有完全相同的手术。有经过充分商量的择期手术，有突如其来的急诊手术，有平常、简单的皮肤引流术，有风险重重的心脑直视手术，还有神奇的机器人手术；有痛并快乐的剖宫产手术，有让患者重现光明的眼科手术，有重建运动功能、提高生活品质的骨科手术，还有无奈的（如挤压综合征）截肢手术；有令人沮丧、忧伤、忐忑、彷徨的肿瘤手术，有肿瘤晚期保守的姑息手术，有肿瘤早期扩大化的切除术，有患者"生死两茫茫"的危重、急救手术，还有结局"冰火两重天"的器官移植手术。手术结局有 N 种可能性，最好的结果是手术成功，患者恢复正常，心理、社会关系舒缓，重返社会，柳暗花明；次之是手术成功，恢复期较长，心理、社会关系较复杂；三是手术发生波折，出现并发症与后遗症，失能生存，完全康复无望，心理、社会问题迭出。患者家属最不愿意接纳的是手术过程中或术后 4 小时内患者发生死亡，人财两空。手术室内外危机四伏，除了技术危机，如失血与输血危机、麻醉意外、设备危机等，还有人文危机，如手术室幻觉、医患纠纷与冲突、手术失败后患者绝望（自残与自杀），患者发生与手术相伴的剧烈心理颠簸与心理休克等。沟通要面对的局面异常复杂，如面对患者的围术期焦虑、躁动症，误会与怨愤即时疏解，不积累成仇。此时导入围术期关怀与陪伴非常必要，包括术前告知与同意，术中身心抚慰，术后身心调适指导。再如面对患者的围术期苦难与生死辅导、风险接纳、生死一线、生死一别、苦别离，面对家属的手术室等候综合征、隔绝、牵挂、估摸、发酵时，如何进行分级、分类，实时、直视、温情地告知与沟通。面对家属的坏消息告知，哀伤关怀时，如何应对人财两空，手术不可逆转，生命不可逆转。

在百姓心中，手术室是安全的，患者送进手术室，就有救了。其实，安全只是相对的。"安全"一词可以分别理解为，"安"是相安无事，万无一失；"全"是全面照顾，无缝，无瑕疵，全人（身心社灵）医学服务。患者（主观感受）安全与医疗（客观规范）安全常常是分离的。患者追求的是理想（乌托邦式）的医疗安全，零院内感染，零差错，零风险，一路顺利，最终走向痊愈，走向康复。患者无法接纳病情恶化、死亡、残疾、身体缺陷，他们通常将其视为医生、医院的失误。其实，患者不了解的是疗效不理想，病情恶化与死亡的原因很复杂，虽然这一方面归咎于不当干预甚至是错误干预导致的有技误施，但更多的是无计可施（病情凶险，不可抗力），有技难施（病情复杂，相互肘掣）。后者不是安全话题，而是宿命，是命数。因此，手术室安全不仅包括将疾苦的控制程度最大化、流程最优化、干预无害化、最大限度地降低院内感染、杜绝医疗差错（伤害）、预防医疗责任事故，还包括通过有效沟通与宣教，促进患者与家属理解医学、医生、医院，让患者逐渐接纳痛苦，豁达生死，维护医患和谐，杜绝暴力冲突。

4.4 叙事医学与沟通创新

新兴的叙事医学开启了医患沟通的新模式。叙事医学把医患共情作为沟通的前提，认定没有共情的沟通是失败的沟通，没有关怀的沟通是不完整的沟通。这在理论上提升了临床沟通的思维境界。美国哥伦比亚大学消化科医生丽塔·卡蓉于 2001 年 1 月在《内科学年报》上发表《叙事医学：形式、功能和伦理》一文，首次提出"叙事医学"（narrative medicine）的概念。该文带有明显的感性与体验色彩，介绍了她运用叙事写作的方式理解患者，与患者一同找寻最佳治疗方案的经历，并述说了临床叙事写作的分类与功能。2001 年 10 月，卡蓉在《美国医学杂志》（JAMA）上发表《叙事医学：共情、反思、职业和信任的模型》一文，对"叙事医学"做出了初步定义：叙事医学在于建构临床医生的"叙事能力"（具备叙事能力的医生开展的诊疗活动即符合"叙事医学"的范式），它是一种"吸收、解释、回应故事和其他人类困境的能力"，这种能力"有助于临床医生在医疗活动中提升对患者的共情能力、职业精神、亲和力和自我行为的反思。"核心是"共情"与"反思"。卡蓉的"叙事医学"新思维，源自其临床素材与思维的两分。她将患者与医生各分为两组，第一组是客观的（logical-scientific knowledge）、被观察的生理、病理指征，是对疾病生物学（遗传、病理）证据的收集、分析与干预。第二组则是主观的、被叙述的（narrative knowledge）人格、人性故事，隐藏在患者的疾痛故事中，疾病所赋予的社会、心理角色，所象征的意义，所带来的情感变化与所隐含的观念、信仰，这些故事与情节应该由医师与患者共同书写、解读。她发现第二组医患沟通更充分，更深入，医患交往更和谐。

"叙事医学"理论认为：疾病不只是一个生物学事件，还是一个精神事件，患者来医院，不仅拖着一具伤痛的躯体，还穿着一个受伤的灵魂。因此，无言的查体如果缺乏疾苦叙事，患者自己都不能理解疾苦事件的意义。因此，"叙事医学"概念的提出推动临床医学转型，医患双方均应掌握叙事方法，疾苦的承担者（患者）要成为讲述者；疾病的诊疗者、干预者（医生）也要成为倾听者、共情者、分担者，不仅关注疾病的生物学指标、疗效的获得，还要关注患者身心社灵的颠簸和颤抖，关注患者疾苦的历程和情节的变化。这是一个全新的临床范式与诊疗框架。

叙事医学开启生物病理学（病理解剖、病理生理）关注范围之外的人文病理学，包括：①别样的身体叙事，如从生物学身体（身心）到生命的身体（身心灵），从感性的身体到理性的身体，从动物、机器、技术的身体（真相大白、肆意干预）到生灵、社会（灰箱、难以干预），从世俗（官能）的肉身到神圣（意志）的生命，从欲望的身体到意志的身体；②别样的病理叙事：譬如用锉刀在挫神经，心灵煎熬、心灵创伤，痛苦背后的痛苦；③别样的治疗叙事：除手术、药物外，还有排遣、解脱、疏导、陪伴、见证、抚慰与安顿。

马文·明斯基在《情感机器》一书中描述外星人不懂人类的感受，他们有这样一段对话：

外星人："我不理解，人类为何总是抱怨疼痛？"

人类："疼痛让我难受。"

外星人："什么是难受？"

人类："难受就是让我不舒服的感受。"

外星人："那不舒服又是什么感觉？"

人类：……（无语）

遗憾的是生活中，存在一些技术至上的医生已经跟这位外星人相差无几了——丝毫不懂患者的疼痛。

"叙事医学"究竟想干什么？它要弥合医疗、健康、卫生中的裂痕与分歧，如神圣与物化，信仰与世俗，技术与人性，躯体与心灵，客观与主观，观察与体验，救助与见证，治疗与照顾，孤独与陪伴，同情与共情到安全与安宁，安详与安顿。医生不仅应重视数据挖掘、信息挖掘，还应重视情感挖掘、灵性挖掘，通过阅读、批评、写作等方式，做到共情、反思（纠错），最终达成医患互信，从而推动医学思维从一元（躯体）到多元（全人），临床医学从事实描述、证据采集到疾病意义的诠释、建构，现代医学从追求科学（证据）、崇尚技术到彰显人文、表达人性，临床医生从价值中立到参与、对话，体验、移情。

丽塔·卡蓉发现患者只有在说故事时才能证实具象的痛苦。原生态的未经加工（归纳）的疾苦叙述才能帮助医生真正了解疾病本身（丰富性）。她在临床实践中倡导平行病历的书写，本质上是一次医学人文的心灵书写，导出疾病与疾苦的平行评估，技术与人文的平行决策超越标准病历的非人性化，进入患者疾苦的心灵世界，塑造"入情入理""合情合理"的完整的诊疗关怀。技术决策与人文决策在价值向度上存在着深深的差异。技术向度的考评一定是高比低好、药物新比旧好、贵比廉好，但人文向度关注患者获益最大、风险最小、代价最小。医生在平行（苦难）病历中撰写的故事不仅包括了患者的躯体诊断，而且（更深入地）包括了被此症状所困扰的患者，他们治疗后身心灵平复的效果。叙事医学模式的训练不仅可以帮助医生理解痛苦，建立同情心，还可使心胸、视野更开阔，具有批判性思维与沟通人格。表达能力强的医师，有助于缓解医师职业生涯的孤独感与焦虑感。"叙事医学"理论认为"只有听得懂他人的疾苦故事，才能开始思考如何解除他人的苦痛"。痛苦的背后包括很多方面，如病史（从疾病发生史到个人史、家族史、社会生活史、精神发育史），症状、病因的病理解读与文化（人文病理）解读，治疗效果、疾病转归与预后的医学判断与世俗判断，心理阴影，宿命认同，患者及家属对医院、医生、医学的合理期许与友善接纳，生命的功能到生活的品质：失常、失能、失智到失重、失速，失意，失落，以及疾苦观、生死观、医疗观的流露。通过临床叙事提升沟通的境界不是权宜之计，而是临床医学的新趋势，新平衡，新天地，目的是建构以生命关怀为基础的谈话医疗。

"叙事医学"理论认为，医学不只是简单的躯体救助，还包含着对患者进行心理拯救与灵魂救赎。从这个角度看待医患关系，医患之间不仅是利益共同体，博弈医疗获益的多与少、时间与金钱（花钱买命）、风险与代价（钱到病除），还是情感共同体（通过恻隐，悲悯，惺惺相惜，同病相怜等情感达成共情），更是道德（伦理）共同体（洞悉生命的真谛，向死而生，转身去爱），最终是价值（命运）共同体（在疾苦煎熬与抗争中获得一份生命的豁达，明白苦难不可移，生死不可却，生命不止有长度，还有宽度、温度、厚度、澄澈度）。这样的医患沟通才会冷静而不冷漠，淡定而不淡漠，恻隐而不麻木。具体的措施是医生应经营好"初诊 3 分钟"，给患者一张真诚的笑脸、一个关切的欠身、一道关爱的眼神、一个温暖的手势或一缕悲悯、慈爱的语气，并提出三句有内容的问题。

叙事医学特别强调沟通中的共情，认为共情水准的高低是沟通成败的前提，只有在医患之间预先导入共情，才会有良好的沟通。"共情 - 沟通"与我们以往所倡导的"真情 - 沟通"有一定的差别。"真情 - 沟通"强调的是医患双方必须诉真情、动真情，情真意浓，杜绝虚情假意，是一种建立在理想的道德共同体土壤之上的相对纯粹的人际交往境界。但现实境遇中，道德共同体很难顷刻建立，且在无知之幕之下。医患双方医护知识、理解力不对等，情感的真假难以甄别，口蜜腹剑的沟通方式常常不被患者接纳，甚至患者更喜欢"刀子嘴豆腐心"的医护人员。因此，情感的真假命题似乎并不能改善当下的沟通困局，原因是理想的（如同亲人、朋友式的友善和信任）道德共同体并不具备，医患关于属于在陌生人之间快速缔结的亲密服务关系，无法抵达纯粹的道德境界。而"共情 - 沟通"所需的是，首先不计较双方的道德立场，只强调医护应该换位思考，通过联想自我或亲人罹患疾病的经历理解患方苦难的境遇，与患者缔结情感共同体，来获得某种感同身受的体验，即通过入情、移情来获取一份同理心；然后医护人员营造出良好的沟通情境，通过调整、控制、语气、语态、语感吐露出温暖的语言。某种意义上讲，只有先共情，才能诉真情，情感共同体的缔结应先于道德共同体。

"共情"（Empathy）一词是爱德华（Edward Titchener）于 1919 年创造的。它的原意是"一个客体情感化、人性化的过程，感觉自我进入另一个主体的内部，产生共感、体验的历程"。心理学认为，共情本质上是对人类孤独（躯体、精神、价值）境遇的反抗；社会学认为，共情是人的社会性的张扬，追求人际交往的丰富性，相遇、相投、相依，相助，达到共生。共情，即情感（可以递延到道德、价值、命运）共同体的缔结，互相进入（切入、潜入、邀入、闯入）对方的情感世界（堡垒），获得共同的情感体验，与之共鸣，产生共同的牵挂，共同的 G 点，获得颠簸与弛张，愉悦与沮丧，快乐与愁苦的共同体验、情感应对，分享与分担，坚守与突围。中国文化中，共情被演绎成通情、入情，医患间只有通情（共情），才能达理，唯有入情（共情），才能入理。临床医学的最高境界是情 - 理交融。

如果医患之间缺乏共情能力会怎么样？一是患者失望，丧失合作意愿与机会：患者认为自己不被理解、关心，因而感到失望，减少或停止自我表达，消极或终止与医生的合作；二是影响医生对患者的反应与决策：缺乏共情能力，医生就不能真正了解患者的问题与需要，做出的反应与决定也缺乏针对性；三是患者自觉受到伤害：医师没有进入患者的生命境遇，而是立足于自己的生命感受，因而很难真正理解患者的困境，时常表现出不耐烦，由此招来患者的反感；四是影响患者自我探索：自我探索是患者成长、进步的必要步骤，如果医生缺乏共情能力，往往忽视患者的自我探索，影响患者自我意识的确立与自我潜能的发挥。

4.5 正能量是不竭的生命动力

某 70 岁老翁，晚期肺癌，脑转移，求医时向医生询问预后，医生的回答非常直白，近乎唐突，让患者彻夜不眠。

患者："大夫，我的瘤子转移到大脑了，还有治吗？"

医生："脑转移怎么能治好！实话实说，没有办法治好。以往的病例没有一个治好的。"

另一位医生则有意避开敏感话题，但依然凸显病况的严峻：

患者："大夫，我患这个病还能活多久？"

医生："这重要吗？你有什么未了的心愿，能告诉我吗？我一定想办法帮你去实现。"通过岔开话题，医患之间有了新的意向。

患者终日抱怨失败的婚姻和不忠的配偶，医生一番话将患者的关注点转到正面意念上来。

医生："你愿意你死后，孩子生活在仇恨父亲的日子里吗？你愿意将这一世的恩恩怨怨带到下一辈子吗？要是我，宁愿走出这个阴影。"

某患者对病情失望，准备放弃治疗，医生一番话重新振奋起患者的正能量。"我们正在全力与'肿瘤君'拔河，你可不能站在他那一边拔哟！只要我们合力去拔河，说不定有取胜的可能。"

医生的沟通语言不同，往往表达不同的告知，让患者产生不同的心理反应。

医生甲与患者的对话：

医生甲："对不起，这个病的各种治疗办法都试过了，没法治了。"

患者："没法治，一点办法都没有了吗？为什么？"

医生甲："已经是晚期了，能用的治疗方法都用过了，都不能显效。"

患者："求你了，再想想办法吧，你这么大牌的专家，总会有办法的。"

医生甲："我也很想帮你，但是医学也不是万能的。既然没法做病因治疗，症状学治疗还是不会中断的，比如止痛，改善营养与睡眠，让你在这一段过得舒坦一些，你就好好利用最后的时光，实现自己未完成的心愿吧。"

患者："还有多少时间？"

医生甲："说不准，至少还有 3 个月吧。"

患者："哎，3 个月，这么短暂，我还能干什么呀（沮丧）？"

医生乙与患者的对话：

医生乙："对不起，这个病的确不好治。"

患者："什么意思？"

医生乙：（画图）"病灶的部位很深（很特别），而且已经扩散到全身某个部位，就是古人说的'病入膏肓'，所以不好治。我有一位亲戚也是这种病，这个类型，最后还是走了。"

患者："恳求你了，再想想办法吧，天无绝人之路，总会有一些办法的。"

医生乙："我们一定会尽力的，目前这种情况下，可以用的办法有……但都是舒缓（姑息）治疗。"

患者："我还有多少时间。"

医生乙："重要吗？"

患者："我想抓紧时间做一点想干而没干完的事。"

医生乙："我们会尽力帮助你，这段时间还是要多与家人交流。"

4.6　个性化共情沟通入心

如前所述，一千个患者就有一千种感冒。中医根据季节、体质，将感冒患者细分为风寒、风热、风痰、风燥、风暑、寒热夹杂等若干亚型，分别施治，而不是"白天吃白片，晚上吃黑片 [美息伪麻片（白加黑）]""大人吃两片，小孩吃一片"那么简单。针对肿瘤等恶疾患者，个性化、语境化的沟通尤其重要。不同肿瘤患者也有不同的心态，譬如：

4.6.1　绝症崩溃型

患者："我受够了，受不了啦……哇……（大哭）"

医生："这个病熬过来真不容易，现在需要我做些什么？让你舒服一点。"

患者："我好害怕（以泪洗面）……"

医生（递纸巾，肢体抚慰）："我在你身边，告诉我，害怕什么？"

患者："我孩子还小 / 我还很年轻 / 我还有好多心愿没有达成……我不想死！"

医生进行死亡辅导。

4.6.2　委婉 - 直面型

医生："想了解最新的病情进展吗？"

患者："想。"

医生："比预期的更严重。"

患者："有多严重？"

医生："严重到需要组织科室间会诊才能决定下一步的诊疗。"

患者："那就会诊吧。"

医生："下一步的诊疗还需要家属来一起协商，共同决策。家属在吗？"

患者："跟我说吧，我一人生活（离婚了，孩子还小），我扛得住！"

医生："抱歉，我不该这么说。眼下的病情倒也没有那么严峻，不过我们要对各种情况做一个预案，包括治疗、费用，还有往生。"

患者："说吧，我有思想准备……"

4.6.3　缺乏自信型 / 祈求承诺型

患者："医生，你能保证我今后不再复发吗？"

医生："我不能保证，但可以参照既往的经验，用最好的治疗方案将复发率降到最低。"

患者："最低是多少？"

医生："大约 20% 吧。"

患者："那就是说五个人当中还有一个人会复发啰？"

医生："或许你是那四个幸运者中的一个呢。"

患者："我也有可能是那一个不幸运的人呀。"

医生："别预先把自己往坏处推，多往好处想。"

患者："目前的稳定期就很好，我不接受复发的变数。"

医生："我也不喜欢变数，只是变数是无法消除的，要坦然接纳，何况大部分变数朝着好的方向走呀。"

4.6.4　共情中的语言艺术

由人文病理开启的沟通革新就是在医患告知中的"打 - 捞"策略（先强调困境、危机，再分析有利的条件，可能的制胜因素），沟通中的"双簧"策略（一人强调负面趋势，一人强调正面可能），以及悲观（悲情）中的乐观与幽默。

在杭州市肿瘤医院，有一位医生这样对肿瘤患者说："有一种癌症叫'幸福癌'。"患者很纳闷，这个世界上只有倒霉的癌症，哪有"幸福癌"？医生告诉他："在癌症诊断中，除了良性肿瘤之外，还有一种恶变程度低，进展速度慢，基本不扩散（转移），且对抗癌治疗敏感，预后较好，生存期长的癌症类型（如部分前列腺癌、甲状腺癌、及早期发现的乳腺癌、宫颈癌等），这类患者在癌症人群中属于幸运儿。"患者经晴天霹雳般的癌症诊断闪击后，心情慢慢归于平静，患者和家人都喜欢用"幸福癌"来形容这份不幸中的大幸，医生甚至还幽默地说："恭喜，你虽然查出的是癌症，却是'幸福癌'。"

乳腺癌患者群里有一个"少奶奶"的称呼。"少奶奶"在这里特指乳腺癌手术后少了一侧乳房的女人。病友们聚在一起，以"少奶奶"的名义自我嘲笑，也自我解放。"少奶奶"是一个尊称，指养尊处优，非常善待自己的女人。得病之后很多人觉得低人一等，因为好像少了一部分女人的标志，大家会觉得很沮丧。但是，大家用"少奶奶"这个名称让自己找回尊严，善待自己，有双关语的含义。

总之，医疗仅有技术是不够的，医院、诊所不只是一个完成打针、吃药、手术项目的技术工场，一个修理生命的流水线。医院还是灵性之地，有着特定的空间意识和场所（专业、服务）精神。在患者心中，医院是对家庭的告别，这里有更多的安全保障，有专业救护者，有救助设备，有灵丹妙药，还有更强烈的灵性抚慰。这一情感源自古希腊的"守护神"意识，疾苦只有守护神的陪伴才会减轻，死神也会退却。医疗技术具有两面性，一面是手段、工具，产生物化、效用的认知，另一面是人类行为，具有感受性的体验和灵性的张望。

共情不仅是沟通的前提，还是医患价值共同体的基石。医生有了共情，才能帮助患者实现苦难峡谷的穿越与超越（观念更新），摆脱生死的恐惧、接纳与豁达（观念更新），达成宿命的顺应与适度的抗争（求生欲望的克制），告别无效的治疗与无谓的代价，拒绝穷生富死（选择与尊严），以及生命末期高品质的陪伴与见证（神圣与慈悲），执意缔造爱的精神遗产（物质遗产与精神遗产），给予形神兼备的关切、心灵抚慰 - 灵魂安顿（境界与技巧）。有品质的陪伴与沟通是一门艺术、一种魔法，让精神的生命无限地升华与超越。因为好医生、好家人不只是能够彻底击退疾病和死亡的人，更是能够帮助患者面对疾病与死亡威胁却仍然充满恩宠与勇气的人。绝症患者最绝望的事不是疾病、病痛本身，而是极为强烈的被抛弃感，让他们感到无比痛苦。陪伴给患者和陪伴者本人都带去了魔法般的礼物：让患者与死亡和解，也让陪伴者发现生命的意义。

对于生命终末期患者，医患双方都要树立生命品质与尊严比治疗更宝贵的信念。此时医护人员不是首先考虑治疗疾病，而是首先考虑患者的舒适、安宁和尊严，关心患者的生活质量，减轻他们因终末期病症所引起的痛苦和不适，帮助临终患者及其家属在临终阶段增加人世亲情、化解宿怨、互相道别、生死两相安，满足临终患者在生命最后一段日子中的合理需要，在患者离世后为其家属提供慰藉。此时，患者与家属的问题跳出了技术节点，上升到生死哲学层面，医护人员要学会应对。

（1）生命的本质是什么？人的必死性可以被技术颠覆吗？

（2）长生不老／长生不死会带来更多的尊严吗？

（3）医学的无奈就是医学的无能吗？

（4）活得有尊严好理解，为什么死也需要有尊严？

（5）尊严的死与天堂、来世、轮回等观念有关吗？

医患共情是需要医院的场所精神来烘托的，因为医患之间存在三重信任：职业道德信任、人格信任与技术信任。正所谓得意可以妄言，乐而自然忘忧。场所精神预先导入道德与人格信任，为技术信任奠定了基础，为快速沟通预留了空间。患者能认同医者的紧张、忙碌、辛劳，接纳医者的快速处置，甚至原谅忙碌中的小差错、小失误，克服快速沟通中的冷漠、傲慢、贪婪、抱怨。

医患共情还是共同决策的基石，只有共情，医生才能获得更多的疾病征象、体验，才能进入患者的情感世界（堡垒），设身处地地理解患者。医患共情的结果必然是医患之间由利益共同体迈向情感-道德-价值共同体，随之而来的是信任、共识增加，分歧减少，这样共同协商与决策的格局更容易形成。共同决策就是医患之间信息共享、情感相通、立场与共、利益诉求一致。深层次的交集是价值观的一致（疾苦观、生死观、医疗观的齐同与相近）。

4.7　关怀是医疗活动的起点与归宿

可以说，没有关怀，就没有医疗服务。"关"是关注、关切、关心，"怀"是怀春、怀胎、怀抱、怀才、怀旧、壮怀千古与天下、感怀、遣（悲）怀。当下医患关系的境遇很尴尬，医生既有关怀不足（冷漠）也有过度关怀（溺爱）。我们提倡适度关怀，关怀与患者心智成长并行。关怀不只是人文关怀，也包含技术关怀、经济（财富）关怀。如果说关怀是一种技术，首先是一种身体技术，包括微笑、抚摸、语言抚慰，还是一种心灵抚慰能力，通过构建慈爱、悲悯、敬畏、感恩的场所精神，开拓社工及志愿者通道，增加手术患者的身心灵支撑点。关怀还包括通过"围术期陪伴""叙事医学""灵性照顾"等医学人文活动增加医患沟通的界面，增进医患间的道德、人格信任，及时疏导、解答患者及家属的各种困惑与问题，化解患者及家属术前 - 术中 - 术后的疑虑与焦虑，帮助患者及家属认识并接纳手术风险及代价。对于高危手术及手术意外发生致残、致死情形，应导入规范、人性的坏消息告知及哀伤、抚慰关怀。我们也要警惕一种关怀，叫反关怀，是关怀者的施舍与怜悯隐含着居高临下的轻蔑，伤害了患者的尊严；是麻醉，减损了患者直面疾苦与死亡的勇气与挫折成长的空间；如面具（表演）一样，背后没有真情实感；或如钓具一样，背后潜藏着利益交换的诉求。

手术室沟通的流程起于手术信息（含有获益与风险代价的两面性），导入风险、代价认知，预告躯体苦难，照顾患者的情绪，寻求家庭与社会支撑。术前告知患者选择手术的理由，所接受的手术种类、性质、风险（并发症，失能、死亡概率）。术前医生应了解患者个体对疼痛的耐受性，如实告知患者术中与术后的疼痛程度与止痛干预方法；充分评估患者的情绪波动、焦虑程度、发生原因，并给予有效的心理干预；针对患者术后可能出现的睡眠倒错、意识障碍、肢体幻觉等情形进行预防性告知及心理疏导；对家属的心理社会压力承受能力进行评估与疏导。手术室是医患冲突高危区，医患沟通要着眼于各种风险的防范，做到人人有预案，对于那些初次经历大手术的患者与家属，尤其要破解其手术室乌托邦式的幻象（技术崇拜），不能以为术到病除、病灶被切除、危机被解除，就立马康复。阻断患者手术室幻觉，如：迫害幻觉、不公平对待幻觉、责任事故幻觉、过度医疗幻觉、拿自己做实验幻觉、实习医生试手幻觉。警惕手术室敏感（过敏症），如疼痛敏感、药物敏感、麻醉敏感、服务感受敏感。防范手术室躁乱，如疗效迟滞躁乱、求偿躁乱。杜绝手术室残暴，不能只要医疗获益，不承担风险与代价，要么逆来顺受，要么伤医毁院。

　　临床沟通之后必须伴随着人性关怀的节目，这不只是一个承诺，而是一系列临床胜任力，如陪伴、见证、抚慰、安顿。人类疾苦有四大困境，疼痛、失能、衰退、死亡。要对付疾苦中的四大困境，药物、针具、手术刀固然重要，但陪伴、见证、抚慰、安顿更重要。良好的沟通就是在这些节目中突显语言的魅力。

　　目前，华生"临床人文关怀理论"颇为流行。华生（Jean Watson），美国著名人文学家，科罗拉多大学护理学院教授，是医学人文关怀理论的倡导者与实践者。她的临床人文关怀理论有十条原则，核心思想是①拥有利他主义的价值观，对自我及他人表达、施以关怀（生命姿态与职业精神）。②时时处处尊重他人，在交往中注入信心与希望（职业信仰与信念）。③通过悲悯情怀及行为的培育，对自己与他人的苦难敏感、敏锐（职业中的宗教情怀）。④与周围建构信任、关怀、互助的人际关系（社会交往与支持）。⑤真诚倾听他人的故事，无论是正面的还是负面的（叙事导向），接纳并改善其感受。⑥以创造性和务实的姿态提出人文关怀的系统解决方案（务实姿态）。⑦善于运用适宜的方法对他人进行关怀教育。⑧创造人格被尊重、疾苦被关怀、伤病被救助的场所精神与氛围（环境创设）。⑨尽力协助满足每个生命疾病中的躯体、心理、灵性需求（身心灵的全人意识）。⑩同时以开放的心态面对生命的无常（不确定性与偶然性）、神秘与神圣，接纳存在主义、现象学理论（关怀理论的哲学基础）。

5. 生死观 - 疾苦观 - 医疗观的导入

　　当下，正是生死观、医疗观的迷失在一些人心中产生了难以治愈的"观念病毒"，给医患沟通带来了"谈不拢""无法谈"的死结，甚至由此引发医闹伤医事件。

　　虽然这些医闹的人在观念上迷失，但在言辞上却是振振有词。

　　"从来没想到我××（爹、妈……）会死，上两次犯病救过来了，不是在你们这里，这次为什么救不过来？"（前两次救过来的病例证明有累积性病变，不是每次都能救过来的，即使被送进医院也有可能存在死亡的风险，患方必须要有思想准备。）

"我 ××（爹、妈……）可是走（活）着进医院的，如今要躺（死）着出去，不是医疗事故，是什么？"（任何病都有可能不治身亡，有些凶险的征兆一开始没有显现出来，不代表进医院后没有发生。）

"我 ××（爹、妈……）进院的诊断可是'感冒'哟，一个感冒楞让你们给治死了，不是责任事故是什么？一定要给个说法！"（感冒可能产生诸多严重的并发症，导致器官衰竭而死亡，尤其是有许多严重基础病变的老年患者，大多数因为感冒而触发"多米诺骨牌"效应，导致心肺衰竭而亡。）

"我 ××（爹、妈……）上次院外发生心肌梗死（脑梗死）都被救过来了，这次在你们医院里同样发生心肌梗死（脑梗死）反而不治身亡，你们要负什么责任，一定要讲清楚！"（生命无常，院外猝死被救过来不等于院内猝死也能救过来，因为在送医过程中病情恶化或延误救治，所以院内猝死的凶险程度可能比院外高。）

5.1　社会语言学的启示

社会语言学认为，人们只有在话语所置身的生命语境中才能充分理解话语的意义与行为取向，所谓"听话听音"。人的心境就是其人生观、世界观、价值观外在化的舞台，也是健康观、疾苦观、生死观、治疗观投射的生命光谱。不走进患者的心境，也就无法确定其求医行为的价值诉求。人们总有掩盖自己真实情感的癖好及价值观倾向，于是，情感、价值世界在外人（包括医护）那里就显得格外深不可测。情感、意志颠簸是许多现代疾病的诱因，不知晓患者的情感生活，不与患者共情，不走进患者的内心世界，不能洞悉其生死观、疾苦观、医疗观的景象，无法真正理解疾病，也无法进行有效的干预。

本章涉及的医患话语分析就是将生物学关注与心理关注和社会关注结合起来，迈向一种更加社会化的医患沟通研究，即推动患者从生物人到社会人的转变，从疾苦的身-心交集到心理煎熬-社会折磨之间的互动。很显然，医患沟通不同于一般的沟通，因为医患沟通的主体是处于疾苦煎熬中或死亡威胁中的患者，话题不是风花雪月的消遣与声色犬马的消费，而是关乎生存与幻灭的生命母题。现代化高歌猛进，将人的能动性放大到极致，如九天揽月、深潜探秘、生物工程、人工智能，催生了空前的技术驾驭感与傲慢感，人们不能理解也无法认同现代医学依然顽强地保持着不确定性与偶然性，现代医学的大厦岂能建立在"生命（死）无常"的沙滩之上？其实，不仅生命无常，健康、苦难、死亡也无常，这给医患沟通带来很大的迷雾，如何诉说无常，解读无常，成为医者心中的痛与嘴上的难题。人们在顺应与接纳极度痛苦与死亡时，技术语言的解读、关爱语言的抚慰是轻飘、单薄的，需要意志的支撑、信仰的对话。因此，从言语的应用价值到语言背后的价值观识别，即从沟通的经验集成（事务性、因应性）到沟通的理论提升（价值重塑），从沟通话题到生命信念，从限制性信念到积极信念，从单一信念到系统信念，让病中的希望与信心由虚转实，帮助患者将一些不可能的疗效、不值得的努力统统付诸行动。稀释并破解思想病毒（关于健康、疾病、疗愈、生死的偏见、成见）与价值迷失，是一个沟通升华的新境界。神经语言程序研究（NLP，又叫身心语言程序学）为此提供了全新的理论工具，其基本原理与全人医学完全合拍。NLP认定患者、医生都是带着灵魂来到医院的，语言是内在（痛苦）体验的显现，存在着价值观的赋义。NLP试图以全新的沟通视野与语境唤起临床医学对身-心-灵、知-情-意的立体关注。

对于患者来说，躯体的救助不是疾苦的拯救，更不是灵魂的救赎。照顾大于治疗，陪伴大于救助。改变患者行为的是疾苦、生死、医疗的价值信念。一个价值观稳定的人，会在医患交往中表现更多的赞赏、认可、爱、接纳、责任与创造力，价值观也是医者激励与说服患者的基础，是强有力的感知过滤器。在一项调查中，调查者发现虽然这些患者采取的治疗方法都不一样，但唯一的共同点是他们都坚信自己所用的方法一定会奏效。限制性信念（没有希望，无能为力，认为没有价值）越弱，思想病毒（怨己、仇医）就越不易蔓延。

对于医生来说，医疗知识不是生命信仰，知识的增长不是精神的发育。医疗活动中，医生须通情-达理，气顺-情通，神依-魂安。医疗服务中医生仅有技术与爱都是不够的，重要的是帮助患者接纳疾苦、死亡的身份，确立豁达的生命观（健康观）、疾苦观、医疗观、生死观。

医疗观就是如何看待现代医学。现代医学之父奥斯勒（William Osler）一百年前就定义医学是不确定的科学与可能性的艺术，他特别强调医学实践（临床医学）是一门艺术，而不是交易，患者疾苦的呼唤不是商业的诉求。面对患者的祈求，医生必须用心去操劳，用脑去共情。在奥斯勒看来，多变性是生命定律，世界上没有两副面孔是一模一样的，也没有两个生命体是一模一样的，因此，在疾病的异常条件下，也不会有两个患者表现出同样的病理反应和病态行为。

5.2　奥斯勒命题：百年不变的医学真谛

所谓的奥斯勒命题，就是生命、疾病转归、苦难与死亡降临具有不可移易（永恒）的不确定性。一是生命、疾病存在无法解读的复杂性，不可澄清的混沌性。二是苦难、生死不可预测与把控的偶然性。生命是一个谜，是一个"灰箱"，真相无法彻底大白（甚至都无法"中白"，只能"小白"），相当多疾病的病因、病理不明确，病情的进展不可控，疗效不确定，预后（向愈，恶化，残疾，死亡）不可测。当代美国医学家穆克吉也认为：医学必须在不确定（不完备、不精确）的资讯中寻求确定性。每一位临床医生都有三大困惑，无法跟患者说清楚，道明白：一是为什么敏锐的直觉比单一的检查更有效？二是为什么不同的人对相同药物的反应不同？三是为什么看似有益的治疗方案却是有害的？

目前的临床医学是不完美的，尽管有丰富的诊疗节目，高昂的花费，医院、医生的技术和精力投入，但依然不能改变疗效"不确定性"的现实困境。医疗决策不同于一般消费的商业决策，包含极大的不确定性与风险性（技术风险与道德风险），"理想"的决策几乎是不存在的，人们追求的是"相对合理"的决策，防范的是"不当"决策，杜绝的是"不良""不善"的决策及"恶意"决策。现实中的心理失衡：对于某一个患者和家庭来说，可能的局面是以确定的（高昂的）经济支付与难以忍受的苦难体验换来完全不确定的疗效和生死预后，高代价、高风险、低（零，负）医疗获益，甚至可能出现人财两空的结局。

中国医学家樊代明院士在《医学争鸣》杂志上发表长文《医学与科

学》，从 17 个方面阐述了医学与科学的异同。医学的本质是什么？医学充满了科学，但又不是单纯的科学；它充满了哲学，但又不是纯粹的哲学；兼有人类学、社会学、心理学、艺术等等。因为科学（技术）讲有知 - 有理（客观、实验、实证、还原）- 有用 - 有效 - 有利（效益最大化）；医学除了讲（胜任力）有知 - 有理 - 有用 - 有效 - 有利之外，还要讲有德 - 有情 - 有根 - 有灵。医学是科学性、人文性、社会性的统一。完整的表述是，医学是人文滋养的科学，是人性牵引的技术。

灵性维度的核心是苦难中人类"意志"与"灵性"在当代医学思维谱系中的"面相"和"面对"。医学人文关怀本质上就是知识、情感与意志和躯体、心理与灵魂的统一性，而最高境界是意志的提振（恩宠与勇气），是灵性的觉知与照顾（悲悯与敬畏，顺应与抚慰）。古希腊圣贤柏拉图认为心理与心灵是混沌的，"无论健康还是生病，正直还是堕落，没有比灵魂与肉体或失衡更重要的了"（柏拉图《蒂迈欧篇》），"不眷顾灵魂，肉体是无法单独治愈的"[柏拉图《蒂迈欧篇（导言）》]。古希腊色雷斯国王的御医曾对苏格拉底说："局部的治疗如果不从整体下手是不会有结果的，同样，肉体的治疗如果不考虑到灵魂也不会有结果。"希波克拉底看病先审视患者的脸颊和指尖，然后说："露出胸背，让我看清楚一点。"如苏格拉底在一旁，就会插话："露出你的心灵，揭开你的心思。"

在与生物医学辩论过程中，全人医学的灵性（主体化，体验化）话题被对象化、客体化的价值完全窒息，无法自由讨论。临床上，常常有这样的盲点，心理疏导不能代替灵魂的抚慰，生命中最后的人文关怀也是最高的人文关怀。厦门快速公交系统（BRT）爆炸事件案例中，35 位伤员分别安置在厦门市第一人民医院与周边某医院，现场心理干预（由专业心理医师承担）与灵性抚慰（由慈济护理团队承担）的效果大不同。幸存者如何看待幸存？与死去的生命相比较，幸存者的心绪（个体的艰困与侥幸，希望与绝望，对社会的善意与敌意，感恩与求偿）有天壤之别，甚至有人迁怒于 BRT 系统的建设。

如何让患者在陌生的语境、陌生的医生面前露出灵魂，倾诉心中隐秘的困惑，不是一件容易的事情。医生必须首先建构神圣、悲悯的情怀，在敬畏与护佑的（守护神）情境中取得患者信任，培育正念与积极心理，矫正或重塑患者的医疗（代价、风险）观、疾苦观、生死观、健康观。

5.3 生命、医学何以神圣？

人为万物之灵，具有超越动物性的灵性，而且灵性在生理、心理之外。生命神圣的内涵包括神奇、神秘、神迹、神通、圣洁、圣灵。揭示生命的偶然性（无常），即存在必死性。短暂无常的生命意义何在？价值何在？如何有意义、有价值地度过？如何接纳生命的偶然与死亡的必然？对于这些终极命题，科学、技术无法回答，需要人性、灵性的观照。

肿瘤病房里，流行着关于癌症的诅咒，认为癌症是上帝的惩罚，癌症是命运的当头一棒，癌症是苦海夜航、黑暗包围、寒冰包裹。癌症患者残存着爱与希望，伴随癌症家庭、癌症社区中的情感纽带与关爱支撑，亲历生命希望幻灭的心路历程。毫无疑问，癌症是一场人文休克，癌症意味着健康生命将不久终止，意味着痛苦的巨大煎熬，意味着死亡（生命）倒计时的开启，需要抓紧有限的时光，重新审视人生；重新规划人生；癌症还意味着社会身份的破碎，意味着爱欲的隔离与剥夺，个人或家庭财富的破产，从此被社会抛弃，同时意味着个体心理的崩溃与意志的瓦解。

两次罹患癌症的桑塔格（一次是乳腺癌，一次是白血病）在《疾病的隐喻》一书中对癌症的生命隐喻做了详细的阐述。她认为癌症被臆想为自然的报复（惩罚），是现代性（技术主义、消费主义）对自然过度侵犯的必然反扑。癌症是超级魔头，癌症恐惧大于瘟疫恐惧和猝死恐惧。比较而言，结核带有浪漫、虚弱的美感，癌症则流淌着冰冷、痛苦的肃杀感。癌症＝"挨整"（被折磨致死），聆听死神为生命"读秒"；癌症的进程是希望到绝望的历程，是失魂到招魂、追魂、安魂的历程。癌症的疾苦体验有二，一是死亡的步步逼近，二是身心极度的痛苦和压抑，癌症在治疗上唤起患者军事对垒的意识，战争模型主导，抗癌如抗敌，医院如战壕。

临床上，肿瘤患者不仅有许多医疗困惑，还有医疗之外的生命语码，不是患病，而是罹患，不是疾病，而是痛苦与蒙难，不只渴望治疗、干预，还期待解脱 - 抚慰 - 安顿。他们还有许多医疗之外的问题集，譬如：

叩问上苍，为何厄运总是降临在好人（善良的人）头上？身患重疾，我还应该活下去吗？如何才能好好地活下去？遭逢癌症复发与癌细胞转移，他们会不解：为何死灰复燃（复发 - 转移），不是已经打败癌魔了吗？

　　肿瘤患者狭路遭遇恶疾，常常是一纸诊断，牵出一生宿命，诊断之初，遇见生病的自我（分裂）；病情控制之后，会痛定思痛，灵性飞扬，重审生命的权重，感悟亲情的冷暖，隐约感受到生命希望的内在驱动。此时最应该做的是呼唤生命之光。人在病中，需要生命意志的对话与情感的搀扶，不仅需要医患沟通，观察与体验的对话、同情与共情的升华，还需要亲子沟通（母子情深，坚强与成长）和病友沟通（生命悬崖上的相扶相搀）。凤凰涅槃，才会有生命的彻悟。生命拐点的反思缔造直面疾痛，内心宁静的淡定，引导患者在生命沉思中的觉悟，发现生命（生存）意义，还要学会感恩，品味病中的温暖和善良。

　　与癌症患者沟通，必须既包含技术话语（诊疗预后的沟通），也包含人文话语（生死爱痛的抚慰），存在着很多困惑，譬如癌症诊断知情：是告知还是隐瞒？癌症疗效与预后（恶化预期）告知：好消息或坏消息？复发与转移的告知：二次打击或希望变绝望。癌症治疗告知：消杀与代价（躯体承受与经济承受）的权衡。适时开启尊严疗法话题：捡拾生命的脚印，分析生命历程，凸显人生价值，获得"不枉一生"的舒坦，不避死亡的话题，通过临终心理疏导，实现安宁关怀与哀伤关怀。

　　肿瘤患者的生命价值抚慰，可采用反诘法，问句："你怎么就认为……"例如：

　　"你怎么就认为你的癌症已经被确诊？"（还有一些不支持确诊的证据，需要重审）

　　"你怎么就认为癌症患者会痛苦不堪，生不如死？"（良好的疼痛管理可以控制疼痛）

　　"你怎么就认为癌症九死一生，不可治愈？"（许多癌症患者康复了，即使没有彻底治愈，也可以带瘤生存很长一段时间，原位癌系统治疗后5年至10年内存活率很高）

　　"你怎么就认为癌症通常会复发？"（癌症的复发可控可防，即使复发也能再次管控）

"你怎么就认为癌症患者会连累家人，倾家荡产？"（虽然癌症治疗的费用很高，但如果规划好，选择适宜治疗，加上大病统筹、社会援助，可以渡过难关）

医者的观念导入：癌症只是慢性病，有多重转归和可能，需要良好的意志力，打一场持久战，不可轻言失败与成功。

医者的医学模式（生物医学模式转向身-心-社-灵的全人医学模式）和认知观、真理观存在有限客观性、不确定性、偶然性、偶在性、多样性、主客间性；医疗观的选择，须面对积极治疗/适宜治疗/统筹（协调）治疗。新医改也是改变沟通境遇的深层次因素，医生如无法回避，则如何面对健康（无痛、无病、不老、不死）？如何审视医学（能干什么，都干了什么，还能干什么）？功能边界/欲望边界？如何看待医院、医生？（是纯公益，还是纯市场？是诺亚方舟，还是盈利机器？是白求恩，还是白狼？）如何评价医改？（以适宜医疗为基线，还是以过度/奢侈/炫耀医疗为基点？为什么社会进步，技术发达，财富增长，还会有看病/住院难、看病贵、死不得、死不起、求医不甘？）死不瞑目的内在（涉及人品、人心、人性）原因是什么？医改中的"需与要"是怎样的一对矛盾？"需"（本分）是现阶段社会医疗供给能够满足，应该满足的均等、适宜健保水准（保基本，保基础，强基层）。"要"（非分）是个人对于医疗的过度期许，如不病、不痛、不老、不死，以及医疗供给与效应的最大化，风险、代价的最小化。因此，应大力提倡科学就医与合理用药，推行适宜医疗。让患者知晓医疗获益与医疗风险、医疗代价不可分离。

5.4　健康观投射下的疾苦观、医疗观

健与康、病与药，其实是一种生命的态度，是我们对待痛苦、死亡和医疗的基本态度。人类的生存风险是不可避免的，有四大必然性：必病性，必痛性，必老性，必死性；还有很强的偶然性，疾病无常、痛苦无常、生死无常。不病不痛是奢望，不老不死是妄想。每一个人都渴望不病、不痛、不老、不死的生命境遇。人类一直在寻求包治百病的药，长生不老药，起死回生药，但无法实现。人类须要平衡宿命与欲望的关系，须要审视健康观、疾苦观、生死观与医疗（消费）观。

应该承认，医患之间存在着知识、技能及思维方式等诸多差异，甚至存在鸿沟，需要弥合。譬如关于疗效的认知分歧，患者大多期望一针见效、药（术）到病除，也能理解慢性复杂疾病的病情缠绵和反复。患者希望彻底治愈，但医者只能提供有限的临床治愈，患者眼中医生胸有成竹，事实上医者只是在进行探索性诊疗。因为医学存在高度的不确定性，疾病转归有无法预测的偶然性。又譬如对于新药/技术的认知，患者认为新药/技术凝聚了高新技术，疗效超群。只要有机会用上，就会发生奇迹。医生知道新药/技术大多处在试验性使用过程之中，疗效并不确定，相反，副作用尚不明确，可能存在各种使用风险，需要细心观察，谨慎使用。30年来人们的生死意识、疾病观念都发生了巨大的变化。30年前，人们信奉死生有命，苦难常伴，死亡是夜幕降临，是回到祖先的怀抱，医学治得了病，救不了命。面对疾病，需要敬畏、悲悯、同情、共情，面对死亡，需要恩宠、勇气、接纳、顺应。而今，有些人相信医学是推土机、电熨斗、自动售货机，是精准制导导弹，是技术与财富驱动的跑车，能够药到病除，术到病除，钱到病除，一切危症都可以抢救，苦难、死亡可以阻断，衰老可以延缓，于是求医不甘。一切死亡都是疾病作祟，都是非正常死亡，是医学无能，于是死不瞑目。无疑，现代医学挑战死亡的必然性，现代医学并没改变人的必死性。社会进步、传染病防治控管水准提升、生命风险控制技术、延缓衰老技术的探索，减少了人口早夭的威胁，增加了长寿人群比例，开启了人类与死神讨价还价的空间，培育了得寸进尺的超级长寿、不死的欲念。现代医学超越了部分死亡（如车祸、溺水）的偶然性，但现代医学并没有彻底超越死亡的偶然性。急救技术（心肺复苏、体外膜氧合作用、肠外营养、特别护理单元）增加了起死回生的机会，器官功能替代技术延缓了衰竭的发生，人-机混合状态下，垂死的生命可以获得长期苟延，开启了逢死必救、永不言弃的信念和人人安享天年的欲念。永不言弃是对死亡的零容忍，一切死亡都是非正常死亡。"永不言弃"信念助长人们对医学功能的过度期许。一旦失救，就是医者背弃了诺言，使得悉心救助的医护人员置身于道德审判席上，并成为个别刁蛮的患者无理取闹的辩词。如何正确看待现代急救技术的功能，是当今社会的一个问题，急救技术解除了许多可逆性的生命危象，也使得不可逆的死亡进程人为延长。目前，许多家庭80%的财富用于支付临终者最后半年的医疗费用，消耗巨大的社会财富，并透支亲属未来的生活和幸福。一份来自上海的统计数字表明，该市2007年去世的平民家庭（没有公费医疗）中，在患有严重疾病进入医院的最后1个月，平均消费21万元，而个人平均积蓄只有8万元，子女亲属提供13万元；该患者此前的医疗消费，平均数却只是1.6万元。有公费医疗的中低收入家庭，平均花费约23万元，公费医疗报销15万元；本人与亲属负担8万元；而此前个人医疗消费平均数为9万元，其中自费约3万元，公费医疗报销约6万元。这是一个严峻的现实，对生存品质更有价值的保健医疗消费偏低，生命最后时刻的救治消费比例严重偏高。为何会这样？一是传统的"孝道"，将倾家荡产做无谓的救治视为尽孝，形成特有的"穷生富死"境遇。二是所谓的"面子文化"作祟，以自身的虚荣为决策的第一考量，而不是以患者的生存质量和尊严为第一考量，主观地认为不做无谓的救治将招致周遭的非议甚至谴责。三是亲属意见各异，医患沟通中难有共识，宁肯随大流分摊救治费用，也不愿倡导和坚持理性选择。

医患沟通之难在于医患对于服务与收费问题上存在严重的分歧，患者的观点是医院收费必须遵守一般商业原则，患方只为确切疗效支付，医方必须承诺结果。一分钱一分货，不能人财两空。而医方的观点是医疗行为与效果之间可能脱节，在高技术、高支付的前提下也可能人财两空。医方收费遵守特殊免责原则，按照服务科目收费，只承诺医疗过程与行为科学规范，无法承诺不死、不残的结果。当然，医学也要检讨高技术语境下的沟通越来越简单、粗糙，因为医者只有目的性思维，不讲过程。高度崇尚客观性，不倾听患者的主观体验，且专科分化过快过细，知识孤岛化。更深层的原因是医方的唯技术思维，重医疗，轻照顾，缺少人性温情。医护人员应明白，临床疗效有三大来源，一是患者自然力的向愈效应，自愈力的唤起需要医方鼓励与启发；二是科学与技术的向愈效应，良好的沟通可以让患方理解医方的技术决策思维和行为逻辑，更好地配合医方的操作，放大疗效；三是医护人格、风范的向愈效应，这就需要医护人员有善良的人性，高超的语言艺术，开启患者的心结。

5.5　医疗救助三境界的哲学升华

救死扶伤是一个简约化的称谓，其实，救助的背后有丰富的生死哲学内涵：一曰救治，着眼于躯体存亡，主要是技术干预；二曰拯救，诊疗中身心兼备，倾情关怀生命；三曰救赎，追求主客一体，灵魂升华。南丁格尔说得好，照顾大于治疗，因为疾病不只是身心受损的结果，还是身心蒙难的历程；而疗护是人性的呵护，是周到的生活料理、身心灵的照顾、配合治疗的养护，是病中的温暖和舒适、沉沉夜色中希望的星光、残缺生命中有意义的圆满。医学面临过度与不足的两难，过去很长一段时间里医疗条件不足，患者没有选择，如今是可选择的医院和医生更多，信息更丰富，患者有更大的知情权，医者有更多的告知义务，解说职责。因此，治病容易医人难，疗身容易疗灵难，照顾比治疗重要，陪伴比救治重要。美国医生特鲁多将疾苦诊疗的感悟刻在自己的墓碑上，这就是著名的特鲁多墓志铭："有时，去治愈（躯体疾病），常常，去缓解（心理压力），总是，去抚慰（受伤的灵魂）。"告诫后来人，医生永远无法包治百病，但可以情暖百家，抚慰百心，安顿百魂。面对苦难、生死困局，医患双方都需要敬畏、悲悯、恩宠、勇气，而不是相互指责、抱怨。

医学现代性危机中有四对"倾斜关系"，一是人与病的关系：个别医者见病不见人，懂病不懂人，看病不看人。二是人与机器的关系：谁来主导？应该是人而不是机器。所谓"君子不器"，不是不使用高新技术，而是不被高新技术所控制，一直保持人的主体性。三是人与金钱的关系：人常说生命无价，但医疗有价，在高技术条件下，花费高昂，必须统筹规划，做好财务匹配，尤其是贫困家庭。当然，擅用社会爱心与慈善资源动员也是补充之途。四是人与人的关系：医患关系的本质是人与人的温情故事，而非人与机器，人与金钱的冰冷故事，医患矛盾常常以医-患冲突的形式爆发，引发全社会的忧虑。而矛盾的起因可能是一句粗暴、无情的言辞，因此，要破解当下医患关系的困局，起点也应该是沟通语言与艺术。

君不见，医院里充满着哲学悖论，患者最需要温暖与陪伴，却常常遭遇冷漠和隔绝；最需要希望的降临，却必须扛起失望与绝望；最需要心理抚慰，却只能得到技术告知；承受着极度的痛苦，却没有痛苦哲学课；置身于悬崖，直面生死，却没有生死辅导；最需要灵性照顾，却常常只有躯体干预；最渴望医疗获益，却必须承受诊疗的高风险；患者因病致贫之时，却要承受诊疗高代价。

医学的现代性之困（乌托邦追求）应验了马克斯·韦伯的预言：过度世俗化导致了价值的迷失与迷乱，理性化促进了人类改造世界的效率和能力，也开启了工具理性的泛滥，人们被物化与异化，陷入"理性的牢笼"。现代社会充满着悖论：越强大越脆弱，越亢奋越疲惫，越靠近越疏离，发展意味着破坏，得到意味着失去，多情意味着薄情、滥情，丰富预示着衰竭与匮乏，进步蕴含着退步与崩溃。表现在医学界的景象是医生越忙越乱。忙啥？为谁忙？为何忙？他们做得越多，社会抱怨越多，妖魔化、污名化越甚。医方承诺越多，背叛越多，医患关系恶质化。医疗技术越先进，代价越大，风险越大；技术愈发达、愈短缺，人性愈贪婪、愈荒芜。网络社会患者了解得越多，常常误解越深，似乎在低技术时代，才有高满意度，高技术时代，只会出现低满意度。一些专家占领了技术制高点，却失守道德制高点。而且伴随着技术进步，医生护士的职业倦怠反而增加，幸福感更加缺失。

无疑，这是一个变革的时代，医药体制改革成为人们热议的主题和探索的方向。但这也是一个医患冲突频发的时代，一个公众疾苦观、生死观、医疗观畸形的时代，技术飙升与道德迷茫并存。当下，人们对与医学、医疗的期待异常高，对高医疗技术、金钱极度崇拜，在高支付与高技术的光环之下，认为一切痛苦都应该免除，一切死亡都是非正常死亡，都是不正当的，都是医学、医院、医生的失职、失误与过错，都可以通过冲突的方式赢得社会（媒介社会）的同情和商业补偿。于是，医学被污名化，医生被妖魔化，医患关系呈现恶质化。从医患沟通缺失的角度分析，医患失语是技术性失语，医生的冷漠是技术中立原则庇护的冷漠，医生的傲慢更是技术辉煌的自满情绪所催生的傲慢，医患冲突是医学中技术统治/垄断文化（漠视人的存在与价值）的根本特征。技术的神奇魔力带来生死意识的迷茫与迷失，一切死亡都是技术应用或介入不充分的结果，都有可能通过提高技术标准予以终止。于是，技术至上成为一种认知惯性。刘易斯·芒福德（Lewis Mumford）在《机器神话》一书中这样写道："计算机控制的自动化所带来的最严重的威胁还不仅仅是在诊疗过程中挤走了人，而是他替代了人的心灵，并破坏了人类对自己做出独立判断能力的信心——即任何判断都不敢与这个系统相左，也不敢超越这个系统之外……使用机器以扩展人类的能力和使用机器来收缩、取消或代替人类的功能，二者之间有着很大的差异，在第一种情形中，人们能够行使本身的权力，而在第二种情形中，机器接管了控制权，人类成为一个超级傀儡，因此问题并不是毁灭一切机器，而是要重新恢复和认定人类的控制权"。

现代医学必须打捞失落的张力，医学信念方面：处理好知识与信仰，科学与人学，技术与人性，工具与价值（理性），偶然与必然，全球化与本土化的关系。德行（职业精神）方面：思考正确-正义、理性-良知、是非-善恶、是非-美丑、是非-利害、灵魂高下-清浊、真实性-道德性、真理-真谛（人类福祉）、生命-医学的神圣与纯粹的张力。基础医学方面：把握好生物-生命、活体-尸体、生理-心理，躯体与灵魂，博物学路径与实验室路径、循证与叙事（证据与故事）的关系。临床医学方面：驾驭好疾病-疾苦、观察-体验、客观-主观、个体与群体、技术-艺术（工艺-手艺标准化-个性化）、治疗与照顾、治疗与调养、普遍性-个别性（方案化-个体化）、救助与救赎、干预与顺应、消杀与共生的关系。

我们要通过健康教育大平台培植全社会正确的生死观、疾苦观、健康观、医疗观。什么是正确的生死观？就是不把死亡看成是生命的界外球，不把医疗当作与死神抗争的必胜利器。医院是起死回生的地方，行进在救治的单行道上，永不言弃，拼杀到最后一刻。但宿命永远也无法赢。患者死亡并不代表医生的失败，因为死亡是自然秩序中的必然节目，顺应死亡就是尊重生命的圆满；医生不是神仙，医学无法最终战胜死神，坦然接纳各种意料之中与意料之外的死亡事件，把每一天都当作最后一天来过，向死而生，转身去爱，生寄死归，转身去奋斗，活出生命的固有价值来。活得有品质，临终也要有品质。怎样的临终品质？即躯体的舒适，心理的舒缓，对死亡不再恐惧，社会身份、人格的完整，灵性的安宁；有关怀（照顾），有尊严，无痛苦（充分止痛），无牵挂，了却了心事，完成了道别、道谢、道歉、道情、道爱仪式，无遗憾（死亡脱敏），对自己的一生满意，对自己的医生护士满意。

　　什么是正确的疾苦观？是指内心深处对于疾病与痛苦的接纳与排拒，继而穿越疾病与苦痛，最终超越疾病与苦痛，准备好带病延年、带病生存，实现苦中乐、疾中康。什么是正确的健康观？就是坚信只有相对健康，而没有绝对健康。分辨什么是健康的希望，什么是健康的奢望，即对于健康的过度想象，渴望技术化享乐，技术化无疾（健康）。健康常常无需技术干预，是全面的自我管理，包括：①饮食管理，管住嘴，防止营养不足、不当、过剩，适度食疗；②睡眠管理；③行为管理，节酒、节色、戒烟、禁毒；④运动管理，参与健身运动；⑤情绪管理，学会自我调摄，告别抑郁；⑥环境适应与管理，优美自然，和谐人际；⑦最关键的是欲望管理，克制，持中，平常心，努力做到无欲则刚，清心寡欲，防止欲火中烧。什么是正确的医疗观？就是常怀敬畏之心，对技术抱有合理期望，如早期诊断，及时救助，最大限度地减轻痛苦，最大限度地降低干预风险，病中悉心的呵护、关怀；适宜的诊疗消费，积极地康复，接纳带病（瘤）生存，尽可能地提升生活质量；克服对于医疗的非分奢望，如：药（术）到病除，诊疗措施万无一失，病后平复如初（痊愈），永不复发，无须承担诊疗成本，永远健康，永远年轻，长生不老，没有烦恼，没有痛苦，快乐无边。

　　有一位资深临床医生说，临床沟通之难主要体现在儿童、老人身上。儿科俗称"哑科"，无法平等交流，只能简单回应。为何与老人沟通亦难？一是器官退化，听说能力、思维反应速度都下降，还伴随着阿尔茨海默症（失智）。更大的沟通之难在于现代医学遭遇了无法逾越之瓶颈，人们全力颠覆生老病死的进程，全力延缓衰老，抵抗死亡，迷恋青春，恐老、讥老、崇尚长寿，拒绝死亡，造就了冗长的老龄社会，一大批垂而不死的生命，需要巨大的医疗与社会支持，派生出全新的任务，如长期照顾，全员介护，生命终末期安宁疗法，临终关怀，哀伤关怀。现代社会的巨大悲哀将是：人活着，钱没了！有技术，没照顾。

　　生命的本质（残酷的终极真相）是人类生命必然从健康（强壮）走向衰退（躯体失能 - 失智）- 衰竭（器官功能抵达极限）- 衰亡（由正熵抵达负熵），从平衡走向失衡，从青春活力走向失能、失智。未来慢性病的社会服务需求会大幅扩容：健康需求、养老需求、医疗需求、宁养需求、康复需求都在迅速扩大。可以预测，慢性病的护理、生活料理的需求缺口将大大超过医疗需求。医学、医疗遭遇无能、无力、无效、无奈的顿挫，这才是锁喉之剑，致命之难。未来一段时期，慢性病越治越多，诊疗的战争模型失灵，致病因子（敌人）不局限于外在的细菌、病毒，更多的是内在的生活失速、免疫失控、功能失调、心理失序、价值失落、灵魂失重、生命失焦 - 失意，患者需要走出战壕，放下格斗思维。而且慢性病的病程越来越漫长，诊疗的替代模型（技术化生存）遭遇高代价、低生命品质、躯体功能维持、精神凋零的困境。疾病越来越难缠，医疗绩效下降，即无效医疗彰显：从快治、快愈到慢治、慢愈，再到不治、不愈，从快死（猝死）到生命支持技术支撑的慢死，再到不死不活，无意识、无尊严、无品质生存；疾病的身 - 心 - 社 - 灵表征越来越立体，医生角色正在发生无声的变迁：救治者到陪伴着、抚慰者、见证者，中止永不言弃的信念，走向接纳与豁达。结束赖活，走向好死，即善终。社会、心理、灵性权重越来越重，医疗干预转向：药物、手术刀到语言 - 绘本的生死叙事、音乐去回望青春，遥望天堂，实现心理的安慰与觉悟，灵魂的抚慰与解放。于是，医学目的正在悄悄变化：安全 - 安康到安宁 - 安详 - 安顿，再到缔结爱的遗产，将死亡的降临转变为爱的降临（道别 - 道情 - 道歉 - 道谢 - 道爱）。

　　此外，卫生经济（需求与供给）与医药卫生体制改革（需与要）都在坠入黑洞。长寿（平均期望寿命80岁）导致纯消费时代（45年）长于创造价值时代（35年）。新技术（抗衰老与生命修复）的几何指数投入、花费，社会总财富无法匹配，无力承受。健康无止境，医疗无节制，医改无边界，欲望与供给、诱惑与宿命的天平永远无法平衡，必然导致三个破产（国家财政破产，企业 - 机构财务破产，家庭 - 个人财务破产），社会失去活力。

　　如果医改深水区不能破除医学的现代性魔咒，如医生妖魔化、医学污名化、医患关系恶质化、求医不甘、死不瞑目、死不得、死不起，这些涉及医疗服务的特殊性（医生的代理决策，收益与支付不匹配，人财两空）、国民性、人性表达（医疗消费与获益的最大化，怎么可能只要医疗获益，把风险留给医生，把代价留给国家），那么我们面临的不是医患沟通之难，将是医疗福利制度重组之难。

　　很显然，好的医疗决策取决于好的沟通，而理想的沟通应该双向进行，仅靠医生用患者可以理解的词语、针对医疗相关信息与患者进行沟通并不够，患者也需要调整自己的被动态度，清楚自己在沟通中的角色（在沟通中成长，逐渐成为医生的决策伙伴）。患者不能只满足于接收和理解医生提供的医疗信息，还应该确认你的价值观、立场，并且让医生知晓，最终达成医患共同决策。

　　共同决策模式的探索常常需要借助辅助决策工具，即决策树（SWOT）分析。它以表格形式详列每一种选择的优势、劣势、机会、威胁，提供给有自主选择意愿的患者。也有机构（美国的温伯格团队《生命的关键决定》）将决策树变成人机交互形式的程序，点击某一种选择，便弹出四种可能的界面（优势、劣势、机会、威胁），建议源自疾病表征的大数据与人工智能分析。于是，医患共同决策的过程中又增加了"人 - 机共同决策"的维度，患者需要兼顾并协调医生建议及理由与辅助决策程序（大数据趋势）提供的权重考量及理由。每一种选择都存在获益与风险，代价与承受，诱惑与宿命，可能出现歧路亡羊的迷宫，产生多谋寡断，谋而不断的迷茫，尤其是那些遇事心存依赖，缺乏决策主动性的患者，有较大的心理障碍。

　　譬如乳腺癌的选择清单：

　　（1）是立即进行手术，还是积极监测病灶的变化，配合进行内分泌治疗？

　　（2）手术是切除早期病灶（保乳术，稍作创面填充就可以基本保留乳房形状，但复发概率增加高，转移风险加大，而术后放、化疗能对冲这些风险），还是整个乳房（复发概率及转移风险降低，但乳房形状发生大的改变，心理认同差），甚至扩大清扫范围，将周边淋巴清除掉？

　　手术后是未雨绸缪，立即跟进做放疗或化疗？还是监控、评估疾病进展，有苗头后再进行放疗或化疗？手术后是立即进行乳房再造的整容术（这样可以只需一次手术，无需二次手术，心理接纳平稳，但放疗会改变整容后的形状，或许还需一次美容手术）？还是放疗疗程结束后再进行乳房整容术（有一段心理沮丧甚至休克期）？

　　临床决策存在着两难选择。医者（医方）无法同时完全满足（熊掌与鱼不可兼得），只能告知"既然要……就不能……"（代价论）患者（患方）意愿是"既要……又要……"（"无……毋宁……"）例如：

　　直肠癌患者："既要切除原发病灶，又要保肛。"

　　结肠癌患者："既要清除病灶，又不接受腹部造瘘排便，不愿意改变肛门排便的习惯。"

　　乳腺癌患者："既要切除原位癌，又要保持丰满的胸部与女性的魅力。"

　　前列腺癌患者："既要清除掉病灶，又不能有性功能（勃起）下降和小便失禁。"

　　高危妊娠患者家属："既要保大人，又要保婴儿。"

　　妊娠大出血患者家属："既要快速止血，又要保子宫（不同意子宫切除）。"

　　临终患者："既要活着，又要活得有质量，有尊严（没有质量和尊严，就不活了）。"

　　面对这样的诉求，医者陷入一种悬崖困境，要么成功，要么挨骂，似乎没有中间路线的选择，患者的诉求只满足一半，但接纳现实，感恩医者，这个落差如何弥补？有感于此，美国肿瘤心理学家吉米·霍兰（Jimmie Holland）认为应该分层次进行疏导：第一步，"我"虽然患上某一种严重（疑难）的疾病，但幸运的是"我"来到××医院（结缘）；第二步，虽然病情复杂，还在迁延、发展，但幸运的是"我"遇到这个领域最资深的医生和护士（感恩）；第三步，虽然病情一时还没有彻底治愈，但医护的努力使病情已经有所好转，遏制了发展的势头（恩宠）；第四步，虽然只是症状的改善，但对继续治疗有了信心，既来之则安之，时间换空间，积小胜为大胜（耐心）；第五步，虽然这种病发病机制不明，疗效不明显，预后不佳，但谁无一死呢，安宁缓和地接受医疗给予"我"的生命质量（豁达）。在霍兰看来，好医生手中有四个救生圈：第一个是技术魅力与呈现（躯体干预）；第二个是爱心／人格魅力，心理疏导与干预；第三个是陪伴与关怀的温暖，参与、动员、培训亲人陪伴与关怀（社会支撑）；第四个是信仰与生命哲学的启悟，实现心灵抚慰。很显然，霍兰大夫的终极关怀是心灵、价值层面的安顿。

　　生命终末期经典的沟通话题是"你看见蝴蝶了吗？"这是一个富有诗意的价值导入工具，生死学大师伊丽莎白·库布勒·罗斯（Elisabeth Kübler Ross）一直用蝴蝶这个意象跟患者交流和解释生死的跨越。她认为这是生命陪伴最好的"话题"——你看见蝴蝶了吗？也让每一个人都意识到一个朴素的人生道理：好好活着，无私地去爱，不要留有怨恨和遗憾，当那一天（死亡）来临时，蝴蝶会翩翩起舞。引导患者用蝴蝶的意向来渡过死亡的五大峡谷，一是否认：最初的阶段。"不可能会出现这样的危象或窘境""一定是搞错了！"二是愤怒："为什么厄运总是跟随着我？""命运为何如此不公？怎么能这样对我？"三是讨价还价："还给我一些好时光吧，我需要……""让我活着看到我的孩子毕业就好。"四是沮丧："我太失望了，太难过了！何必还在乎什么时间的长短（痛苦）呢？"最后才是接受："就这样吧""我与生活和解了""蝴蝶飞起来了，新的旅程即将开启""我要做那骄傲的海燕，黑色的闪电，让暴风雨来得更猛烈些吧！"中国古代有庄子的化蝶遇仙，梁祝的化蝶依恋，当今有多米尼克·鲍比真实故事改编的电影《潜水钟与蝴蝶》（身体禁锢如同背上沉重的潜水钟，而思绪就像蝴蝶纷飞，自由翱翔），均可给予终末期患者生命启示与安慰。

5.6　生老病死与生死爱痛

　　面对乐观、豁达的患者，医生可以适时开启"生-死-爱-痛"等生命母题的关切（伊丽莎白·库布克·罗斯的"死亡接纳五部曲"，弗兰克的"集中营生存与幻灭"），患者的死亡接纳，神圣语境与肃穆场景（做道场）建构，适时的 DNR（生命预嘱）意愿征询与确认、适度的安慰（无效）治疗（家属尽孝，下台阶），真-假"积极抢救"，体现 1% 的希望和

100%的努力，介绍名人抢救无效案例，帮助家属达成死亡的接纳与脱敏，哀伤抚慰。

人们为了摆脱对死亡的不安，会尽可能地回避死亡话题，用日常生活中的琐事或者自己感兴趣的爱好来分散对死亡的关注。死亡的不安可以让我们重新审视自己，认识生存的有限性，生命的偶在性，当死亡的不安爬上心头，日常生活中的安全感就会动摇，甚至崩溃，孤独感随之袭来，虽然这份感觉会让人感伤、沮丧，却撕去了虚幻的安全感。要知道，死亡是无法交换的，无论财富，还是权力，死亡来临时，人是彻底孤独的，人类无法获得真正的濒死共情，因此，也无法交流；不管平时多么讨厌与回避死亡话题，内心深处都有终将一死的直觉。

死亡降临的确切时间是不确定的；死亡是人类的归途，人类行进在必将自毁的单行道上。

人类的不安有三类，分别为身体的不安，关系的不安，认可的不安。三类不安中，身体的不安是动物性的，而关系的不安和认可的不安则是社会性的、精神性的。这三个侧面都是医患沟通的话题所在。

（1）身体的不安：常常发生在身体遭到危害时，如疾病、疼痛、衰老、残障、事故、灾祸等。解决建议：①医疗干预：如强力止痛，减轻躯体不适症状，人工器官替代衰亡器官功能，解除死亡威胁；②心理干预：心理抚慰解除心理休克，创建身心愉悦。

（2）关系的不安：常常发生在与他人的关系破裂或者破灭之时，如亲人离去、离婚、失恋、友情破裂、搬家、离职等。对于肿瘤患者，"关系的不安"可以细分为：

1）爱的关系的破灭：亲友的责任推诿，久病床前无孝子，患者成为无家可归的弃子。

2）责任关系的破灭：医保支付短缺，医务社工缺位，临时聘用护工失职，职场关系冷漠，各种各样的缺损配置全都叠加在医护诊疗与照顾的责任池里，肿瘤医生承担着身-心-社-灵全方位介入的使命，责任重大。

解决建议：重建、改善关系谱系，帮助患者适应新关系，重新获得

"关系的愉悦"。

（3）认可（尊严，面子）的不安：常发生在被他人轻蔑或轻慢，遭到冷漠、傲慢对待，尊严和信任受到挑战之时，如亲友的不满与责难，周遭的冷酷、发难、歧视、嘲弄，自我奋斗的挫折等。"认可"可细分为：

1）亲情认可：亲朋好友的认可（好父亲/母亲），继而关注、关切、关爱、无私关怀。

2）团队认可：职场（好员工）、同事的认可（好人），继而关注、关切、捐助关怀。

3）社会认可：社会光谱中的价值凸显，社会价值系统的认可（模范人物），政策关怀。

解决建议：建立共情（同理心），悉心动员，重塑关怀境遇，重新获得尊严与认可。

不安的发酵与递延也需要沟通来阻断，不安有五大尾随表现：孤独，愤怒，沮丧，恐惧，绝望。

（1）孤独：死亡是个体事件，向死、濒死是孤独的，缓解孤独的良策是陪伴（同在）、见证。

（2）愤怒：不接纳的情感表达（对上帝的撒娇），常常会迁怒于医护人员与亲友，平复愤怒与迁怒的良策是苦难的接纳与死亡的顺应辅导。

（3）恐惧：是人类情感颠簸的极端境遇，平复恐惧的良策是悲悯与敬畏的宗教情怀与安抚仪式。

（4）沮丧：诊疗无力，亲情及社会认可崩塌，生活意义的丧失，生命失重、失意（活着没意思了），产生被抛弃感，继而厌世，萌生自杀冲动。制止沮丧的良策是关系的修复，生命意义的重建。

（5）绝望：包括躯体（失治）的绝望，还有精神的绝望，价值的绝望，意义的绝望，是人生坎坷或失败的反抗，绝望是死亡的催化剂，常常加速死亡的进程，平复绝望的良策是重建精神、价值、意义的重新诠释。躯体消亡而精神永在，价值与意义永存。

年轻的医护人员常常不解，生命终末期患者为什么焦躁，为什么躁乱？若患者因为遭逢了求生不能（欲望）的愤懑，此时沟通主题可以是生命无法永恒，天人永隔，爱与亲情割裂，沟通主题是爱与亲情还流淌在心间；若对当下人生境遇的不满，沟通主题可以是令其接纳当下；若对既往人生失败的反抗，沟通主题可以是肯定既往的人生；若遗愿悬空，心事未了，沟通主题可以是厘清遗愿，了却心事；若归途忐忑，来世迷茫，沟通主题可以是生命轮回，换一个空间，灵魂依旧。

　　临终病房、重症监护病房（ICU）、癌病房里的沟通不是简单的讲道理（医理、药理、哲理），讲故事，而是伴随着陪伴、见证、宗教情怀、安抚仪式、意义重建的系统工程；需要绘制一份"沟通地图"，需要有人进行沟通目标与方法的"统筹"；而不是某个高人的临阵磨枪，即兴应对。生命意义阐发的技能不是现行职业化的医学教育所能提供的，需要叙事医学、信仰疗法等训练，还需要生活的历练与个体灵魂的修炼。可以通过沟通工作坊的形式的预演与脱敏，如"丧亲与失爱"工作坊（如何走出情感的黑洞？被动撒手与主动放手）；"死亡与绘本"工作坊（软化-诗化死亡）；"五道"（道别-道谢-道情-道歉-道爱）训练营，思考这一天（刻）终于来到，如何接得住；"遗愿清单""爱的清单"工作坊，思考怎样才能做到人生了无遗憾，如何创建爱的遗产"最后的家书"工作坊，厘清此时此刻的"我"要-"你"要；"聆听神圣的声音"，即聆听安魂乐章《泪洒天堂》与安魂仪式研讨工作坊。

　　影片《心灵病房》中，绘本《逃家小兔》是一个重要的心灵抚慰道具，塑造了一道诗意的门槛，导演不同凡响地从童书中挑选了这么一本富有隐喻的绘本，给一位文学博士、大学教授作为离别的精神跳板。这似乎没有降低她精神海拔的意思，恰恰为她的"飞翔"平添了一份纯粹。

　　《逃家小兔》讲述了一个再简单不过的故事：一只小兔子觉得自己长大了，不愿意总和妈妈呆在兔窝里，一心要离家出走。慈爱的妈妈舍不得，于是，一段温暖的对话展开了……本书作者玛格丽特·怀兹稚气温暖的文字，配上克雷门·赫德同样稚气舒展的绘画，让读者心中充满着浓浓的爱意，同时充满了生命的智慧。居家-离家-归家，不仅是小兔子对生命的遐想，也是真实生命的轮回。小兔子无论身处何方，无论环境如何改变，妈妈的爱都环绕在身旁。故事中的小鳟鱼、高山上的大石头、小花、小鸟、小帆船、空中飞人，不过是生命的呈现方式不同而已。它们可能是一瞬间，也可能是一辈子。生和死就是在不同的遐想中穿越，自由，浪漫，无所畏惧，也无所忧伤，因为我们心中有妈妈（亲人）绵绵不绝的爱。

影片《心灵病房》的主人公薇薇安（癌症晚期患者）在《逃家小兔》的绘本故事里飞向天国。其实，我们每一位直面生死的人都需要这道门槛，任我们充满诗意地迈过。这本绘本不只是童书。在美国、日本，医生将其推荐给患者读，并在病床边读给患者听，帮助患者认识死亡的意义，爱的意义。癌病房里为什么要读儿童书？因为它最真切、最质朴、最感性、最温暖，文字虽少，道理却最深刻。

人们常说人生彻悟在生死一瞬，遭遇大病之后才明白人生的真谛，无论你是否准备好，生命终将有一天结束；你的生命中不再有明天的太阳，不再有几分钟、几小时或几天的时间；一切你拥有的东西，无论是你珍惜的还是早已忘记的，都将传递给别人；你的财富、名望、地位都将化为虚无；你的怨恨、愤慨、挫折和嫉妒终将消失；你的愿望、抱负、计划和所有要做的事情都将停止。那些曾经看起来如此重要的荣耀和失败将不复存在。此时，医护要具备人文沟通的预备与知识储备。其中，人格素养、气场的储备包括神圣、悲悯、敬畏的生命观；生命信念、话题的储备包括面对不安、孤独、恐惧的因应之策；安魂路径、方法的储备包括价值、意义认可、陪伴、见证的故事集。

毋庸讳言，正确生命、医疗观念的导入是一件十分艰难却又难以量化，深层次地影响医患沟通，甚至和谐医疗的母题。国人在高技术、高消费途中迷失的生死观、疾苦观、医疗观如同冰山一样，不会在新观念的太阳刚刚升起的时候就顷刻融化。但我们仍然需要着手去开凿、去宣导，如同"精卫填海""愚公移山"，唯有持之以恒，才能久久为功。本研究报告将其列为医患沟通的第三级，意在唤起政府、医疗界及社会各界的重视与综合施策，共同推进社会树立正确的、积极的生死观、疾苦观、医疗观，乃至健康观。这也是"健康中国"伟大工程的观念瓶颈。唯有破除这一瓶颈，才有健康中国愿景的早日实现。

（王一方，甄　橙　北京大学医学人文研究院）

推荐阅读

[1] Peter Washer. 临床医患沟通艺术. 王岳，译. 北京：北京大学医学出版社，2016.

[2] Jonathan Silverman. 医患沟通技巧（第 2 版）. 杨雪松，译. 北京：化学工业出版社，2009.

[3] Carol M Davis. 医患沟通实训指导（第 5 版）. 柳艳松，译. 北京：中国轻工业出版社，2016.

[4] Marshall B Rosenberg. 非暴力沟通. 阮胤华，译. 北京：华夏出版社，2009.

[5] Marshall B Rosenberg. 用非暴力沟通化解冲突. 于娟娟，李迪，译. 华夏出版社，2015.

[6] 徐长江，郑桂香. 真情沟通 100 篇：医患沟通的故事. 北京：人民卫生出版社，2015.

[7] Robert Dilts. 语言的魔力：用语言转变信念的神奇旅程. 谭洪刚，译. 长春：北方妇女儿童出版社，2016.

[8] 邱鸿钟. 医学与语言. 广州：广东高等教育出版社，2010.

[9] 崔希亮. 语言理解与认知（修订版）. 上海：学林出版社，2016.

[10] 张中南. 唤醒医疗. 长春：吉林科学技术出版社，2011.

[11] 刘莹，李津军. 无声语言与医患沟通. 沈阳：辽宁科学技术出版社，2014.

[12] Nance Guilmartin. 疗伤的对话. 林雨倩，译. 台中：商周出版，2003.

[13] 李维. 委婉说话的艺术. 北京：北京时代华文书局，2015.

[14] Philippe Turchet. 微动作心理学. 李伟，译. 南京：译林出版社，2015.

[15] William W Wilmot，Joyce L Hocker. 人际冲突：构成和解决. 曾敏昊，刘宇耕，译. 上海：上海社会科学院出版社，2011.

[16] Ann Demarais, Valerie White. 第一印象心理学. 赵欣，译. 北京：新世界出版社，2017.

[17] Michael Balint. 医生、他的患者及所患疾病. 魏镜，译. 北京：人民卫生出版社，2012.

[18] George J Thompson，Jerry B Jenkins. 柔软对话：如何优雅而高效地说服他人. 陈雪婧，译. 北京：中信出版社，2016.

[19] Frans de Waal. 共情时代. 刘旸，译. 长沙：湖南科学技术出版社，2014.

[20] William Osler. 生活之路 . 日野原重明辑，邓伯宸，译 . 桂林：广西师范大学出版社，2007.

[21] Michel Foucault. 临床医学的诞生 . 刘北成，译 . 南京：译林出版社，2001.

[22] Charles E Rosenberg. 当代医学的困境 . 张大庆，译 . 北京：北京大学医学出版社，2016.

[23] Rita Charon. 叙事医学：尊重疾病的故事 . 郭莉萍，译 . 北京：北京大学医学出版社，2016.

[24] Jimmie Holland. 癌症人性的另一面 . 唐丽丽，译 . 北京：中国国际广播出版社，2007.

[25] Jerome Groopman. 医生如何想 . 杨小山，译 . 长沙：湖南科学技术出版社，2012.

[26] 季庆英 . 医务社会工作实践（案例版）. 北京：人民卫生出版社，2014.

[27] 高一虹，陈向一 . 心理咨询与治疗的话语研究 . 天津：南开大学出版社，2015.

[28] Engelhardt. 生命伦理学的基础 . 范瑞平，译 . 长沙：湖南科学技术出版社，1994.

[29] Charles E Rosenberg. The Care From Strange: The Rise of America's Hospital System. New York: Basic Books, 1987.

[30] David J. Rothman, Johanna Rothman.Strangers at the Bedside: A History of How Law and Bioethics Transformed Medical Decision Making. New York: Basic Books, 2003.

[31] 刘兴兵 . 中国医患门诊会话的语用研究 . 武汉：华中师范大学，2008.

[32] 梅艳丽，张红，唐丽丽，等 . 护士的语言和态度对恶性肿瘤患者心理的影响 . 现代护理，2007，11(33)：3191-3192.

[33] 唐丽丽，韩翠娥，梅艳丽，等 . 医患沟通对癌症患者心理影响的初步调查 . 中国肿瘤，2006，15(11)：742-743.

[34] 王晋军 . 医生和病人会话中的问句与权势关系 . 解放军外国语学院学报，2002，25(5)：10-14.

[35] 冯小玮 . 医患会话的批评语言学分析 . 中国医学伦理杂志，2015，5：719-721

[36] 朱媛媛 . 医患会话中医生提问的人际功能研究 . 重庆：西南大学，2011.

[37] 朱丽萍 . 医患会话中的打断分析及对医患沟通的启示 . 中国医学伦理杂志，2014，27(1)：31-34

[38] 刘慧琴 . 医患交际中诊断消息的告知与回应 . 太原：山西大学，2009.

[39] 兰菊先 . 医患言语交际失误研究——交互语言学视角 . 太原：西南大学，2012.

[40] 黄大鹏，张景发.医务人员的语码转换及其交际功能.现代交际，2016，（18）：75-76.

[41] 刘维静.语用学视角下医患会话模糊性语言现象分析.琼州学院学报，2015，22（6）：71-77.

[42] 冯小玮.运用批评语言学改善医患沟通.中华医学教育杂志，2015，35（5）：694-696.

[43] 季新艳.从会话分析的角度研究医患交际中的问与答.太原：山西财经大学，2015.

[44] 丁辉.汉语内科门诊医患对话中的修正研究.长春：东北师范大学，2008.

[45] 张倩.外科医生在医患沟通中的语言艺术.医学信息手术学分册，2006，19（5）：87-88.

[46] 卢星辰.医患对话的会话分析.济南：山东师范大学，2009.

[47] 高延宏.性别身份差异在医生患者间对话中的构建.哈尔滨：黑龙江大学，2008.

[48] 刘虹.论患者感受.医学与哲学，2017，38（8）：6-10.

第三章　临床境遇中沟通困局的破解

第1节　医院场景中医患沟通
语言困局及分析

本项目通过对临床医生语言沟通习惯和方式进行调研，了解医生临床沟通语言使用现状及习惯，进而分析当下医患关系中存在的沟通问题，并提出破解建议。

1. 一般情况

本项目调查目标人群为北京清华长庚医院医生（包括主治医师及住院医师），目的为了解本院医生在与患者沟通过程中的语言表达及对医患沟通的理解。共发出问卷 41 份，收回有效问卷 33 份，回收率为 80.1%。回收问卷来自北京清华长庚医院的 33 名医生，其中男性 21 名，女性 12 名，工作年限为 1~41 年，中位数为 13 年，平均工作年限为 15.9 年，分别来自内科、外科、急诊科、重症医学科等 9 个科室，主治医师及以上职称人员占调查的 70%，住院医师及低年资医师占 30%（表 3-1）。

表 3-1　资料采集来源

	内科	外科	重症医学科	急诊科	全科及健康医学科	内分泌科	皮肤科	神经内科	眼科	总计
主治医师及以上职称	6	2	3	5	2	1	1	1	2	23
住院医师	2	0	1	1	5	0	1	0	0	10
合计	8	2	4	6	7	1	2	1	2	33

2. 调研分析

2.1　门诊初诊对话分析

　　在 33 份问卷中，起始对话有问候语的有 30 份，占 90.9%；其中 3 份无问候语的问卷分别来自外科、眼科及健康管理中心的医生，平均工作年限为 19 年。有一名来自骨科的医生问候后主动核对患者信息，一名来自内科的医生主动介绍自己。"您哪里不舒服？"或"您怎么不好？"涵盖了接下来的全部问话（占 100%）。

2.2　门诊复诊对话分析

　　由于有急诊、重症医学科等科室，该部分内容有 4 位医生未给予回答，占 12.0%。在填写答案的 29 张问卷中，有问候语的共 16 张，占 55.2%。最常使用的起始对话为"最近感觉好些了吗？"其次为"是否按时服用药物了？"个别医生的对话比较生硬，如一位医生的对话是："有好转吗？"以及另外一名医生是："感觉怎么样，症状有变化吗？"一名内分泌科医生的对话显得更加生硬："你是看结果？还是开药？"

2.3　住院病史采集对话分析

　　此项问题的回答率为 97%，一位来自健康管理中心的医师未回答此问题。在回答问题的医生中，10 位医生（占 31.3%）在对话中未提到问候语，而直接进入医疗话题。11 名医生（占 30.0%）首先进行自我介绍。既有问候语，又有自我介绍的医生有 10 人（占 31.3%），平均工作年限在 10.4 年，而其余医生平均工作年限在 16.0 年。在既问候患者，又介绍自己的医生科室分布中，仍然以急诊科和重症医学科医生居多。

　　接下来的对话涉及方面比较复杂，但多数情况下是以患者"住院原因""询问病史"等为主要内容。有一位医生提出，除了"询问病史，还需要了解其家族史及既往史"。也有部分医生提示患者应加强配合医生。

2.4　告知患者好消息时对话分析

　　该项问题回答人数为 28 人，占 84.8%。直接或表达为"好消息"的医生有 8 人，占 24.2%。其他则以稍显保守的方式表达，包括"手术不错""结果不错""指标不错""结果正常"等，共计 11 位医生，占 33.3%。在直接以好消息表达的 8 名医生中，急诊科和重症医学科有 5 人（占62.5%），而大内科及外科没有一位医生这样明确表达。在选择稍显保守的表达方式的医生中，急诊科和重症医学科有 3 位，其他医生来自内科（4 人）、外科（2 人）、神经内科（1 人）和皮肤科（1 人）。

2.5　告知患者坏消息时对话分析

在传递坏消息一项中，有 26 名（占 78.8%）医生做了回答，未回答者占 21.2%，是几项问题中失答率较高的。答卷显示在向患者及其家属传递坏消息的沟通中，有 9 名医生（占 27.3%）语言中有安慰的语气，而更多的是直截了当地告知；还有一位医生表示"从来不交代坏消息"。有一位医生的表述也很直白，表示坏消息只向患者家属交代，因此他所用的表达方式为："家属在吗？和您说一下病情。"

2.6　出院谈话分析

共有 27 名医生回答了此问题，占 81.8%。其中使用最多的语言是"按时服药"与"定期复查"。其中有 5 人对患者出院表示"祝贺"，占15.2%。15 人叮嘱患者按时吃药，占 45.5%。其中一人明确告知患者出诊时间及安排复诊。

2.7　医院或科室沟通规定及易引发冲突语言分析

问卷中，明确认为医院或科室无沟通语言相关规定的医生人数为 15人，占 45.5%；明确表示医院或科室有语言相关规定的医生人数为 3 人，占 9.1%。其他人未表示态度。对于容易引起冲突的语言，23 位医生做了总结，占被调查人数的 69.7%。其中认为最普遍的易引起冲突的语言包括："这个不归我管""不知道""无可奉告""我不清楚"等。

2.8　对问卷的反馈

19 位医生（占 57.6%）对问卷给予了反馈，认为此问卷："问题太多，太繁琐"（5人，占15.2%）；"问题不聚焦，太泛泛"（5人，15.2%）；其他反馈问题还包括有些科室没有相关被调查内容，也有医生认为沟通的内容包括除了语言和文字，还有当时的表情和语气，还有医生认为医患关系紧张是医患双方的问题，解决问题不能仅从医生方面入手。

3. 讨论

　　医患矛盾的激化造成了伤医事件频频发生，也滋生了医生的保护性医疗。说到底，这种矛盾的激化对医患双方都造成了伤害。就像此问卷中医生表述的："医患关系紧张不仅仅是医生的问题，而是医患双方的问题。"说得更确切些，医患关系紧张是全社会的问题，不仅仅包括医患双方，还有媒体、政策等因素的推波助澜。但是，作为医务工作者，首先应当从自身做起，为缓解医患矛盾献计献策，尽心尽力。因此，改善医患关系首先应作为医疗主题来改变医生行为，特别是沟通行为，这对于改善医患关系，促进医患关系和谐至关重要。夏云等的调查显示，在医患沟通过程中存在着诸多影响医疗纠纷的因素，寻找并消除这些隐患对预防医疗纠纷有重要作用[1]。不同科室、不同级别、不同年龄的医生对医患沟通的理解有很大偏差。从各方面的研究中发现，越是涉及危重病的科室，如急诊科、重症医学科，对医患沟通的重视程度越大；相反越是接触轻症患者的科室或者单纯操作性科室，对医患沟通的重视程度越小。吉林大学张东航教授的研究发现，不同科室医务人员对医患关系认知有显著差异[2]。这也间接反映了为什么即使在不同医疗机构，医患冲突常常集中出现在某些科室，同类学科医患矛盾的发生率惊人的相似。这可能与相关学科对医疗风险和医患沟通的认知不足和重视不够有非常重要的关系。

　　在此次调查中，我们就门诊初诊、复诊，病房入院、出院，传递好消息、坏消息等涉及不同沟通的内容和场景，对来自9个临床科室的33名医生进行了调研，其中70%以上为主治医师及以上职称人员，30%为低年资医师。

　　调查中发现，绝大多数医生在门诊接诊时能够用比较温和的语言对患者表示问候，然后开始临床诊疗工作。门诊是医院的一道大门，是医生与患者接触的第一站。门诊工作很大的特点是医生与患者接触时间有限，特别是大型医院。以每个门诊 40 个患者的就诊量计算，每个患者的总就诊时间只有 6 分钟，这还包括进入诊间和走出诊间的时间，其实实际就诊时间可能不足 5 分钟。这就是患者经常抱怨的"等待 3 小时，就诊 3 分钟"的情况。也正因为如此，医生为了完成临床任务，常常将语言精练，再精练，保留的是与疾病本身相关的临床信息，省略掉的恰恰是对患者的问候、解释、安慰。这样的接诊，让患者感觉完全没有温暖可言。本次调研中，90% 以上的医生在接诊患者时有问候语，这可能与其所在医院进行了大量的医患关系和医患沟通的培训，以及目前医院门诊量尚不饱和有关。也有可能是因为面对问卷调查有意而为之。在现实工作中，因为沟通或态度问题引起的门诊投诉占有医疗投诉的多数。束璇等在《加强医患沟通在预防门诊投诉中的作用》一文中显示，门诊服务投诉占总门诊投诉的 34.7%，而其中大多数为医护人员的态度问题所致[3]。在复诊时，很多医生更加直截了当，只关心患者"是否按时用药""病情是否有改变"，问候语则多被省略。在此次调研中，也证实了这一点，问候语从初诊的 90%，降低到复诊的 55.2%。这与医生对关爱患者的认知不足有直接关系，同时也与就诊患者的数量多，每个患者就诊时间短有一定关系。

在住院患者的沟通环节中，不同年资、不同培训经历的医生反应不同。其中有三分之一的医生提出问候语，三分之一的医生有自我介绍。在近些年的医生规范化培训中，沟通能力被视为重点培训内容之一，其中也包括在收集病史时的问候语自我介绍。能够问候患者又同时介绍自己的医生除一名工作年资在 22 年外，其余均在 20 年以内、平均工作年限在 10.4 年（未做到既问候又介绍自己的医生平均工作年限在 16 年），这说明在介绍规范化培训的过程中，医生的行为方式改变了。而在能够做到这一点的科室中，也以风险较大的科室医生分布最多，这也看出风险促进培训，培训改变行为的系列变化。夏经钢对在冠状动脉疾病重症病房（CCU）工作的住院医师沟通状况的研究中就发现，通过规范化培训可以影响住院医师对医患关系的认识，改变沟通技巧，进而影响医患关系的和谐构建[4]。

　　对好消息和坏消息的传递是医生们常常不愿意面对的问题，因为坏消息的传递让人窘迫，甚至引来家属或患者的不满；而好消息可能也在后期存在隐患。从保护自己的角度出发，医生常常在表达好消息时有所保留，而在传递坏消息时避重就轻。《中华人民共和国执业医师法》第二十六条第一款规定："医师应当如实向患者或者其家属介绍病情，但应当避免对患者产生不利后果。"[5] 但是，后果常常在沟通后产生，医师很难预知后果的严重程度，也无法确定和把控产生的时间。因此，医生只能采取"保护性医疗"的手段进行沟通[6]。在本项调研中，我们也可以看到这样的现象。对于好消息的传递，只有少数医生愿意直接以"好消息"的方式告知患者和家属，而更多的医生用相对中性的表述方式。而在传递坏消息时，也只有少数医生能够对患者及其家属表示同情和安慰，因为同情和安慰暗示着患者治疗效果的不佳，甚至存在生命危险。这很容易让人联想到医生医疗行为的不当甚至暗示着医疗失误。西方的医生在传递坏消息时常用"Sorry"这个词，但中国医生一定不会用"我很遗憾"或"真抱歉"这样的词语，因为这暗示着我在"承认错误"。这种状态缘于我国目前的医患关系状况，更多的医生处于自我保护或避免患者及家属的"过度反应"而表现出来的自卫状态——避重就轻。部分医生把一切推给"病情"，即使明确知道患者的不良预后，治疗的无效性也不说出来，一切让患者和家属自行选择。正因为这样，近期才有人民日报的一篇文章《能够提出建议的医生是负责任的医生》。而在对好消息和坏消息的传递方式上，不同科室的医生也有着明显的不同。在危重病患者比较多的科室，如急诊科和重症医学科，医生在沟通时比较直接，而危重病患者比较少的科室医生在沟通上比较含蓄。这种差异可能由于不同科室医生沟通训练不同，还有可能是在临床工作中，后者对患者的危重以及预后的判断不如前者确定。这也从另一个角度说明，沟通能力和临床能力呈正相关。

　　对于出院患者的交流方式，更多的医生关心并嘱咐患者应当"按时服药"与"定期复查"。究竟患者出院是否是一件应当祝贺的事情，可能因人而异，因为有些患者是在姑息治疗情况下出院的，而且可能面临反复回到医院进行治疗的状况。但是，即使是这样的情况，本人认为也是值得祝贺的，因为毕竟他可以过上相对正常的生活。我国综合医院的医疗现状比较特殊，越是高端医院，越是著名科室，患者越多，他们来自五湖四海，医生很难与患者建立长久合作的关系。患者出院后，医生能够和患者成为"我的患者，我的医生"这样固定关系的情况更是少见。这可能有赖于在未来全科医师体系的建设中实现。

最后，无论是哪家医疗机构，都有对医护人员沟通的相关要求，区别在于是否以制度的方式确定和公布出来。在本次调研中，部分医生表明医院和科室有相关规定，但大部分医生认为没有。但是，本人相信，在医院和科室层面，未来一定会有针对沟通的规范化要求，即使不一定细化到每一句话应该怎么说，是否应当向患者问好这样细致的层面。不文明的语言在医院是禁止的，这些禁止的语言与此次调研中医生们提供的易引起冲突的语言基本一致。但是，在临床工作中，恰恰是这些语言仍然在引起一次又一次的医患冲突。在目前分科越来越细的今天，"这个不归我管""不知道""无可奉告""我不清楚"等不是医生想说的，也不是他真的对患者不负责任，而现实告诉他，他真的不知道该如何说，该怎么做。因此，樊代明院士近期提出了"整合医学"的理念，希望在"分久"之后，医疗能够再次走向"合"的阶段，让医生能够说更多的"可以奉告"及"归我管"。这样患者才能在医院看病时得到最满意的答复。

（王　仲　北京清华长庚医院）

参考文献

[1] 夏云，李再，刘慧中，等 . 某三甲医院医务人员对影响医疗纠纷的医患沟通因素的认知分析 . 中国医院杂志，2016，（01）：44-45.

[2] 高天昊，张东航 . 吉林省某三甲医院医疗纠纷现状和第三方调解认知分析 . 长春：吉林大学，2016

[3] 束璇，王佩霞 . 加强医患沟通在预防门诊投诉中的作用 . 江苏卫生事业管理，2016，（4）：146-147.

[4]　夏经钢，曲杨，尹春琳，等.提高规范化培训住院医师在 CCU 沟通能力的探讨.

[5]　全国人民代表大会常务委员会.中华人民共和国执业医师法. [1998-6-26]. http://www.moh.gov.cn/mohyzs/s3580/200804/18250.shtml

[6]　张巍琴，冯泽永.关于在保护性医疗制度下尊重患者知情同意权的思考.临床伦理，2009，30（7）：37-38.

第 2 节　肿瘤科场景中医患沟通
语言困局及改进

近年来，医患矛盾呈现日益增加的趋势，医患纠纷愈演愈烈，给医务人员和患者双方带来严重伤害。其中，医患沟通是影响医患关系的一项重要因素。良好有效的医患沟通能加强医患之间的信任、减少医患矛盾，是预防和解决医患争议的有效途径。同时它也是一门艺术，是每一位医务人员的必修课程和必备技能。国际医学教育研究所（Institute for International Medical Education，IIME）公布的 *Global minimum essential requirements (GMER) in medical education* 指出沟通技能是医学教育的最低标准之一。越来越多的研究也表明医生与患者及其家属之间良好的交流沟通在增强医患信任、建立良好医患关系中具有重要作用。其中苏玉菊主张应该基于四维视角改善医患沟通、构建和谐医患关系，其中就强调注重沟通技能与艺术 [1]。结合目前社会实际情况，有必要对医患沟通进行研究。

当前医患沟通研究主要侧重于分析其重要性、现状、影响因素、沟通模式等，例如王芙蓉、张云和苗志敏等基于对某大型公立医院医患沟通现状和影响因素的调查，指出沟通效果不佳的原因，进而提出构建"以患者为中心"的医患沟通文化、加强医务人员的伦理和职业素质教育等改进建议 [2]。侯胜田和王海星对比分析国外现有医患沟通模式的异同及局限性，借鉴并探索适用于中国的医患沟通模式 [3]。同时，医患沟通语言技巧也越来越受到研究者的关注，如崔彩梅从语汇、语调、语气等角度分析医务人员如何运用语言的艺术进行沟通，建立和谐的医患关系 [4]；任朝来总结医患沟通的实用技巧，如语言沟通技巧、非语言沟通技巧、倾听技巧、积极回应和情感沟通等，并针对常见的沟通问题提出解决对策 [5]。然而，现有研究对于具体或特殊情境下医生的沟通技巧及语言的研究相对较少，特殊疾病患者的心理可能会存在差异，因而可能需要医生注意沟通技巧和语言。对患者的语言主要分为解释、指导、安慰三种类型。解释说明性语言是医务人员在诊疗过程中对患者做出的有针对性的通俗叙说和讲解，主要解释患者疾病的种类、病情轻重缓急、治疗难易程度等。指导性语言也叫医嘱语言，是医务人员在诊疗过程中做出的有关治疗、康复等的语言或者需要患者配合的工作性指令。安慰性语言是医务人员为配合治疗或出于其他职业需要，对患者进行安抚鼓励性的工作语言，是新医学模式运行后，要求医务人员能够主动自觉运用的一种医疗口语[6]。

为了解肿瘤科医患沟通现状，分析医生与肿瘤患者沟通语言的影响作用，探究影响肿瘤患者诊疗中医患沟通的因素和沟通技巧，我们开展此次调研。对医务人员进行自填式问卷调查，共发放问卷 40 份，其中有效问卷 36 份，有效率为 90%。采用教育部"当下医患沟通中的语言困局及其破解之策"课题专项协作调查问卷，包括 10 个开放式问题，针对不同的情景，调查医生对沟通方式或语言的选择。

1. 调查对象分析

36 份调查问卷中，医务人员平均工作年限为 12 年，工作年限 1~10 年的人数比例为 58.3%，11~20 年的人数比例为 16.7%，工作年限超过 21 年的人数比例为 25%（表 3-2）。

表 3-2 参与调研医务人员基本情况

科室	工作年限（年）	人数（人）	合计人数（人）
外科	1~10	9	11
	11~20	2	
内科	1~10	12	25
	11~20	4	
	21 年以上	9	

2. 问卷分析

在医患沟通过程中，医生的语言技巧非常重要，包括语言中的语调、音量、表达方式、词汇选择等。作为医生，能否恰当地运用和掌握沟通技巧，将在一定程度上影响患者及其家属的心理和情绪状态，并且与医患关系息息相关。本节就问卷调查的相关情况和统计结果进行如下分析。

2.1 当初次确诊癌症时，如何跟患者本人或其家属沟通？

调查问卷结果显示，不同医生的关注点存在差异，侧重点包括沟通对象、沟通内容、沟通语言表达等方面。

（1）在沟通对象选择方面，12位医生表示需要先跟患者家属沟通，征求患者家属意见后再决定是否与患者沟通，3位医生强调要了解患者的心理状态、承受能力等相关情况后决定沟通对象，19位医生在调查中并没有严格区分与患者家属或患者沟通的顺序。此外，医生与患者的沟通程度也存在差异，17位医生强调如实告知患者，无需隐瞒病情，或者依据患者家属意愿及患者心态等情况对患者选择性或保留性告知。在问卷中我们还可以看出在尊重患者知情权上，部分医生考虑到患者心理状况、情绪和患者家属意愿，可能只强调患者家属的知情同意，忽视患者本身的知情同意权，知情同意存在医务人员简单化等问题，没有真正给患者提供真实、全面的信息，从而损害了患者的认知能力、理解能力和判断能力。而在国际上，患者是具有病情的知情权，并且患者有权选择是否将自己的病情告知其家属。

（2）在沟通内容方面，主要包括患者当前的病情、治疗方案、预后、治疗费用、并发症处理预案、注意事项等相关问题，同时医生根据自身的诊治经验，给予患者治疗的信心和心理上的支持，使患者减少对疾病的恐惧并备受鼓舞，但对于沟通的具体程度并没有一致的标准。

（3）在沟通语言方面，医生多采用解释性语言，深入浅出，通俗易懂；多采用简单明了的词语和关怀、安抚的语言，同时注重使用保护性语言；尽量不用医学术语，便于患者理解并接受。有19位医生在回答时注明要安慰和鼓励患者，给予其信心；另外6位医生强调和患者沟通时要使用通俗易懂的语言；有 1 位医生考虑告知的时机和场所，并说明沟通的声调、语速。根据调查结果可以看出部分医生在沟通过程中未全方位、多层次地考虑到这些要素。

2.2 当癌症二度复发时，如何跟患者或家属沟通？

（1）沟通对象主要分为三种类型：①大多数医生会如实将实际病情告知患者家属。②根据患者心理素质，征求家属意愿和需求，决定是否告知患者。③直接同时告知患者及其家属，但少数（4 位）医生认为应该向患者"报喜不报忧"，或仅仅告知治疗取得的效果，隐瞒有关信息。

（2）在沟通内容上，主要包括疾病的特性，肯定治疗取得的效果和患者的努力，复发的可能因素分析，治疗方案和风险、预后等方面。医生应多采用通俗易懂和简洁明了的词语。同时医生在沟通中会基于癌症存在复发的可能性等特点，考虑患者的心态和病情，对患者或其家属进行安抚。在调查中 19 位医生提及鼓励患者树立信心，积极配合治疗，安抚患者的情绪，说明医生会有意识地关注患者的情绪和心态。

（3）在沟通语言方面，本研究大多数医生认为采用解释性语言，并给予患者及其家属继续治疗的安慰性和鼓励性的语言。

2.3 当需要选择开放胸腔、开颅、截肢等创伤性手术及放化疗时，如何跟患者及其家属讨论风险与获益？

（1）在沟通对象方面，相比较于前两个问题，在这个问题上调查的医生减少了对患者及其家属沟通顺序上的关注，大多数医生认为应与患者及其家属同时沟通，仅 1 位医生强调要避开患者，应单独与患者家属沟通相关治疗的风险。

（2）在沟通内容上，大多数医生（34 位）认为需要辩证地分析这些选择的风险和获益，采取的方式可以概括为首先运用通俗易懂的言语充分交代病情，明确告知选择的目的、治疗效果和必要性，分析潜在风险、不良反应、风险概率，提供应对方法，给予相关建议，指导患者及其家属做出正确选择，最后由患者和家属共同商讨并选择治疗方案。每个医生的具体沟通内容和形式会存在一定差异，有 2 位医生会告知一些治疗成功的案例以帮助树立患者的信心；有 3 位医生提出在沟通中会反复询问患者及其家属存在的疑问，并认真解答疑惑；另外有两位医生强调应签署知情同意书。

（3）在沟通语言方面，大多数医生都采用解释性语言，通过通俗易懂的言词或者采取比喻等形式，鼓励和安抚患者。明确表达选择有创伤性手术和放化疗的客观预后，以便患者及其家属做出相应的选择。

2.4　当手术、放化疗效果不明显，需要选择姑息治疗时，如何跟患者本人或其家属沟通？

（1）在沟通对象方面，大多数医生认为应同时与患者及其家属沟通，仅有 3 位医生表示应与患者及其家属分别进行沟通。

（2）在沟通内容上，面对治疗不明显的情况下，医生多会从患者角度考虑，沟通内容重点有告知当前病情、解释姑息治疗的意义和目的、说明积极治疗的影响、病情的复杂性、传输带瘤生存的理念、提出姑息治疗的建议等。在沟通中多数医生会如实分析患者当前实际情况，但仅有 2 位医生明确提出要签署知情同意书。

（3）在沟通语言方面，参与问卷的所有医生都采用解释性语言，同时给予安慰性语言。

2.5　在诊疗中遇到重大医疗决策及患者生命进入终末期之际，如何召集并主持患者的家庭会议？

（1）在沟通对象方面，大多数医生（34 位）认为应该召集家庭会议，参会人员应包括直系亲属、监护人、家中决策者或相关人员（重要亲戚、单位领导等）等。但有少数医生（2 位）认为没有必要召开家庭会议。

（2）在沟通内容上，主要有如实交代病情、治疗现状和风险、讨论治疗方案选择和费用、下一步的治疗准备和建议、是否同意采用可能的有创抢救，嘱咐患者家属了解患者遗嘱和遗愿，共同完成临终关怀。其中有 1 位医生提及在会议中考虑家属的情绪，给予适时安抚，劝诫他们正确看待生死，理性接受事实。

问卷中，针对第 6~10 题所涉及的内容，在目前医疗模式和医患关系的大环境下，医务人员对此类关注度尚不够，因而开展相关工作有所欠缺。问卷中，大多数医生对沟通对象并未做出明确的选择和区分，更多的是医生对相关工作理论层面的认识，实践工作开展得较少。

2.6　如何在患者及其家属面前开启生死与苦难话题？如何跟患者及其家属讨论生命预嘱、缔结爱的遗产等话题？

对于此题，大多数医生主要侧重于与患者及其家属对生死与苦难话题的沟通方式。依据问卷调查结果，可以看出常用的沟通方式主要有以下几种：①从日常交流中引导话题开展；②劝诫正确看待生死，坦然面对生老病死；③从病情切入；④运用同理心，换位思考，以患者的立场或者以朋友的身份探讨；⑤运用比喻或俗语等开启话题。在沟通中采用劝诫、积极的言辞，鼓励患者树立正确的生死观。沟通方式的多样化在一定程度上展示了医生的沟通意识和技巧。少部分医生表示会尽量回避关于遗产或遗嘱的话题。有 3 位医生提出要保持中立态度，尊重事实，不能为了抚慰患者情绪而给出不切实际的保证，应秉承正确的立场和态度，传输正确和积极的观念。也有个别医生提出可告知患者及其家属在"选择与尊严"网站进行学习。关于生命预嘱（我的五个愿望），问卷中的大多数医生都不熟悉。

2.7　如何搭建患者沟通平台（组建患者群及抗癌乐园），营造患者教育、温暖患者的"话疗"氛围？

问卷中大部分医务人员对搭建患者沟通平台持鼓励、支持态度。认为可采取的方式有：告知患者医务人员的联系方式、建立微信群或 QQ 群、推荐相关 app、安排医护管理人员引导话题开展、推送健康宣传知识、回答相关医学问题、举办健教活动等。但出于隐私角度或医生自身工作繁忙、精力有限等原因尚未搭建。只有少数医生不同程度地开展了此类工作。

2.8　如何与患者讨论癌症中的性话题？

这个问题的回答存在 4 种情况，具体如下：①大多数医生与患者及其家属从未谈及此类话题。②不主动讨论，患者询问便解答。③针对特殊患者（乳腺癌、妇科肿瘤等）会主动提及。④极少数医生会主动与患者及其家属交流此类话题并给予积极的建议。

2.9　如何跟患者及其家属讨论诊疗费用、家庭财务匹配话题

大多数医生会针对诊疗费用进行沟通，但对家庭财务匹配话题很少谈及。在沟通内容上，主要有选择药物、治疗费用、报销比例、家庭经济情况等。大部分医生强调要在确诊以后治疗之前，直接说明费用问题，确定治疗方案。而少数医生提出应选择合适的时机讨论这类话题，因为可能会影响患者的治疗意愿和情绪。但总体而言，大家一致认为，沟通好此类问题可增进患者及其家属的治疗意愿和信心，推进治疗效果的提升。

2.10　如何用言语对陷于共情耗竭的长期照顾家属（护理员）进行心理减压？当患者离世后，如何跟家属做哀伤抚慰的沟通？

安抚家属也是医生在医患沟通中的一项日常工作。问卷中，大多数医生认为沟通内容涉及以下4个方面：①肯定家属和患者所做的努力；②给予关怀和鼓励，让家属做好思想准备；③采用同理心，安抚家属正确看待生死；④用适当的肢体语言来抚慰家属，给出释放压力的建议。但在患者离世后，对家属的哀伤抚慰工作涉及较少。

3　总结分析

总体分析本调查问卷，发现医患沟通过程中主要侧重于患者疾病治疗的沟通，后期更多的是从人文关怀层面和患者进行沟通。大部分医生对治疗沟通工作做得比较充分，尽管有意见不同之处，但大家一致认为：①沟通语言应通俗易懂，较少应用医学术语；②学会倾听，尽量做到换位思考；③避免使用伤害性语言，增加鼓励性语言的应用。

相比而言，在人文关怀层面的工作相对比较缺乏，甚至在某些领域呈现空白。究其原因，可能有以下几个方面：①沟通是双方面的，目前国内整体人群对生死认知尚有局限性，这些话题缺乏相应的土壤。医生

开启相关讨论容易引起患者及其家属的误解。②长期以来，医生受到工作量考核、职称晋升等客观因素的影响，更注重医疗技术水平的提高，而疏于医学人文修养的提升；③我国医患比例失衡，医生工作任务繁重，压力较大，可能无暇顾及躯体疾病治疗以外的其他方面，导致医学片面化，患者治疗不完整，普遍存在"重躯体，轻人文"的现象；④在目前敏感的医患大环境下，医生不便于直接探究患方的家庭财务状况，同时患方也很避讳将自己的家庭经济收入告知他人，担心过度医疗。因而造成医患之间对家庭财务匹配话题很少谈及的现状。

　　总而言之，良好的医患关系从医患沟通开始，和谐的医患关系需要医患双方共同努力。在医患沟通中，医务人员应该恰当运用沟通语言技巧，慎言、善言，同时注重培养自身的医学人文关怀意识和知识，提高医疗服务质量，才能为患者提供更加人性化的服务。

（吴　媛，魏学燕，周晓艺　湖北省肿瘤医院）

参考文献

[1] 苏玉菊．论四维视角下之医患沟通．医学与哲学（人文社会医学版），2011，02：35-36.

[2] 王芙蓉，张云，苗志敏，左安俊，张倩，刘宁宁．医患沟通现况调查及改进对策．中国卫生质量管理，2012，01：49-52.

[3] 侯胜田，王海星．国外医患沟通模式对我国和谐医患关系构建的启示．医学与社会，2014，02：51-54.

[4] 崔彩梅．医患沟通的语言艺术研究．科教文汇（中旬刊），2009，03：281-282.

[5] 任朝来．医患沟通的实用技巧．医学与哲学（A），2015，06：55-57.

[6] 王茜，隆娟，王凯鑫．基于100例妇科门诊会话语料的医生话语类型及角色特点研究．中国医学伦理学，2014，27（1）：27-30.

第 3 节　妇幼保健场景中医患沟通语言困局及改进

医患关系是医疗服务活动中客观形成的医患双方以及与双方利益有密切关联的社会群体和个体之间的互动关系。传统的医患关系中，医者以为患者谋利益为己任，医务工作者享有较高的社会地位。他们为患者解除痛苦，捍卫生命，被施救的患者往往怀着感恩的心态对待治疗自己的医生。近些年来，我国的经济高速发展，但是社会发展和国家社会保障发展相对滞后，再加上新药品、新医疗技术和新设备的引进使医疗费用大幅度上涨。虽然卫生主管部门已做了多方面努力，但仍然有很多患者看不起病、吃不起药。长期以来医护人员工作压力大、负担重，造成一些医护人员工作倦怠和态度生硬，使医患之间沟通不良，这往往成为压死骆驼的最后一根稻草，将矛盾直接转化成医患冲突，使我国的医患关系更加紧张。本研究旨在了解当前医患沟通中的语言内容和形式，以期从临床用语的视角探索改善医患关系的方案，努力构建和谐的医患关系。

1. 研究对象与方法

1.1　研究对象

本研究选取广东省深圳市妇幼保健院的 120 名医护人员 [来自妇科、产科、儿科、新生儿科、新生儿重症监护病房（NICU）、乳腺科、生殖健康中心等科室] 和 120 名患者（妇科肿瘤、乳腺科肿瘤、产科重症、儿科及新生儿科危重患者及其家属，以及生殖健康中心、不育不孕计划生育门诊患者及其家属），共 240 名研究对象。

1.2　研究方法

该研究旨在了解深圳市当下医患沟通中的语言现状、患者希望听到的医生语言，分析影响医患关系的高频语言及其场景，为开展规范医院相应场景的沟通语言提供指导和依据。在查阅文献的基础上，根据我国医患关系的特点，自行设计"《医患沟通语言困局及其破解》调查问卷"，分为医护人员版和患者版，收集医护人员和患者交流过程中的常用语句及其对问卷的建议。调查问卷分为两个版本：

1.2.1　医护人员版

（1）研究对象的人口统计学特征：性别、年龄、科室、职称、从医年限等。

（2）在接触门诊初诊患者、门诊复诊患者、住院患者、采集病史、告知患者好消息、告知患者坏消息、出院谈话时，常用的语句。

（3）所在的医院或科室是否有沟通禁忌语的具体规定及其内容。

（4）医生在临床中容易引发冲突的语句。

（5）对本问卷的意见和建议。

1.2.2　患者版

（1）研究对象的人口统计学特征：性别、年龄、科室、就诊原因等。

（2）在初次接触主治医生时，医生说的让患者觉得亲切或者消除紧张陌生感的语句以及让患者觉得不舒服或者更紧张的语句。

1）就医过程中，医生告知坏消息和好消息的语句。

2）就医过程中，向医生诉说过的困难或疑惑、医生回答的语句。

3）就医过程中，最让患者感动、最不舒服的语句。

4）医生最容易引起冲突容易引发冲突的语句。

5）对本问卷的意见和建议。

1.3　质量控制

（1）调查问卷通过查阅文献并参考专家意见设计而成，并且不断修改完善，尽可能提高其合理性和科学性；

（2）发布教育部人文医学研究课题实施有关说明，明确调查的目的、问卷填写要求、明确调查工作实施时间和课题组成员；

（3）收集问卷时，由课题组成员对填写的问卷进行核查，发现可能的缺项、漏项以及逻辑错误时，尽可能由调查对象填写完整；

（4）每天调查结束后应做好调查问卷的回收和保管工作，整理时剔除质量未达到要求的问卷（如缺项较多达 80% 以上、有逻辑错误等），对有效问卷进行编码；

（5）采用 Epidata 3.1 由经过培训的人员进行数据双录入，并进行一致性检验，如果不一致，则与原始问卷表核实并修正。

1.4　数据录入方法

采用 Epidata 3.1 软件建立数据库，将核实无误并统一编码的问卷录入数据库。

2. 结果

2.1　研究对象的一般特征

本研究发放医护人员问卷 120 份，回收有效问卷 112 份，有效回收率为 93.3%；发放患者或患者家属问卷 120 份，回收有效问卷 98 份，有效回收率为 87.5%。研究对象来自妇科、产科、儿科、新生儿科、NICU、乳腺科、生殖健康中心等。医护人员包括初级、中级和高级职称人员；患者来自门诊和住院病区。

2.2　医患沟通的常用语

2.2.1　医护人员问卷结果

医护人员接触门诊初诊患者时的常用语：

①您好！请坐，请问您 / 宝宝 / 小朋友哪里不舒服？②您最近感觉怎么样？③有什么可以帮助您吗？④可以把您的就诊记录或检查资料给我看一下吗？⑤您这样多长时间了？⑥您的问题定期复查就好，不用太紧张。⑦有问题随时就诊。⑧有发热吗？⑨您孕周多少。

2.2.2　医护人员接触门诊复诊患者时的常用语

①您好！请坐，请问您 / 宝宝 / 小朋友最近怎么样，您感觉好些了吗？②恢复得怎么样？③您最近有哪里不舒服吗？④有什么可以帮助您吗？⑤可以把您的就诊记录或检查资料给我看一下吗？⑥有没有按时服

药？⑦有问题随时就诊。⑧小朋友／宝宝免疫功能尚不完善，会恢复得慢一些。

2.2.3　医护人员采集住院患者病史时的常用语

①您好！请坐，请问您／宝宝／小朋友哪里不舒服？②您为什么住院？③有什么可以帮助您吗？④我是您的管床医生，需要问您一些情况，有无食物药物过敏史、家族疾病史、既往史、手术史等。⑤可以把您的就诊记录或检查资料给我看一下吗？⑥有问题随时叫我们。⑦小朋友／宝宝免疫功不完善，恢复得慢些。

2.2.4　医护人员告知患者好消息时的常用语

①恭喜您！您的检查结果基本正常／病情好转／手术顺利／母子平安，有问题随时叫我们。②恭喜您！您恢复得很好／已基本痊愈，很快可以出院了。

2.2.5　医护人员告知患者坏消息时的常用语

①您好！请坐，您的病情有些变化／检查结果有些异常／病情复杂，需要进一步的治疗／检查／观察。②您好！你是某某的家属吗，我是某某的主管医生，想跟您谈谈某某的病情。③您的病是常见病，不用太担心。④有问题随时叫我们。

2.2.6　医护人员告知患者出院时的常用语

①您好！请坐，您恢复得不错，可以出院了。②出院后，谨遵医嘱、好好休息、加强营养、勤加锻炼。③注意定期复查。④有问题随时咨询我们／就诊。

2.2.7　医院或科室规定的沟通禁忌语

①我不知道／不要问我，去问你的主管医生。②我很忙，你问别人吧。③没钱别来看病。④没床，到别的医院去。⑤死／死亡。⑥绝对不可以／绝对没问题。⑦你吵什么太烦了／你想怎样。⑧某某床。⑨再见。⑩快点。

2.2.8　医护人员认为临床中容易引发医患冲突的话语

①我不知道。②你自己看着办。③我很忙，你问别人吧。④没床。⑤和我没关系。⑥我就这态度，你想怎样？⑦不要问我，去问你的主管医生。⑧你很烦。⑨这个病很难治好。⑩你为什么不早来？

2.2.9　医护人员对问卷的意见和建议

①设置为客观题，给予适当的选项。②设计医生和护士两个版本。③匿名。④简化内容。

2.3　患者或患者家属问卷结果

2.3.1　初次接触时医生让患者感动／消除紧张的话语

①来坐下，放松一点，不要紧张，先让我看看。②您哪里不舒服啊？③有病早治可早愈，不用担心。④这是常见病／没什么大问题，都可以解决的，请放心。⑤我们会通过各种方式查找原因的，有什么困难我们一起解决。⑥您需要多运动，注意休息。⑦有问题随时咨询我／就诊。

2.3.2　患者初次接触医生时期望听到的话语

①在我看来，您只是小毛病，没太大的问题。②对您的症状表示遗憾，我们一定会尽全力将危害降低到最小，请您放心。

2.3.3　初次接触时医生让患者不舒服／更紧张的话语

①你的病很严重。②如果不遵医嘱，后果自负。③不要问太多。④恶性肿瘤，但做手术需要排队 2 个月。⑤你的手术结果不好（术中）。⑥你是医生？我是医生？你坐我这个位置来看病喽。⑦你肚子这么胀，会被撑破。⑧情况很不好，建议流产（不解释）。⑨你的病非常严重，但是好处理。⑩没办法，要不你去别家。

2.3.4　医生告知患者坏消息时的话语

①你的病情很严重，但发现及时，治疗后可以正常生活，放下顾虑，给自己信心。②病理结果显示是恶性的，但只要积极配合治疗，治愈率还是很高的。③你怎么没早做检查，要是坚持每年检查，今天的这种情况可以避免，现在可能要手术。④你的检查结果不太好，可能要做进一步的检查／治疗。⑤你的手术存在风险，但是有很多人做过类似的手术，也不用太紧张。

2.3.5　医生告知患者好消息时的话语

①你手术很成功，安心休息，会很快恢复的，以后注意复诊就好。②你恢复得很好，再观察两天就可以出院了。③你这种病，经过治疗大多都会好的，不用太担心。④你已脱离危险期，继续配合治疗，很快会

好的。⑤你的病理结果显示是良性的，可以放心啦。⑥你的病情好转，保持好的心情和作息，将会很快康复。⑦你的病是早期，好好配合治疗，很快会恢复的。

2.3.6　患者向医生诉说的困难及医生的回答

（1）患者诉说的困难

①我经济有点困难，一下子拿不出那么多钱。②服用这些药物后，会不会对以后的健康和生育产生不良影响？③治疗后，病情不见好转。④我的这个病，预后怎么样？⑤我什么时间可以出院？⑥我这是什么情况，能治好吗？⑦我身体比较虚，肠胃也不太好，这该怎么处理？⑧宝宝食物过敏严重、体质弱，该怎么解决？⑨手术后有哪些注意事项？⑩风险大是理论上的还是实际发生的。

（2）医生的回答

①我会尽量使用便宜的治疗方法。②我给你开一些减免不良反应的药。③不要紧，再观察一下，下次会再和专家讨论治疗方案。④这病现在很普遍，治愈率高，放松心情，别担心。⑤配合医院安排，治愈率高。⑥你还年轻，没事的。⑦继续治疗，慢慢来。⑧术后注意休息，别太累，保持心情开朗。

2.3.7　医生说的最让患者感动的话语

①你现在很不错，回家好好养，注意休息，有不适随时过来。②我们已经尽最大努力了，所有的苦难都会过去的。③有事叫我们，我们只要听到您的要求，一定为您解决。④不要紧张，慢慢来，一切都会好起来的。⑤能帮助的我们决不放弃。⑥现在情况已经是这样了，放平心态就好。⑦不用紧张，要相信医学。⑧你的检查报告我标注了，打电话咨询了北京的专家。⑨你还年轻，配合治疗，会如愿的。⑩不一定都会发生，但我们要尽告知义务。

2.3.8　医生说的最让患者不舒服的话语

①别的医生都不给你加号，我凭什么给你加？②电话咨询不做解释。③你是医生？我是医生？你坐我这个位置来看病喽？④孩子情况不太好。

2.3.9　患者认为临床中容易引发医患冲突的话语

①不要跟我讲这些。②说了你也不懂。③很多比你严重的患者，也

没有你这样。④你不想治疗我们不勉强，签字后果自负。⑤这事不归我管，你去找别人。⑥我不知道。⑦我很忙，你过几天再来吧。⑧好了，就这样，该说的已经说了。⑨你怎么不早来呢?

2.3.10　患者对问卷的意见和建议

①设置为客观题，给予适当的选项。②简化内容。③题目有重复。

3. 讨论

3.1　态度

本研究显示，患者最在乎的是医生的态度，糟糕的态度往往是诱发医患关系的源头。同样的一句话，因为态度的差异，可能产生截然不同的效果。如"坐"，面带笑容地说和黑着脸说，效果是不言而喻的。这并不是说医患语言不重要，沟通的语言其实也相当重要。同一件事，不同的表达产生的效果可能差别很大。洪昭光先生认为"情绪安定救命"。从医疗语言的角度讲，这是医生的语言救了患者的命。对于某些患者来说，可能是"一句话使人活，一句话使人死"。语言本来是人与人交流思想、表达情感的工具，但是现如今却常因为各种原因导致其未起到很好的媒介作用，引起双方的误解，进而引发冲突。医疗语言是医务人员与患者沟通的语言，她所涉及的当然也是语言表达的问题，也就应该遵守得体的原则。医疗语言，由于其交际对象的特殊性，因而有更加独特的作用。

3.2　语言与医患关系

得体的语言有利于构建和谐的医患关系，不得体的语言将恶化医患关系

得体、亲和的语言能鼓励患者，增强患者战胜疾病的信心，消除患者紧张情绪，使沟通更为顺畅，提高其依从性，有利于病情的好转，减少医患纠纷的发生。世界西医之父希波克拉底说："医生有三大法宝，第一是语言，第二是药物，第三是手术刀。"可见，语言像药物和手术刀一样，都可以对患者或疾病产生影响。不得体的语言则打击患者，削弱其意志，增加其紧张情绪，产生抵制情绪，使沟通不良，不利于病情，增加医患纠纷甚至冲突的发生风险。如"请坐，您哪儿不舒服？"与"坐吧，哪有病？"这就是得体与不得体的差别。

3.3　态度与医患关系

良好的态度有利于构建和谐的医患关系，不良的态度恶化医患关系

良好的态度，让患者感到亲切，对医生产生信任，更容易敞开心扉吐露自己的问题，最终在良好的氛围下完成疾病的诊断和治疗。不好的态度，让本就脆弱的患者产生抵制的情绪和不信任感，影响病史的采集，最终影响疾病的诊断和治疗，甚至引发医疗纠纷或冲突。如"注视患者"与"斜视患者"，这种态度的差别也是显而易见的。

3.4　改善医患关系的对策

近几年，我国正处于医药卫生体制改革时期。在这个转轨阶段，医疗纠纷事件呈上升趋势。医患关系紧张，医疗纠纷升级，进而演化为医疗暴力。本研究结果显示，医疗语言尚不规范、医生态度和素养参差不齐。考虑到医疗语言和医生态度对构建和谐医患关系的重要性，为了更好地改善当下紧张的医患关系，必须语言和态度同时抓，一个也不能放松。具体原则是：①讲普通话，保证语言无障碍；②简明通俗，准确规范；③用语谨慎、文明，注意保密；④恰当得体，注意体态语。

根据上述原则，规范常用医疗语言，加上良好的体态语辅助，将会大幅提升医务人员的人文素养和形象，以利于改善医患之间的信任危机，进而逐渐构建新时期和谐的医患关系。

（王月云　广东省深圳市妇幼保健院）

第4节　乳腺科场景中医患沟通
语言困局及分析

　　人类生活离不开人际沟通。然而，人类很早就意识到要准确表达自己和理解别人都十分困难。医生不可能有各种疾病的亲身体验，因此当患者向医者诉说他的痛苦、陈述他的感受时，不一定都能被理解、唤起共鸣；同样，当医者表达诊疗意见、提出配合要求时，也不一定能全被患者领会、获得配合。医患沟通是一门值得研究的学问。医患交流知识和技能的学习之所以需要贯穿于医学教育全程，落实在医疗服务实践中，是因为医者的医患交流水平直接和间接地关联着医疗质量、效率和效益。

　　医患冲突是医患双方在诊疗护理过程中，为了自身利益，对某些医疗行为、方法、态度及后果等存在认识、理解上的分歧，以致侵犯对方合法权益的行为。现今我国医患冲突频发，伤医事件屡有报道。而大部分的医患冲突正源于不当的医患沟通语言。

　　为了更好破解当前医患冲突中的语言困境，本研究分场景、分时序搜集了医患对话中的语言素材，将其进行归纳和分类，分析其特点和原因，并提出了改进对侧。

1. 研究方法

1.1　研究对象

　　研究对象为实际参与沟通的医患双方。患者均来自首都医科大学附属北京天坛医院乳腺癌病友团体"汝康沙龙"的乳腺癌康复期患者，均已完成了乳腺癌的全部诊疗。纳入标准：①经病理确诊为乳腺癌并已完成手术、化/放疗等住院治疗的康复期患者；②患者自愿参加本次调查；③不存在认知功能和沟通障碍。最终纳入研究的患者共26人，均为女性。年龄41~74岁，平均50.12±4.83岁；低级教育程度者（小学及以下）

3 人，中等教育程度者（初中或高中、中专学历）12 人，高等教育程度者（本科及以上）11 人。

医生来自首都医科大学附属北京天坛医院乳腺科。纳入研究的医生共 4 名，其中主任医师 1 名，主治医师 1 名，住院医师 2 名；本科学历 1 名，硕士研究生学历 2 名，博士研究生学历 1 名。

1.2　调查方法

1.2.1　问卷调查法

问卷调查法也称为"书面调查法"，或称"填表法"。用书面形式间接搜集研究材料的一种调查手段。

本研究由研究自行设计调查问卷，问卷分为 A 卷（由患者填写）和 B 卷（由医生填写）。调查前对发放问卷者进行统一的培训，采用统一语言讲解填写方法，由调查对象自行填写，回收问卷后对完整性进行初步检查。

1.2.2　观察法

观察法是指研究者根据一定的研究目的、研究提纲或观察表，用自己的感官和辅助工具去直接观察被研究对象，从而获得资料的一种方法。观察者利用眼睛、耳朵等感觉器官去感知观察对象。由于人的感觉器官具有一定的局限性，观察者往往要借助各种现代化的仪器和手段，如照相机、录音机等来辅助观察。

本研究中，调查者作为观察者对纳入研究的 4 名医师的日常诊疗场景进行观察记录。观察场景包括门诊初诊及复查、告知坏消息、日常查房、术前／治疗前谈话以及出院指导。观察内容为医患双方的对话，包括口头语言、肢体语言和表情等。

2. 分析与讨论

研究者对调查问卷和场景对话记录进行分析、讨论。分析和讨论的重点是医患双方沟通语言的特点，探究并归纳总结影响医患沟通的因素。

2.1　相较医生，患者有更强烈沟通的需求

医生和患者作为医患沟通的双方，其中，患者有更强烈的沟通需求。如问卷中提到："想让医生告知检查结果并做出解释，但有时候，不问医生，医生不会主动来说。""出院时希望能多跟医生说几句，能够得到更多的出院指导。但医生很忙，讲的都很少。"

而在实际沟通中，医生由于工作繁忙，往往忽视了患者对沟通的诉求。如，在一次门诊中，观察到如下对话：

患者："大夫，我这个（肿块）是不是挺严重，不太好呀？"

医生："现在不好说，住院后检查完再细说吧。"

患者："那您摸着感觉怎么样啊？是恶性的吗？我之前疼是不是跟这个有关系。"

医生："没什么关系。这个日后咱们再聊。"

……

2.2　医患双方均有较强的自我保护意识

基于医患矛盾频发的现实，现今医患双方都在沟通中存在较强的自我保护意识。如在一次日常查房的观察中，有一位患者家属在医生讲话时用手机录音。在日常查房时，观察到如下对话：

患者："您说我这个有事吗？严重吗？"

医生："这个我现在不能下结论。"

患者："您跟我说说吧，我很担心。"

医生："我现在不能说什么，我说没事儿，真的出事儿了怎么办？"

另外，在一次术前谈话中，也观察到如下对话：

患者："没事儿，我直接签字就行。"

医生："那不可以。您现在认为没事儿，将来出了问题必然会来追究责任的，不是吗？"

2.3　医生在高强度的工作同时难以在沟通中保持足够耐心

问卷中提到："医生说什么其实不重要，重要的是要有耐心。如果没

有耐心，就容易引发冲突。"问卷中也提到，"希望医生能多一些耐心。"

由于患者不具备医学专业知识，因此很多疑问和顾虑在医生看来是没有必要的。而医生在高强度的工作下，由于压力和情绪影响，难以在所有的沟通中保持足够的耐心。

如在病房中，观察到如下对话：

患者："大夫，您能帮我解释一下这个抽血检查的结果吗？"

医生："我看一下，没事儿，基本正常。"

患者："可是，您看，这个有个箭头，这一项指标高。"

医生："真的没事儿，我现在实在很忙，没时间解释。等会儿再说吧。"

2.4　医生在沟通中体现的人文关怀至关重要

在医患沟通中，人文关怀至关重要。如果医生能在沟通中充分体现人文关怀，将有益于医患关系的良性发展，更好地建立相互信任、尊重的医患关系。问卷中提到："医生说，没事别担心，得病不可怕！我觉得心里暖暖的。"问卷中还提到："术前担心全麻，医生解释说，就像睡一觉，睡醒就没事儿了，不用担心的。听完心理就踏实了。"

3. 改进策略

医患之间的沟通不仅为诊断所必需，也是治疗中不可缺少的一个方面。医患之间的沟通带有专业性，因此医生应该起主导作用，埋怨患者拙于表达、沟通常常是于事无补的。医患沟通最重要的是医生的态度。沟通能力是医生必不可少的能力之一。因此医生应改进谈话技巧，主动为医患关系的缓解完善自己的能力。

3.1　开放式提问与倾听

患者本身有倾诉的欲望，倾向于提供尽可能多的信息以确保自己得到最好的诊疗服务。而医生由于时间成本问题，则认为患者常常提供了过量、不必要的信息。在门诊初诊、采集病史时，医生应尽可能不按教科书的检查表和病史采取格式化的固定顺序提问，尤其要避免连珠炮式的"审问"方式。提问大体上有两种："封闭式"和"开放式"。"封闭式"提问只允许患者回答"是"或"否"，或者在若干答案中做选择。这样的提问限制了患者的主动精神，容易陷患者于"受审"地位而感到不自在。尽管在某些情况下，封闭式提问是必要的，如为了弄清楚某个症状的确切部位和性质等，但一般情况下应尽可能少用。"开放式"提问使患者有主动、自由表达自己的可能，这既体现了医生对患者独立自主精神的尊重，也为全面了解患者的思想情感提供了最大的可能性。患者愈是感到受尊重，感到无拘束，他就愈是可能在医生面前显露出自己的真实面目。医生还常常采取"有限开放式"提问，例如，问患者："昨夜睡得怎么样？""有限"指只限于昨天的睡眠，"开放"意味着患者的回答有很大的自由。可简可繁，侧重点可由患者自由选择，患者自认为无关紧要的事可以不谈。

　　倾听则是医生最应该具备、也最容易被忽视的沟通技巧。医生必须尽可能耐心、专心和关心地倾听患者的诉述，并有所反应，如变换表情和眼神、点头作"嗯、嗯"声，或简单地插一句"我听清楚了""我明白了"等。饱受各种痛苦折磨的患者往往担心医生并没专心听他们的诉说。疑虑和抱怨多、说话倾向于重复的患者尤其需要医生有耐心。有时，患者扯得离题太远，医生可以礼貌地提醒患者，请他回到主题上来。

　　总之，医生不要干扰患者对身体症状和内心痛苦的诉说，尤其不可唐突地打断患者的谈话。可以说，倾听是发展医患间良好关系最重要的一步。

3.2　接受、肯定

　　接受是指无条件地接受患者，不能有任何拒绝、厌恶、嫌弃和不耐烦的表现。例如，患者有些急躁，医生就应更加心平气和与冷静。这就是说，医生要努力营造一种气氛，使患者感到自在和安全，享有充分的发言权。肯定指的是肯定患者感受的真实性，不可妄加否定。例如，患者说："身体各处神经老在一跳一跳的。"医生首先必须肯定患者这种跳动感的真实性，并且对患者的不适感和担心表示理解。解释是下一步的工作。充分的接受和肯定能让患者感受到自己被尊重和理解。

3.3　解释或澄清

医生应该弄清楚事情的实际经过，以及事件整个过程中患者的情感体验和情绪反应。尤其是患者感觉受到了刺激和冲击时，解释或澄清十分必要，否则就很难有真正的沟通。另外，有些冲突的发生是基于医患双方的误会。因此，在了解患者的真实情感和感受后，针对性地做出恰当解释或澄清，可以使双方重新建立信任关系。

3.4　重构或代述

重构是指把患者说的话用不同的措辞和句子加以复述，但不改变患者说话的意图和目的。例如，患者诉说："我的母亲根本不理解我，也不是真正关心我。"这显然是一种抱怨，下面是医生恰当地反应的一种形式："你的苦恼我完全可以理解，因为我们每个人都需要亲人的理解和关心。"一般来说，患者对医生这样的说法会予以首肯。这样一来，就把抱怨变成了"需要"，"需要"成了医生和患者的共同语言。这就把消极的抱怨引导到用实际行动去满足需要的积极道路上来了。

代述是指有些想法和感受患者不好意思说出来，不便明说，然而憋在心里却是一种不快。对此，医生可以代述。这当然要求医生有足够的体察能力。例如，医生试探性地问患者："你是不是觉得某某大夫不大细心？"如果患者表示同意，这就使患者内心的隐忧或顾虑得到了表达和理解。当然，医生可以就此对患者做简单的解释，以解除患者的担心。如果医生善于探知患者的难言之隐，代述这一技巧往往可以大大促进医患之间的沟通。

总之，虽然本研究只选取了乳腺科门诊和病房的语料，但医生的会话结构有共通之处。现阶段，社会对医生角色的期待越来越高，医生承担的角色更多样化，承担的责任更重、更艰巨。医疗服务人员不仅要有医学专业知识，还需要具备心理、社会、行为科学等方面的知识，掌握沟通技巧，规范语言，体现人文关怀，才能为患者提供更完善的医疗服务。

（王丕琳，王　林　首都医科大学附属北京天坛医院）

第 5 节　肝胆外科场景中医患沟通语言困局及改进

医患关系是患者与医生或医疗机构在诊治疾病的医疗实践过程中所形成的相互之间的联系，是医方与患方在共同的治病与防病过程中所结成的医学伦理关系，是医疗活动中最基本、最重要、最活跃的人际关系。"医患关系紧张"近年来受到了社会的极大关注，也是一个不可回避的话题[1]。在医患关系中，医生与患者及家属的语言交流占据了主要形式，也是决定医患关系好坏的重要纽带。在以上背景下，本肝胆外科研究所承担了由教育部语用司委托北京大学实施的从语言应用角度开展"当下医患沟通中的语言困局及其破解之策"课题的现场调研任务。我们在肝胆外科及涉及恶性肿瘤的有关科室发放了医患沟通中医生在特定时期及事件中与患者语言交流的开放式问卷调查表。共发放调查表 50 份，其中 30 份为医生在与非肿瘤患者就诊过程中不同诊疗阶段的沟通用语，20 份为恶性肿瘤患者在就医过程中疾病演变的不同阶段中的医生沟通用语。通过对调查表的整理，分析其特点和原因，并提出改进对策。

1. 对象与方法

在肝胆外科选取医生 50 人，对两套调查表即不同接待场景语言沟通和癌症患者不同疾病阶段语言沟通进行开放式问卷调查；回收 41 份。另外在涉及癌症的专科：肿瘤科、妇科、乳腺科、普外科发放癌症患者不同疾病阶段语言沟通调查表 10 份，回收 9 份。

2. 调查结果

2.1 在非肿瘤患者不同就诊场景中医生语言沟通的特点

在接触门诊患者和住院患者采集病史时，一般以医生的主动询问为主，并且医生占绝对主导地位，问话也相对简单。而这往往是医患的首次接触和交流，医生与患者之间的彼此信任度高。

在告知患者好消息和出院时，语言简短，语气轻快，并且通常会加上"很高兴告诉您""恭喜您"等乐观语言。但是，虽然是好消息，仍然有医生在沟通时留有余地，如"仍须定时复查""也有不好的一面"等。

在告知患者坏消息时，一般首先会选择告知家人，语气委婉，也会安慰患者，提出治疗方案。

大多数医生认为在沟通中有明显的沟通忌语，主要体现在癌症患者的病情告知上。在最易引起冲突的语言中，集中体现在用语的生硬及态度上，例如"爱治不治"；还有完全忽视患者的自主参与性语言"你不懂"等。

2.2　在针对癌症患者的沟通中医生语言沟通的特点

大多数医生都选择首先告知家属，根据患者对病情的知晓程度和心理接受能力，再酌情告知患者，并对病情进行详细解释，讲解癌症的疾病特点以及发展程度等。

在患者进入终末期时，一般会召集所有的直系亲属，详细告知病情，让家属做好心理准备和家庭安排，并让家属尽量满足患者的心愿。

在搭建患者间沟通平台时，一般会选择微信群及 QQ 群等现代化的信息手段。

在性话题讨论中，一般都未涉及，或者是患者主动询问才会提及。

在患者财产、家庭关系等方面，医生一般也未涉及讨论。

3. 结果讨论及原因分析

缺乏沟通技巧、服务态度差是导致医患关系紧张、引发医疗纠纷的重要因素[2]。而在与患者的沟通中，疾病诊治的复杂性、语言技巧、患者对病情的知晓程度、病后的情绪波动等，都会导致沟通问题。在医疗环境严峻的今天，要想与患者有效沟通，建立良好的医患关系，就要求我们的医生做一个会谈话的医生。但是，会谈话，不是油嘴滑舌，不是坑蒙拐骗，是在实事求是的基础上，一场人文与科普的完美呈现[3]。在本次发放的调查问卷中，医生们的回答都比较温和、有礼。但在患者不同接待场景语言沟通来看，大多数医生的语言简单，往往是以询问患者为主，没有体现出患者的主动参与性，未详问或倾听患者陈述病情。而在诊疗的各个环节中，能引起患者不满意的原因集中在未向患者说明诊疗方案、预后及后遗症。但是，在门诊工作十分繁忙的情况下，也许一位患者仅仅只有 5~10 分钟的诊治时间，如果让患者自我陈述过多，往往影响就诊速度，又使得等待的患者不满意。在患者出院时与患者的谈话也十分简单，往往是"回家好好休息""加强营养"等简短话语，患者对出院回家的注意事项、保健知识、定期复查等事项不了解。这样的结果，可能与本次调查表主要发放至繁忙的外科有关，外科医生行事匆忙，在给患者术前谈话、术后病情交代、出院嘱咐等环节都显得不够细致。

癌症患者是就诊群体中一群特殊的患者，患者对病情的知晓程度、心理承受能力、家庭社会支持系统等方面都影响着患者的就医体验和预后。在此次问卷中，医生们在不同的疾病发展阶段的语言沟通，既体现了符合国情的患者保护原则，也展现了医务工作者对病患的耐心、细心。在与该类患者沟通时，医生往往更多地倾向于与直系家属的沟通。特别是要做决定性治疗方案、有创操作或涉及患者病情进入终末期等敏感阶段。针对癌症类患者，医生往往不吝词语，会跟患者及家属详细交代，并尽可能覆盖到所有直系亲属。但是在该问卷的最后几项中，涉及关于性的问题、家庭财产问题以及对长期照顾者的心理减压等方面，大多数医生都选择的是未涉及。这可能与我们的国情和医疗环境有密切关系。性问题在我们国家一直是一个隐蔽或者说是羞于启齿的话题，一般的患者都不会主动询问，医生也不会主动对患者提及。还有可能的原因是大家对性在家庭或人生中的重要性认识不同。大多数人会认为，已经是癌症患者了，生命都受到威胁，怎么还会有心思去想这个问题呢？关于财产问题，这是一个极度敏感话题。在我国现行的医保政策下，因病情重、复发反复入院自付比例很高，癌症患者经济压力大。而且对于癌症这一特殊疾病，家属往往担心人财两空的结局。因此在家庭内部都不容易达成一致意见。如果医生涉及该类话题，患者或家属会首先持不信任态度：医生会不会根据我的财务状况而过度医疗、乱开药等等。而对于长期照顾者的心理减压或者离世家属的心理抚慰等，在现在的医疗体系下，特别是外科病房中的医生，都没有过特别关注，可能与病房的工作环境及习惯有关。外科主要是收治可以进行外科处理的患者，即使该类患者总的病程长，但在病房的时间并不长。在癌症终末期，往往会转入肿瘤科等内科病房。

4. 改进建议

近年来，医患关系因各种因素的影响越来越紧张，受到了社会各界的广泛关注，也是医疗服务活动中不可回避的话题。在医患关系中，医生与患者及家属的语言交流占据了主要形式，也是决定医患关系优良的重要纽带。在繁忙的门诊接待患者时，首先应该态度诚恳，不要使用不耐烦的询问语气；其次注意采用引导式提问，抓住患者陈述疾病的关键字。既能满足节约时间的门诊要求，也能使患者感到自己病情得到了陈述。在患者思维发散式，注意及时提问打断，而不是采用生硬的语言如"别说那么多""我问什么你说什么"等命令式语言。在患者住院就医过程中，详细问诊和解释病情对诊治过程尤为重要，而良好的专业素养可以增加患者的信赖度[4]。患者对诊疗方案有知情权，其预后及后遗症这些问题交代清楚将提高有效沟通率，减少医疗纠纷。切忌忽视患者的知情权和选择权，既是维护患者的合理权益，也是医生的自我保护。还要注意的是，在介绍病情、选择治疗方案时，不是将一些专业术语简单地宣读，而是全面、真实、客观地讲解[5]。在患者出院时，不管患者是痊愈还是病情未完全控制，都应该用通俗易懂的语言向患者或家属交代回家后的生活注意事项、用药方法以及定期复查等患者关心的问题。使患者清清楚楚回家，提高患者的出院医嘱依从性。

在就医过程中，癌症患者首先是想要知道真实病情，而我们医生也有义务对详细病情及发展预测如实告知患者。但是，在介绍病情的过程中，首先要了解患者对病情的知晓程度，要注意语言的表达，不能简单粗暴地将最坏的发展可能性通知患者或家属，造成他们难以承受的心理压力。在疾病发生转变时，要耐心地分析病情，介绍治疗方案，从而最大限度地赢得患者的配合和家属的支持。医生对在用药、检查、改变治疗方案等可能发生的情况，都要根据不同的对象进行有选择的告之，这样既尊重了患者，又拉近了关系，也可避免可能发生的矛盾。

在癌症患者的性生活方面，首先医生应该改变现有意识，可以主动询问患者在这方面的需求，再根据患者的病情提出合理建议。在语言上尽量委婉、真诚，不要让患者觉得是在打探隐私。在财产方面，可以跟患者或家属如实告知针对疾病不同治疗方案或者最佳治疗方案所需的治疗费用，让患者及家属根据自己的经济状况选择适宜的治疗方案。在关注家属的心理健康方面，可能现行的医疗体系或外科医生的知识储备还很难主动作为。可以从护理方面着手，加强家属的心理护理；或是请临终关怀的专职人员介入，以达到良好的预期效果。

总的来说，医患间的语言沟通既复杂又简单，复杂在于每位医生的性格不同，知识储备不同，沟通技能不同，社会阅历不同，因此沟通效果千差万别；简单在于只要秉承一颗医者仁心，态度诚恳、耐心的与患者沟通，都能取得良好的效果。

（邱　琰，夏　锋　陆军军医大学第一附属医院）

参考文献

[1] 张晶，邹超，崔蕾.对当前医患关系的思考.经营管理者，2016，（16）：80.

[2] 李妮娜，陈超，张作记.引起医疗纠纷的诊疗行为原因及防治策略.中国行为医学科学，2006，（15）：954-956.

[3] 丁彬彬.做会谈话的医生.中国医学人文，2016，（5）：5-7.

[4] 夏云，李再，刘慧中，孙盼盼.某三甲医院医务人员对影响医疗纠纷的医患沟通因素的认知分析.中国医院，2016，20（1）：44-45.

[5] 韩修月，医患沟通现状以及对策探讨.中国卫生产业，2016，17（3）：17-19.

第 6 节　医院义工服务场景中医患沟通语言困局及改进

近年来，日益紧张的医患关系俨然成为社会性问题，医生与患者在相互无法进行良性对话与互动的情况下，二者矛盾逐渐加剧，其中医患沟通的语言应用是矛盾的主要方面。在医患双方沟通时间与频率无法得到保证的情况下，医务志工作为志愿从事医务社会工作服务且独立于医患之外的第三方，使用独具特色的志工沟通语言，不仅能有效提高医患沟通效率，而且对医患沟通质量也有较好地改善，是破解此困境的有效方法与路径。

1. 广东医科大学附属医院义工"幸福银行"项目及其价值

广东医科大学附属医院义工"幸福银行"组织成立于 2011 年，旨在缓解医疗卫生行业中医患关系紧张、医院服务粗放等问题。义工"幸福银行"遵循志愿服务时间"可储存、可支取、有利息"的管理模式，以及"1+4"五工联动（即由专业的"医务社工"指导"学生志工""医护志工""社会志工""党员志工"从事志愿活动）的志愿服务运作模式，是当前粤西地区参与人数最多、服务范围最广的医疗志愿服务平台。成立 5 年以来，义工"幸福银行"累计注册志工 3210 名，建立定点服务站 22 个、专业志工队伍 18 支，共服务患者 15 万多人次，服务总时长近 9 万小时。

义工"幸福银行"的服务内容包括医院内和医院外两大部分。院内包括：导医导诊、临终关怀、组织病友会等；院外包括健康扶贫、健康宣教、弱势群体照护等。其服务范围涵盖医院、学校、机关、企业、社区、扶贫村等。

2. 医患沟通困境与义工"幸福银行"的松绑效应

语言在临床医学范畴的应用过程中，除了有医患间传递消息、促进交流的作用之外，对医方而言，语言在某一维度上对于患者及家属还有一定的心理暗示功能[1]。因此在医疗卫生行业，尤其是临床服务中，语言的沟通与应用的重要性不言而喻。然而，面对当前医疗资源紧张、医疗环境不佳的情况，医患沟通不足的困境成为了必然。

　　南京医科大学近年针对医患沟通管理模式做了一项调查，结果显示当前医生平均接诊时间为4~6分钟[2]。以广东医科大学附属医院门诊情况为例，作为辐射粤桂琼范围3000万人口的三级甲等医院，和全国大多数大型三甲医院一样，患者数量远远超出其可承载量。经医院门诊部统计，每位医生的单天平均接诊量达93例，按门诊正常出诊时间计算，医生给每位患者的时间只有5分16秒，过程中医生需要完成询问病史、简单检查、听患者主诉、填写单据、查看检查报告、告知病情、诊断、治疗方案、初级的科普知识，甚至有时还要给患者及家属指路等工作。医生与患者在数量上悬殊的比例决定了二者沟通时间的紧迫，因而医生在诊疗过程中逐渐倾向并习惯于使用命令式语言。根据广东医科大学附属医院质量保证部的内部质量控制调查显示，门诊医生最常用的词句为"坐下""起来""说""哪里不舒服""走吧""可以了""出去"等命令式语言，而使用委婉语的例数则相对较少，在某些患者流量大的诊室甚至为零。因此，医患沟通时长过短、沟通语言贫乏等大大影响了医患沟通的质量，同时也是当前医患沟通的困境所在。

　　义工"幸福银行"面向包括社会、医院、高校等招募志工，并重点针对医务社会工作服务中不同场景的沟通语言向志工们进行系统的培训。接受过专业临床志愿服务语言沟通训练的志工将被安排分布在医院患者人流高峰区域里，承担大部分医护人员的非医疗工作，并实质性地参与到医患沟通当中，对医患沟通中存在的问题进行适当的预防、疏导、补充和缓冲。义工"幸福银行"在临床志愿服务语言沟通上体现了其不可多得的重要性。具体效应如下：

2.1　补充医院人力资源

　　主要体现在医院的各医疗区域，志工极大地弥补了医院人力资源短缺的问题，释放出医护人员用于非专业医疗服务（如导医导诊等服务）的时间与精力。

2.2　提高医患沟通质量

义工"幸福银行"的志工，从沟通时间和沟通技巧两个维度上，条件远胜医护人员。志工有足够的时间为患者解释问题，同时因为接受过专业的临床志愿服务语言沟通培训而在语言运用上更具优势。

2.3　缓解医疗矛盾、减少医疗纠纷

常言道，"好言一句三冬暖，恶语伤人六月寒"。规范的临床志愿服务语言，提高了医患沟通的效率，从而能解决许多因沟通不畅产生的矛盾，将此类医疗纠纷化解在初始阶段。

2.4　提升患者满意度

好言暖语能提升患者就医的舒适感，明确的指引、专业的服务能提高患者就诊的效率，从而在多角度、全方位地改善了患者的就医体验，提升患者对医疗服务、医护人员以及医疗机构的整体满意度。

3. 义工"幸福银行"临床志愿服务沟通语言特点、存在问题及原因分析

义工"幸福银行"通过有效且新颖的管理模式实现了志愿服务的常态化，在临床志愿服务沟通中积累了多年经验并形成了区别于其他医院、其他志愿团体及志愿服务的医疗语言沟通优势，形成了具有广东医科大学附属医院义工"幸福银行"特色的临床志愿服务沟通语言特点和现状。

3.1　义工"幸福银行"临床志愿服务沟通语言特点

基于广东医科大学附属医院的基本情况——服务范围广且方言众多、服务人群多且文化素质较低、医患人数比例极不平衡等，义工"幸福银

行"在实际工作中总结经验，形成了用语规范化、语言专业化、语系多元化、强调服务属性、重视人文关怀等特点。

3.1.1　用语规范化

义工"幸福银行"在总结多年临床志愿服务经验的基础上，结合当前医疗行业实际情况，编撰了专门用于临床志愿服务沟通的语言教程——《广东医科大学附属医院义工"幸福银行"临床志愿服务语言规范指南》（下称《指南》），并明确要求所有志工在临床志愿服务中严格执行《指南》规定，在不同场景下使用相关句式及词库词语，规范志工服务用语。

3.1.2　语言专业化

《指南》的编撰充分体现了临床志愿服务用语的专业性，是由广东医科大学附属医院义工"幸福银行"邀请资深志工、专业医务社工、医院相关部门负责人、临床科室负责人、岭南师范学院人文学院汉语言文学相关专家教授组成《指南》编写组，以广大志工服务临床一线的深刻经验、医疗语言沟通习惯以及语言学一般规律三者为基础，以总结临床志愿服务用语经验为支点，结合语言学专业理论与学术规律，调动周边资源，历时一年编写完成。《指南》中规范了志工在不同情境下的用语清单，还梳理了不同场景与时序下的专用词库，是义工"幸福银行"具有指导性意义的临床志愿服务用语文本。

3.1.3　语系多元化

粤西地区聚居族群复杂，流行方言甚多。除了普通话外，粤语、雷州话、客家话等均有分布。粤语为湛江市的主导方言，分为湛江白话和吴川话[3]。基于特殊的语言环境，在临床志愿服务的过程中，为了提高沟通的效率，志工需要灵活运用患者母语与之沟通，以达到良好的沟通目的与结果。因此，义工"幸福银行"在沟通语言上具有区别于医护人员的"通用普通话"或其他医务志愿组织的"只会普通话"的特点。

3.1.4　注重服务属性

义工"幸福银行"开展的各类活动，主要以临床志愿服务和社区健康教育为主，语言（词库）主要由医学类专有名词以及服务性语言词汇和句式组成，具有明显的服务性。用语中注重实际服务情景联系客观规律，以优质服务为要求，围绕"服务流程""服务态度""服务品质"及"服务评价"的四维标准构建沟通语言，强调以服务对象为中心，体现志愿服务语言特色。

3.1.5　体现人文关怀

在义工"幸福银行"的临床志愿服务沟通语言中，尤其是在一些特殊的科室，如妇产科、疗养院、肿瘤中心等，具有明显的人文关怀特性。在义工"幸福银行"里，来自广东医科大学的医学生义工比例较高，他们在入学之初便系统地进行生命文化以及医学人文教育，因此，他们在服务临床的过程中，在沟通语言的使用上更多地展现了对生命文化和医学人文的理解、体验与交流。关乎"生命与自然""生命与健康""生命与教育""生命与伦理""生命与社会"等生命文化教育范畴的内容贯穿于义工"幸福银行"临床沟通用语中 [4]。

3.2　义工"幸福银行"临床志愿服务沟通语言问题及原因分析

在当前复杂的医疗环境下，从事临床工作除专业的医学知识外，还需要具备服务意识、语言技巧等综合能力。义工"幸福银行"多年来深耕于临床一线，在沟通语言及其技巧方面虽然形成了一些特色和优势，但也存在了许多不容忽视的问题。

3.2.1　临床志愿服务供需不平衡导致沟通语言质量难以管控

面对广东医科大学附属医院年门诊量 130 多万人次，年出院量近 8 万人次，年手术量近 30 000 台的运营情况，目前义工"幸福银行"开展的志愿服务以及在册志工的数量远不及医院和患者的需求。志工们步履匆匆地往返于患者与医护人员、患者与服务站之间，与患者深入交流的时间愈发减少，沟通语言的使用也随着服务对象数量的愈发庞大和繁杂而不如以往的严谨和细致。此外，由于缺乏系统的评价标准、评定规则以及反馈机制，志工对沟通语言的使用尚属于自觉阶段，缺少考核与监督。

3.2.2　志工基数大、来源广导致沟通语言培训难以强化

义工"幸福银行"开展志愿服务五年来，累积注册义工 3210 人。每天接受来自社会各界人士的踊跃加入，每年秋季开学受到广东医科大学医学生的积极参与，志工人数年更新率保持在 25% 左右。志工基数大、来源广，其中文化水平参差不齐，因此做好志工沟通语言的培训不仅重

要而且艰难。新志工的基础课程、星级志工的专科课程、各方言志工的普及课程、各文化程度志工的强化课程等，这些课程面临着志工空闲时间难以统一、志工接受程度难以匹配等问题，导致沟通语言培训无法深入开展、无法强化训练。

3.2.3　服务对象流动性大导致沟通语言效果难以评价

服务对象对服务效果的评价是最为真实有效的。义工"幸福银行"成立 5 年来，服务患者超 15 万人次。然而，由于广东医科大学附属医院医疗服务范围辐射粤桂琼三省交汇地区约 3000 万人口，义工"幸福银行"服务对象流动性大，且不易回访，因此对义工"幸福银行"志工沟通语言的研究难以回访合适的调查对象，沟通语言的效果难以评价。

3.2.4　与医护人员配合不足导致沟通语言服务难以序贯

义工"幸福银行"志工与患者沟通时序基本处于就诊前、就诊后、检查前、阅读报告后、术后康复期等医护人员缺失的阶段。由于与服务患者的医护人员沟通配合不足，志工难以获取患者详尽消息，在与患者沟通过程中一般需要从患者处获取信息。这不仅会对重病大病的患者及患者家属带来二次伤害，同时也因为不熟知情况降低沟通的效率，错用沟通语言，使不同志工对同一服务对象的沟通语言难以序贯。

4. 义工"幸福银行"临床志愿服务沟通语言的持续改进

经过 5 年的实践和发展，义工"幸福银行"在临床志愿服务沟通中展现出强大的功能和发展潜力，面对临床志愿服务的巨大需求，作为缓和医患关系、舒缓医患沟通的第三方，义工"幸福银行"对志工沟通语言的研究、分析和持续改进，有利于进一步发挥效能，更好地服务医患。

4.1　优化管理，落实临床志愿服务沟通语言评价及反馈工作

服务对象真实的评价和反馈是改善服务、提高服务质量的关键环节。在义工"幸福银行"临床志愿服务沟通语言的管理路径中，缺乏服务对象的评价使得志工用语无法得到针对性的提高。制定精细化评价标

准、对服务对象开展服务沟通语言调研，整理分析评价数据，对志工沟通语言做好反馈工作，对提升义工"幸福银行"志工沟通语言能力有重要意义。

4.2　强化培训，注重细化用语培训分类与频率

服务培训是优质服务的基础工程，优质的培训产生优质的服务。在义工"幸福银行"临床志愿服务沟通语言培训课程的基础上，进一步细化培训课程的分类，调整培训课程的频率，争取做到有的放矢、因材施教，以搭建好义工"幸福银行"优质语言沟通的基石。

4.3　丰富内涵，加强志工生命文化及医学人文教育

生命文化的内涵，是贯穿于人的生命全过程的内涵；提倡人文关怀是当代医学发展的主旋律，也是构建和谐社会的必然趋势[5]。在医疗卫生行业中，面对生命的临床志愿服务，在沟通语言中，丰富生命文化的内涵，加强医学人文的教育是提高患者生命意识和觉悟，舒缓患者对疾病与死亡的恐惧的有效方法。重视生命文化及医学人文教育，通过认识生命、欣赏生命、尊重生命、爱惜生命等价值观丰富志工的语言内涵。

4.4　联通医护，打造临床志愿服务沟通语言优质体验

志工的语言是医患沟通的最好补充，是医患沟通中天然的润滑剂。当志工的语言和医护语言互动和联通起来，患者既可从医护人员处得到准确的疾病诊断信息，也可从志工中得到与病情相对应的抚慰、鼓励、帮助等服务信息，使患者感受到就诊的优质体验。

（王双苗　广东医科大学附属第一医院）

参考文献

[1]　李静. 临床医用语言在医患关系中的语用规范. 中国高等教育，2004，（3）：54-56.

[2]　傅静怡.南医大团队调研江苏医患沟通——医生平均接诊时间为 4-6 分钟 [N]. 东方卫报，2016-3-17（A06）.

[3]　湛江市年鉴编纂委员会.湛江年鉴.北京：人民日报出版社，2012.

[4]　江文富.生命文化概论.北京：高等教育出版社，2013.

[5]　丁朝黎，何小军.从医患关系现状看医学人文素质培养的重要性.中国高等医学教育，2008，（8）: 6-7，17.

第 7 节　消化内科场景中医患沟通语言现状及改进

　　本研究的主旨为临床场景沟通语言调查，分析，提出改进建议。研究思路为分场景、分时序搜集医患对话中的语言素材，将不同阶段中沟通用语进行归纳和分类，并分析特点和原因，提出改进对策。调研场景主要针对上海交通大学医学院附属仁济医院消化内科消化系统自身免疫性疾病（克罗恩病、自身免疫性肝病）医患沟通进行语言采集。

1. 时序分类

　　初次诊疗阶段：门诊初诊、病房病史采集、接受检查（胃镜、肝穿）、初次确诊、诊疗方案讨论、诊疗费用讨论。

　　疾病反复阶段：门诊复诊、二次入院、好消息告知。

　　坏消息委婉告知与冲突情绪柔性应对：坏消息告知、患者表达疼痛焦虑、患者表达长期服药的担心。

　　后续阶段：出院告知。

　　结果：本研究问卷调查了仁济医院消化内科医生 30 人（《当下医患沟通中的语言困局及其破解之策》调查问卷），除 3 人为外院进修医生外，其余均为仁济医院消化内科医生。被调查者中男性 11 人，女性 19 人；从医年限最短为 1.5 年，最长为 19 年，平均 9.45 年。访谈医生 5 人、患者 10 人（包括：克罗恩病 5 人，自免肝病 5 人），现场录音采集医患沟通场景 5 次（主要包括：门诊、住院患者病史采集、主任查房、肝穿刺检查、胃镜检查），并访谈患者反馈。

2. 沟通用语分类

　　根据时序不同，医患沟通用语依次呈现变化。初始阶段是医患双方首次接触以及医患关系的初步建立；语言的内容主要包括：问候、问诊和以宽慰为主的心理支持。医患沟通在此阶段以正性和中性的语言为主，少有禁忌语。在疾病反复阶段，医患双方关于病情、治疗及预后进行互动和交流；医护人员引导患者进行病情陈述，用药效果反馈，双方讨论治疗方案的调整等。在此阶段，患者更关注沟通内容本身。例如，医护人员告知好消息时，尽管医护人员使用中性语表达，患者依然感觉鼓励和安慰。坏消息委婉告知与冲突情绪柔性应对几乎贯穿医患关系的始终；在此阶段尤其要注意医患沟通用语。以出院为标志的后续阶段，医患沟通的内容大体分为：出院告知、健康教育和祝福鼓励三大部分。本次采集的临床医患沟通用语被划分为正性、中性和负性三类（详情请见本书附录 2；附录 2 中列举的用语资料并不包含临床上医患沟通所有的语言，仅供参考）。

3. 沟通用语分析建议

3.1 正向语言表达原因分析

大部分患者反映，医护人员在谈论到病情、检查和治疗方案时让他们感到"专业""前沿""权威"，有助于"对自身病情的了解"；在进行诊疗活动时，也让他们感到"亲切"。医患沟通过程中，医生的正向语言主要是对患者紧张、不安、焦虑、害怕等不良情绪的关心和宽慰，以及对患者疑惑的积极反馈。其可能的原因包括：科室环境的正向诱导、对人文沟通的重视、对患者心理的关注和理解、对慢性患者长期甚至终身治疗的同情驱动、对医患冲突的警惕并产生的敬畏防范之心。

3.2 中性语言表达原因分析

医患沟通中以中性语言居多。医患沟通最多的内容是"病情治疗方案及预后"，其次是"医疗费用"和"疾病的健康教育"[1]。一方面，患者非常关注"病情治疗方案及预后"的信息传递[1]；另一方面，患者同样希望能在沟通过程中获得相应的情感支持[2]，而这部分沟通往往缺失。

除沟通内容的局限外，沟通方式的直白机械也会对患者产生轻微伤害或感到冷漠。

3.3　负面语言表达原因分析

医患双方均认为，在沟通过程中负性语言出现较少。本研究中，医生的负性语言来源于质疑、推诿、责备、轻视、轻易允诺、打断谈话，甚至是医疗费用等问题的冲突。负性语言的产生可能受到以下因素的影响：

3.3.1　科学精神与人文精神张力失衡

人文精神是对人类生存意义和价值的关怀，注重人文关怀和情感；而科学精神把客观现象及其规律作为普遍认知和实践准则与目的，强调理性逻辑和价值中立 [2]。科学精神与人文精神的失调导致医患之间的人 - 人对话被人 - 机对话所取代，医患之间的思想交流减少；医生过分依赖各类机械检查数据，而患者的主观感受和倾诉不被重视，情感需求和心理体验也常常被忽视。此外，科学精神与人文精神的失调还使得患者被物化，导致医生关注疾病本身而忽视了患者承受的痛苦和心理社会的需求 [2]。

3.3.2　机构性谈话的不平等

医患沟通属于机构性谈话的一种；是不平等位置上的交流，而且经常都是非自愿的，在情感上还会有一些负担，同时又要求紧密的合作 [3]。机构性谈话的参与者扮演着不同的交际角色，在交际中自然就处于不同的地位，因而也就具有不同的讲话的权利和义务，比如医护人员在话题转换、话语修正、话题的选择，谈话进行与结束等方面具有不同的选择和决定权。机构性谈话的不对称性还体现在专业人员（医护人员）对专业知识的掌握上；由于医护人员掌握着普通人群（患者）不具备的专业知识，他们自然在交际过程中会处于主导地位，因此交际自然就不对称了。医护人员每天面对的都是同样的事情，他们会把每个事情看作是一个简单的案例，而对于患者来讲，他们与医护人员的接触则是新鲜的，对疾病相关知识的认知是粗浅的，这样的特征也会影响到交际的开展 [4]。

3.3.3　医护人员繁重的工作压力

大量工作的压力导致医护人员还给患者的时间被压缩。疾病叙事需要时间，而这种时间环境又是有限的；医生和患者都认为缺少时间是良好交流尤其是相互理解的一个主要障碍[3]。医生为了能够执行自己的医学日程，通常会压制患者所关注和担心的事情，尽管这些信息对于医生了解病情是有帮助的。正因如此，在医患沟通交际过程中，医生可能会打断患者的话语、不关注患者的意愿而结束序列结构、不接受患者的话题等现象；而患者恰恰不愿意简单结束交际，而是希望能够不断地扩展 /寻求建议，以期得到所有信息[5]。医护人员繁忙的工作压力还会造成耐心的阈值降低；有学者对 82 名接受培训的内科住院医师进行调查，结果显示超过半数（58.5%）的医生表示"尽管我一再耐心解释，患者及家属仍反复询问同样的问题"[6]。部分患者转而通过网络渠道寻求答案。此时，患者的矛盾心态在于一方面认为通过网络寻找解答比询问医生更便捷，但一方面又不完全信任来源于网络的信息而又迫切想要得到医生的指导。

3.3.4　医患双方对沟通效果评价的差异

对于医患沟通的效果，医护人员与患者的评价不一致。大部分医护人员认为自己在医疗活动中可以做到"经常沟通且态度认真耐心"，而患者则认为与医护人员仅仅是"有时沟通"[1]。不仅如此，沟通是一个双向、互动的信息传递和反馈过程，沟通的信息不仅要被传递到，而且还要被充分理解[7]，但患者认为大部分情况下不能理解或仅能部分理解医护人员的沟通语言[1]。

3.3.5　未经培训的语言原生态

医患沟通教育的缺失导致医护人员对医患沟通的重视不足，以及沟通的技巧不够[2]。

3.3.6　缺乏权威的负面语言清单警示

本次调查显示：53.33% 的医生（16 人）认为本单位无医患沟通禁忌语，6.67% 的医生（2 人）表示不清楚，40% 的医生（12 人）表示有但较单一，多是"不知道""不要问我""不归我管"等推诿用词。

3.3.7 医患双方的信任危机

由于就医环境、负面渲染、某些不良行为等原因导致的患者对医生的不信任同样制约了医患沟通的进程和效果 [2]。

3.4 持续改进思路与措施

3.4.1 加强对医学人文精神培育的重视

在日常的医疗接触中，大多数医生都倾向于集中关注患者的主要疾病和诉求，然后做出诊断，给出治疗建议，很少会注意到患者经历疾病的社会心理环境以及这些环境因素和疾病治疗的相互关系，这些社会心理环境等因素对于治疗结果有直接的影响 [3]。社会心理环境影响着医生和患者之间的关系，也影响患者疾病的结果，因此在医疗实践中，它是一个重要的元素 [3]。因此，可以从关注患者社会心理环境着手重视对患者的人文关怀，从而改善医患沟通的效果。例如，在患者准备接受如普通胃肠镜、肝穿刺检查前，如何消除患者紧张、不安的情绪；在患者接受如普通胃肠镜、肝穿刺检查过程中，如何对患者关心，及时消除患者疼痛、缓解不适、予以安慰和鼓励。

3.4.2 重视慢性疾病特点及对患者的影响

克罗恩病和自身免疫性肝炎患者需要长期甚至终身治疗。首先，疾病的确诊需要结合多项检查结果综合判断。因此一方是患者迫切想了解疾病的诊断信息，而另一方是一系列的化验检查，两者之间形成了冲突。若医生回答"等报告回来再说"，患者表示"不认可"；而如有医生解释"自身免疫性肝炎的判断要根据生化、肝功能、免疫功能、肝组织学检查结果综合判断，单个检查结果不一定准确，还是要全盘考虑"；患者则表示"能够理解"。其次，克罗恩病和自身免疫性肝炎患者对疾病治愈的希望来自医生有依据的肯定和鼓励，如坚持医生的治疗方案，将有治疗效果，几年之内能得到一个很好的疗效。医生在跟患者交流时能给到患者阶段性的预期效果，让患者能看到目标和希望，这样有助于患者心灵的慰藉。

3.4.3 分时序沟通关注患者心理变化

随着病程推移，患者心理状态会发生波动和变化；因此，需要了解不同阶段患者的心理状态，给予相应的心理支持。医患双方的初次接触往往是在门诊初诊，此阶段是医患关系建立的起始阶段。医患会话的开头至关重要，它会影响或限制患者在此后对信息的传达及内心深层忧虑的倾诉；这直接影响患者的治疗以及此次来访的满意度[8]。在疾病反复阶段，患者迫切关注病情、治疗及预后；若医护人员直白表示疾病治愈可能渺茫、没有办法时，容易对患者造成打击。坏消息委婉告知与冲突情绪柔性应对是几乎贯穿医患关系的始终，在此阶段医护人员尤其要注意沟通用语。以出院为标志的后续阶段，患者不仅需要来自医护人员专业的健康教育和出院注意事项告知，也需要祝福鼓励并树立战胜病魔的信心。

3.4.4　开展沟通相关的培训

沟通相关的培训不仅包括沟通技巧的培训，包括语言和非语言沟通，如语音、语速、语气、语调等；还包括医护人员外在形象的修饰。现有的医患沟通研究成果给医护人员展开科学有效的培训提供了参考。例如，强调分层次多阶段沟通，以建立关系为沟通目标、注重达成医患互信关系，充分给予患者话语权，使患者变为主动。

3.4.5　重视健康宣教的质量和时效

患者初次确诊后"更希望可以了解这个疾病的整个病因、治疗方案，说些疾病方面浅显易懂的东西，不要用很专业的词语来解释"。在患者接受检查前，希望"医护人员可以在检查前把整个操作过程稍微跟患者解释一下，这样可以使患者的焦虑心情稍微减轻点"。同时，检查存在的风险告知也是必要的，但医护人员也须要告知患者对风险预防做充分的准备，从而缓解患者的紧张焦虑。患者完成检查后，还是希望得到医护人员对注意事项的强调，即使患者之前已经接受过类似的健康宣教。

3.4.6　建立医患互信关系

医患互信关系的建立基于医患双方以及社会共同的努力。从医护人员角度努力使患者在心理上获得了尊重、关怀与认同，促进了医患共鸣的产生，在医患间形成了平等、互信、和谐的友好关系。对患者而言，应该增加对医护人员的尊重，加深了医患间的相互理解、相互体谅。从社会环境来看，正能量的宣传有助于打破医患之间的隔阂。

3.4.7　了解患者对医患沟通效果的反馈

在医患沟通过程中医生需要患者适时的反馈、询问，以确认患者能够理解医护人员的语言，从而提高医患沟通的效率。同时，还需要定期了解患者对医患沟通效果的评价，从而能够有针对性地进行反思和持续改进。

4. 消化内科免疫性疾病患者沟通语言

4.1　初次诊疗暖语

4.1.1　初次诊疗（门诊）

（1）你好 / 您好！

（2）我们来聊一下。

（3）别紧张。

（4）慢慢说。

（5）放宽心吧！

（6）您叫什么名字？

（7）哪里 / 怎么 / 什么不舒服？

（8）不适多久了？

（9）有什么症状吗？

（10）做过哪些检查？

（11）用过哪些药？

（12）放宽心吧！

4.1.2　初次诊疗（病房病史采集）

（1）你好 / 您好！

（2）我姓 *，是您的负责 / 床位医生。

（3）既然来了就放宽心住院，不要有心理负担。

（4）这次因为什么 / 哪里不舒服来住院 / 就诊？

（5）不适多久了？

（6）检查有什么问题？

（7）平时有哪些症状？

（8）用过什么药，效果如何？

（9）既往有什么相关的病史？

（10）最近饮食怎么样？上肢痛、肿胀有吗？有没有恶心、呕吐……

（11）最近睡眠怎么样？

（12）最近大便怎么样？

（13）您平时紧张吗？

（14）以前住过院吗？

（15）以前做过手术吗？

（16）抽烟 / 喝酒吗？

（17）家里人有过类似症状吗？

（18）除了这些资料，您有什么要告诉我的吗？

4.1.3 接受检查（如：胃肠镜、肝穿刺）

（1）不要害怕。

（2）不要（太 / 这么）紧张。

（3）做胃镜有点难过的，要坚持一下。

（4）很快的，马上就好了。

（5）肝穿刺出血的风险是千分之一。

（6）肝穿刺组织是 5 万分之一，相当于 5 万块钱花掉 1 块钱，对肝的损伤不是很大。

（7）肝穿刺真正进针穿刺的时间只有 1 秒钟，所以没什么，不用紧张。

（8）您须要做一个 ×× 检查。

（9）检查是为了放心，看看能不能查出什么明确的病因。

（10）等下待在病房，不要出去，等我通知去做 ×× 检查。

（11）注意事项都在这张单子上。

（12）穿刺结束要注意出血，须要绑一个腹带。

（13）等下躺平了，在肝穿刺过程中不要咳嗽，不要闭眼，不要大口叹气。

（14）以前做过胃镜吗？

（15）待会儿做个胃镜。放松。有假牙吗？

（16）做完胃镜 2 小时之后才能吃东西喝水。

（17）字都签过了吗？

4.1.4　初次确诊

（1）别担心。

（2）请放心。

（3）别／不要太紧张。

（4）现在得这个病的人不少，配合治疗会好起来的。

（5）通过恰当的治疗，这个疾病是可以完全控制的，有些是可以逆转的。

（6）这个病是可防、可控，也许可以停药。

（7）您这个是 ×× 病。

（8）您这个病须住院治疗。

（9）我们的治疗方法是比较先进的，您安心配合治疗。

（10）我们这里主要有两种治疗方案，一种是免疫制剂、一种是生物制剂。您选择哪种？

（11）您的病因比较复杂，我们须要请 ×× 科专家共同会诊。

（12）我们的治疗是相当便宜的，不用太担心。

4.2　复诊暖语

（1）最近还好吗／怎么样？

（2）最近有什么不舒服吗？

（3）上次结果怎么样？

（4）经过前面的治疗感觉好点了吗？

（5）之前用了什么药？

（6）药吃得怎么样／前期用药效果怎么样／吃了药好点了吗？

（7）上次您住院／门诊／检查／用药记录给我看一下。

（8）最近又复发了吗？

（9）症状是否好转？／比上次明显严重吗？／病情好些（缓解）了吗？

（10）这次因为什么病情没有好转呀？

（11）这段时间有遵医嘱好好吃药吗？

（12）目前有何不适？较之前有改善吗？

（13）现在还有什么不舒服或仍未改善的症状？

（14）检查报告出来了吗？

（15）现在感觉怎么样？

（16）是否需要调整？

（17）下次再来，定期来查。

（18）中间病情可能有波动，我们需要重新评估。

（19）可能是 × × 原因，所以二次入院。

（20）可能是激素量不够，这次可能需要增加免疫抑制剂。

4.3　告知好消息

（1）检查结果都出来了，这次结果挺好的 / 很好，没有什么大碍 / 没什么大问题。

（2）通过检查，我们发现有好转，很不错！

（3）有好消息告诉你，病情有好的情况转复 / 正在好转，请放心。

（4）预后好得很，这下您宽心了吧？

（5）有希望，会好的。

（6）别担心啦，好好配合。争取早日康复！

（7）这是好事，祝贺您！

（8）根据目前检查结果，您的病情不重，不需要开刀，吃点药物调整一下就行。

（9）您还算幸运，报告情况很好。

（10）所有的报告都显示不是 / 没什么大问题。

（11）目前的结果显示，各项指标还好。

（12）这次检查发现您有明确的病情。

（13）您这个病情很常见，一点都不严重。

（14）情况不错。

（15）最近恢复得挺好，是好事！

4.4　告知坏消息

（1）有希望，会好的。

（2）检查结果出来了，但不是太理想，不过您不用担心，我们会帮助您的。

（3）这次检查结果出来了，不是很乐观，但是您不要担心，只要积极治疗，结果会比较乐观的。

（4）情况不是特别乐观，我们一起想办法。

（5）您要有信心，我们会积极给您治疗的。

（6）虽然情况糟糕，我们共同面对！会有好转的。

（7）您的病不太好，但是我们医生会联系其他科室，商量后给您一个最佳治疗方案。

（8）实在不好意思，有个坏消息要告诉您。

（9）您的检查结果有点小问题。

（10）我有一个不是太好的事要与你商量，您先听我解释。

（11）有些情况不太好。

（12）您的胃镜病理显示可能不太好，需要普外科进一步会诊。

（13）结果有点不太好，您的家属在吗？我们要和他们商量下您的病情。

（14）有一件事要告诉您，根据目前的检查结果，我觉得您的病情比较棘手。

（15）情况不大好，要有思想准备。

（16）不太好，好像报告显示的结果是坏毛病。

（17）您的家属在吗？目前看您现在的诊断不是太理想。

（18）您的疾病用药物不能控制，可能需要手术。

（19）目前结果有问题，我们要进一步检查。

（20）我有一个好消息和一个坏消息，您要先听哪个？

（21）结果可能有点不理想，我们还须要考虑其他的治疗。

（22）这个病须要好好治疗。

（23）现在我们发现还有一个（小）问题须要进一步解决。

（24）让您家属来找一下医生。

（25）家属什么时候有空来一下医院，谈一下目前的病情。

（26）家里人在吗？我们有些事想与您和家属讨论下，不是很严重，但是要和家属一起，你放轻松。

（27）检查结果出来了，我需要和您及家属好好谈一下，把目前所有的结果以及您的情况、预后等都整合一下。

4.5　出院告知

（1）今天给您带来一个好消息。

（2）相信您一定会越来越好的。

（3）祝您早日恢复！

（4）您的身体正在好转，明天可以出院，以后来看门诊。

（5）您可以出院回家休息了，您的病情没什么大碍。

（6）您的病情现已稳定，可以出院了，现在只需要门诊随访就可以了。

（7）根据您（现在）的情况/最近您的病情已有明显好转，可以出院（调养）了。

（8）通过这一段时间的治疗，您的症状/病情都得到了控制，我们接下来安排出院、门诊治疗的方案了。

（9）根据目前的治疗结果，您各项指标基本正常，治疗效果不错。

（10）您目前的治疗效果挺好的，可以出院了，以后定期来门诊随访就可以了。

（11）现在恢复得不错，出院后定期复查，门诊随访。

（12）您的检查和治疗方案已完成，可以门诊随访。

（13）您这次治疗告一段落了。

（14）经过治疗，您的病情基本稳定，现在我们准备让您出院，您有以下需要注意的事项……

（15）出院小结上都详细列出了注意事项，有疑问的地方可以再问我们。吃药复诊一定要遵医嘱，饮食上的禁忌也要遵照小结上的执行。

（16）您的住院检查/治疗暂时结束了，出院后要继续服药，过××天复查××（检查），××月××号看××医生的门诊。

（17）注意休息，合理饮食，定期复诊。

（18）回去后要当心，有事尽快来看。

（19）常来／定期随访。

（20）现在好多了。

（21）这次很顺利，希望您回家后遵医嘱，定期门诊复诊。

（22）既然这样，那就先回去吧。

（杨　艳　上海交通大学医学院附属仁济医院）

参考文献

[1]　孙晓莉.某三级医院内科医患沟通现状及其影响因素研究.济南：山东大学，2012.

[2]　王青松.我国医患沟通现状、问题及对策研究——以背景海淀区医院为例.南昌：南昌大学，2013.

[3]　刘丽.医患交际会话的叙事学分析.齐齐哈尔：齐齐哈尔大学，2012.

[4]　于国栋.机构性谈话的会话分析研究.科学技术哲学研究，2010，27（2）：22-25.

[5]　于国栋.产前检查中建议序列的会话分析研究.外国语，2009，32（1）：58-62.

[6]　沙悦，方卫纲，黄晓明，等.北京协和医院内科住院医师医患沟通负面经历调查.医学与哲学（人文社会医学版），2011，32（7）：41-50.

[7]　冯军强.某综合医院医患沟通现状调查分析与对策引导的研究.重庆：第三军医大学，2008.

[8]　侯胜田，王海星.国外医患沟通模式对我国和谐医患关系构建的启示.医学与社会，2014，27（2）：51-54.

第8节　妇产科场景中医患沟通
语言困局及改进

　　医学是一门融合了医疗技术与人文服务的学科。因为医务人员与患者接触不仅是面对其所罹患的疾病，同时也是与其进行一系列的心理交流和社会交往，这是诊疗活动的一个重要特征。因此，医学有始而来就要求医务人员具有一定的人文精神，其内涵包括：奉献、正直、伦理、人道、自律、爱心、宽容。希波克拉底誓言对医务工作者提出了一个宏大的道德准则，是对医学人文精神的原始概括，也可以说是一种朴素的医学人文精神。到了20世纪初期，医学人文的概念开始被正式提出，然而，随着医学科学的迅速发展，医学人文精神逐渐被弱化，甚至只停留于一种职业道德的宣誓，在实践上却被空壳化、边缘化，而人文医学的主要特征恰恰是其实践性，其价值在于：医务人员在为患者进行诊疗活动（提供医疗技术服务）时，能够体恤患者的身心痛苦，关注、尊重患者，理解患者及其家属的需求，并从躯体和精神上帮助患者回归其生活和社会角色。

　　医务人员的人文精神可以通过平时工作中的语言、动作、体态等表现出来。语言是人类特有的，用来表达情感，进行彼此沟通交流并达到相互理解的工具。医生的良好愿望以及诚挚的关心都要通过语言交流来表达，正所谓"言为心声"。语言也常常是一个人整体素质和道德修养的外在表现，庄重、严谨、热情、幽默的语言可以使患者产生安全感、信赖感和希望，达到药物所不能替代的心理治疗作用。临床工作中的语言，有其服务性特征及专业性特征，要达到两者的有机结合。服务性特征方面：要对患者呵护备至，还要鼓励患者战胜疾病，消除患者的紧张情绪；专业性特征方面：要把握原则性与灵活性的统一、严肃性与亲切性的统一，坦诚与谨慎相结合，这样有助于及时化解患者的敌意态度，建立信任的医患关系。

　　我院是以妇女和儿童为主要服务对象的专科性医院。在妇产科的临床工作中，在语言方面尊重患者，体贴、关怀、不歧视患者显得尤为重要，因为女性往往较感性，情感上敏感、脆弱。在我们的问卷调查中，就有医生意识到，直白、粗暴和不关爱的语言容易引起冲突甚至医疗纠纷。

　　因此，结合问卷调查及日常的临床工作，我们总结出，对于妇产科的医患沟通，语言方面可有如下原则作为参考。

1. 基础资料

1.1　对象与方法

　　调查对象：本研究采用目的抽样法，选择不同职称，不同工作年限妇产科医生 45 名，进行问卷调查。发放问卷 45 份，收回问卷 42 份。其中高级职称 4 人，中级职称 18 人，初级职称 23 人；平均从医年限 9.5 年。

1.2　临床场景沟通语言调查

　　场景 1：在接触门诊初诊患者时，医生常说的一段话：

　　（1）您好，请坐，有什么不舒服？

　　（2）（患者名字，不带姓）您好，请问您有什么不舒服？

　　（3）有什么需要帮忙？哪里不舒服？来月经是什么时候？生育情况？

　　场景 2：在接触门诊复诊患者时，医生常说的一段话：

　　（1）最近好些了吗？

　　（2）术后或治疗后恢复得如何？感觉怎么样？有没有特别难受的地方？

　　（3）您好，经过上次治疗 / 用药，您的症状有没有改善？

　　（4）（产科）最近情况如何？有无不舒服？有腹痛，阴道出血吗？胎动如何？

　　（5）您好，今天是例行检查吗？还是有什么不对的地方？

　　（6）怎么样？用药后好些了吗？

　　（7）怎么样了？有改善了吗？

（8）最近恢复得如何？还有什么问题吗？

场景3：在给住院患者采集病史时，医生常说的一段话：

（1）您好，您是哪里不舒服要住院呢？最近有哪里不适呢？

（2）您好，我是您的管床医生袁医生，须要了解一下您的相关病史，请您理解一下，谢谢！

（3）末次月经什么时候？什么原因来住院？胎动如何？有无腹痛、阴道流水、流血等特殊情况？

（4）您好，我是您的管床医生，现在方便我来了解一下您的一些情况吗？

（5）您好，主要有什么不舒服？从什么时候开始的？有去医院看过吗？

（6）什么时候开始出现这些不舒服？情况有变化吗？加重或者减轻？有做过什么治疗？

（7）感觉有好转吗？什么情况让你现在来就诊？

场景4：在告知患者好消息时，医生常说的一段话：

（1）经过这次治疗，效果不错，并达到预期目的，并且会越来越好。

（2）您好，您的×××结果大致正常/没有看到显著异常。

（3）今天是一个令人开心的日子，因为有个好消息要告知您。

（4）还好，今天抢救很成功，现在恢复得很好，近期可以出院了。

（5）检查结果出来了，是阴性的，可以放心了，以后只要定期复查。

（6）嗯，很好，效果不错，可以继续工作，注意合理作息。

（7）××结果出来了，您没有什么大问题，不要太担心，但要注意××。

场景5：在告知患者坏消息（如诊断为癌症、愈后不良）时，医生常说的一段话：

（1）您的病情不太乐观，病理结果是不好的，但是目前医疗条件和技术手段还是很先进的，经过积极治疗，治愈率高，预后也是很不错的，您先别紧张，也别过于担心，我们医生一定会尽力的。

（2）很抱歉，您的报告显示为××，现在的治疗手段主要是××，治愈率是××，希望您保持稳定心情，积极配合治疗，对疾病控制会有很大帮助。

场景 6：出院谈话时，医生常说的话：

（1）出院回家后，要好好休息，定时复诊，有不舒服及时就医，如果挂不上号，可以直接来门诊找我们。

（2）出院后需要注意一些事项，如……出院记录上也都有记录，请您仔细阅读一下。

（3）鼓励母乳喂养，定期到医院复查，门诊随诊。

（4）恭喜，今日可以出院了哦，回去还是要多注意休息，加强营养，伤口护理好，有什么不对的症状，可以随时咨询我们或回来医院看一下。

（5）回家之后，您就按照目前的方法护理，要合理饮食，如果没有不舒服，观察 ×× 天就完全没问题了。当然如果出现不舒服，那就回来找我们看。

（6）三分治疗，七分护理，出院后您还需要……

2. 结论与分析

2.1　保持原则性与灵活性的统一

在不违背医疗原则的前提下，灵活发挥语言的魅力，能被患者欣然接受。例如，对即将临产或分娩的产妇进行阴道指检或肛查指检时，产妇会感到非常紧张和疼痛，条件反射的会夹紧双腿、臀部上翘，检查不配合，医生往往感到恼火，但这个检查在医疗原则上是必须进行的，检查之前医生一般会告知患者检查必要性，但在临床工作繁忙时，医生有时会失去耐心，说："快点躺下，我给你查一下宫口……""这种检查就是这么痛的，快点、快点，配合一下……""不要动，忍一下……""哎呀，你怎么这么娇气啊……"这样的话语对于医生来说习以为常，但对于患者来说，这绝对是一个非常糟糕的体验，用医学人文的观点反思一下，如果我们能够站在患者的立场上，我们完全可以说得灵活、委婉许多："现在我给您检查一下宫口开了几公分，会有些疼痛，不过如果不检查一下就没办法了解你现在的情况，不知道产程进展是否顺利，怕耽误您的正常分娩，您配合一下，很快就好，我会尽量轻一些的……""对不起，我知道您很痛，生孩子已经很痛了，我们也不想再增加您的痛苦，可是，这种检查很必要，就快做母亲了，我们再坚强、勇敢一点，好吗？"这样说患者就更容易接受。另外，交代病情多用举例说明，既要生动形象，也要恰当。

2.2　保持严肃性和亲切性的统一

保持医疗活动的严肃性也要让患者感觉到亲切温暖，同时也维护医生自身的尊严。尤其在拒绝患者的不合理要求时，更要体现语言交流的艺术性。例如，拒绝孕妇要求的无医学指征剖宫术时，医生除了要严肃地告知孕妇这是违反医疗原则外，还应该亲切地说明让她们体会到不实施剖宫术并不意味着放弃对她们的帮助，而是医生要用更精湛的产科临床技术，花费更多的时间和更多的精力陪伴她们一起顺利分娩。医院希望每个产妇都能自然、健康地分娩，但是一旦有手术指征出现，医院会及时实施手术，确保母婴平安，打消产妇和家属的顾虑。

2.3　坦诚与谨慎相结合

例如，在与患有不孕不育症的妇女沟通时，太早下结论说"治不好了""肯定不能生了"之类的话容易使患者丧失信心，也可能造成家庭、婚姻破裂，而医生为了使患者建立信心，过于乐观的评价病情，又会使患者对治疗产生过高的期望值，一旦疗效不满意，便容易产生医疗纠纷。因此医生必须谨慎，但关于病情、诊断、治疗上的意见和措施，应坦诚地向患者交代，避免造成患者期望值过高，产生负面影响。生命本身充满奇迹，有些病到底能不能治得好，谁都说不准，不能说得太绝对，但模糊的回答患者不喜欢，沟通时可以用事实说话，告知相关数据、发病率、治愈率等，也可以使用一些容易被接受的程度副词，例如："一般情况下""绝大多数""不排除"，使其对自己的病情有充分的了解和正确的评价。

2.4　共情

将心比心地与患者交流，也就是说医生要站在患者的立场上去思考她的疾病、解决她的问题。再举一个简单的例子：产程中医护人员往往会建议孕妇要喝水或吃东西来储备能量，为分娩时屏气用力做准备，但孕妇往往会因为产痛，而拒绝进食。如果僵硬、制式化地直接建议说："你要喝水、吃东西啊，不然生的时候没力气。"孕妇往往会有抵触情绪。如果医生在说话的时候能切实地站在孕妇的角度去表达，"您一直用力，出了这么多汗，会不会口渴啊？要不要吃点什么、喝点什么，补充点能量呢？"这样说会好得多。产妇会因为得到医护人员的支持与鼓励而更加配合，从而缩短产程，加速分娩。另外，在告知好消息或坏消息时，共情也显得十分重要。多数医务人员认为：在告知坏消息时，除了要如实告知病情以外，还应该告诉患者或者家属：医生愿意与你们一起努力，共同面对、积极治疗。

2.5　运用肢体语言

除了说话，面部表情和肢体语言也很重要，医生整洁的仪容仪表、坚定自信的眼神、有理有据不卑不亢的谈吐都会使患者增加对医生的信任感。

2.6　临床禁忌语

医生通常知道什么话该说、什么话不该说，但往往在无意中或者情绪失控的情况下将不该说的话脱口而出。在这里，结合这次的问卷调查，总结出一些临床常见的禁忌语，以提醒广大医务人员，避免因言语不当引起不必要时的医疗冲突甚至纠纷。

2.6.1　简单、粗暴的话

"这个病又不会死。""怎么治疗你不用管。""你这个患者不听话，下次别来找我看了。"

2.6.2　轻视或不耐烦的话

"不懂就不要插嘴。""跟你说你也不懂。""你到底懂不懂啊？上面写着呢，你自己看。"

2.6.3　推卸责任的话

"这个都是你自己引起的。"

2.6.4　不礼貌的话

"你怎么这么愚昧。""你太娇气了。"

2.6.5　挑衅性的话

"情况就这样了，你要有意见就去投诉我啊。"

2.6.6　火上浇油的话

"你这病没治了。"

"你怎么不早点来，最怕你这种没常识的，病情就是因为你自己耽误的。"

临床工作中，语言规范和微笑服务等准则只能作为参考，患者的病情及各自的心理活动千差万别，语言沟通不能一概而论，归根结底是要提高医生的人文素养，让关爱、共情等自然而然地融入到诊疗活动中，否则，一切都略显刻板。一个医生一边写字或者一边看电脑一边跟患者讲话，即使语言再生动，患者也是感觉不到关爱；相反，医生在与患者交流时能够双目对视，坦诚、亲切，即使个别语句措辞不当，患者也是可以理解的。医学人文精神的培养是一个博大精深的教育体系，随着社会的不断进步，其必将融会贯通于我国的医学教育事业之中。

（田　璐，李　杏，杨　华，苏志英　福建省厦门市妇幼保健院）

第9节　眼科场景中医患沟通语言困局及改进

本调查采取时序、场景、导向交叉分类的方法进行。如以下的情境：

1. 初始（陌生到接触）阶段

1.1　场景

某日，患有共同性斜视的小学生甜甜在其妈妈的陪同下来住院。患儿甜甜初次住院非常害怕，躲在妈妈的身后并且小声地抽泣。

1.2　沟通导向

1.2.1　负向沟通

护士 A 对甜甜及其妈妈说道："不许哭！快过来办住院手续，有一堆资料要填写，等会还要告诉你们病房的环境，我忙得很，不要耽误我的时间。"

1.2.2　正向沟通

护士 B 温柔地对甜甜及其妈妈说道："您好！今天我是您的责任护士 B，有什么事情请找我，我会尽力帮助您。现在请您先坐下来，让我为您办理住院手续。等手续办完后，我会带您熟悉病房的环境。您看行吗？小朋友，不用害怕，住院手续很快就能办好了。我相信你非常棒！我们一起去看你的病房，好吗？"

1.3　沟通用语警示分级

（1）非常适宜（倡导）：您看行吗？我相信你非常棒！

（2）适宜（推荐）：有什么事情请找我，我会尽力帮助您。

（3）较适宜（可用）：不用害怕，很快住院手续就能办好了。

（4）中性（少用，提醒改进）：快过来办住院手续。

（5）不适宜（杜绝）：我忙得很。

（6）绝对不适宜（禁绝）：不要耽误我的时间，不许哭。

1.4 负面语言表达的原因分析

（1）护理人员工作繁忙，工作压力大，语气生硬。

（2）部分护理人员个人职业修养不足，缺乏人文关怀、耐心与沟通技巧。

（3）部分护理人员的沟通意识不强。

（4）护理人员沟通能力欠缺。

（5）医患纠纷降低了护理人员的沟通意愿。

（6）方言或专业术语缺乏解释引起患者误解。

1.5 正向语言表达的原因分析

（1）个人职业道德修养，充满社会责任感和同情之心。

（2）在科室护士长、高年资护士的引导下养成良好的沟通习惯。

（3）定期规范培训后，语言、行为表达正向。

（4）医患冲突后对语言和行为进行了反思和改进。

1.6 持续改进思路与措施

（1）加强个人职业道德修养。

（2）科室评选沟通之星，起到示范引导作用。

（3）提高语言水平，培养语言的艺术性。

（4）配备充足的护理人力资源。

（5）经常开展模拟沟通场景进行演练。

（6）加强护士沟通能力的培训。

（7）建立宽松的沟通环境。

（8）对负面语言清单进行梳理、分级，谨慎使用。

（9）对正向语言清单进行整理、分级，提倡鼓励使用。

2. 中期转折（脆弱信任与病情反复、缠绵）阶段

2.1　场景

患者刘先生因复杂性视网膜脱离行硅油填充术，术后眼压波动较大，治疗效果不佳。他看到病友都出院了，情绪非常低落，拒绝静脉治疗。

2.2　沟通导向

2.2.1　负向沟通

护士 A 对刘先生说道："不打针怎么会好？要是不打就跟医生说去，我少打个针求之不得，还有好几个患者都等着我，没空跟你啰唆。"

2.2.2　正向沟通

护士 B 握着刘先生的手说道："刘先生，我非常理解您现在的心情和担忧！医生根据您的病情已经重新调整了治疗方案，而且用药后有一个过程才会有效果。您看之前 93 床的李奶奶跟您一样的情况不是也康复出院了吗？所以，您要有信心，我们一起努力！"

2.3　沟通用语警示分级

（1）非常适宜（倡导）：我非常理解您现在的心情和担忧！

（2）适宜（推荐）：您要有信心，我们一起努力！

（3）较适宜（可用）：医生根据您的病情已经重新调整了治疗方案，而且用药后有一个过程才会有效果。

（4）中性（少用，提醒改进）：不打针怎么会好？

（5）不适宜（杜绝）：我很忙，还有好几个患者都在等着。

（6）绝对不适宜（禁绝）：要是不打就跟医生说去。

2.4　负面语言表达的原因分析

（1）部分护理人员服务理念未转变，沟通意识不强。

（2）部分护理人员缺乏职业道德与文化修养。

（3）部分护理人员综合素质不高，缺乏沟通能力。

（4）部分护理人员缺乏沟通技巧。

（5）部分护理人员职业倦怠，态度冷漠。

（6）不良医疗环境降低护理人员沟通意愿。

（7）人力资源不足，部分护理人员只关注急危重患者。

（8）医学专业术语解释不足。

2.5 正向语言表达的原因分析

（1）具备良好的职业道德与文化修养。

（2）具备较高的综合素质。

（3）掌握较好的沟通能力与有效沟通技巧。

（4）具备较好的共情能力与技能。

（5）具备积极健康的心理品质，正向传递。

2.6 持续改进思路与措施

（1）注重人文关怀培训，强化"以患者为中心"的服务理念。

（2）加强业务知识培训，提升护理人员综合素质。

（3）加强护理人员职业道德与文化修养。

（4）加强护患沟通技巧与情景模拟训练。

（5）加强沟通能力培训。

（6）开展临床共情能力培训。

（7）培养护理人员积极心理品质，维护身心健康。

（8）建立和完善沟通机制。

（9）改善护理环境，配备充足的人力资源。

（10）规范正向语言沟通清单，鼓励提倡使用。

（11）整理负向语言沟通清单，根据分级谨慎使用。

3. 晚期复杂（相对信任与复发、恶化）情形

3.1 场景

当闭角型青光眼术后发生恶性青光眼时，患者眼压控制不好，前房消失，脉络膜脱离，角膜有发生失代偿的危险。医生及护士和患者沟通病情。

3.2　沟通导向

3.2.1　负向沟通

医生说："我们给你治就行了，说了你也不懂。"护士说："青光眼就是这样的。"或患者询问装作没听到。患者说："眼睛都看不到，活着打鬼，你们想怎么样搞就这么样搞。"

3.2.2　正向沟通

医生说："你眼睛现在发生了恶性青光眼，我们先用药物治疗，万一无效，我们再手术，您别担心，好好配合我们，一定不要放弃希望。"护士说："青光眼这个病情很难控制，医生会给您想办法的，慢慢来，不着急，我们会陪着您的。"患者说："我相信你们医生和护士，一定会好好配合，战胜疾病的。"

3.3　沟通用语警示分级

（1）非常适宜（倡导）：您别担心，好好配合我们，我们会陪着您的。

（2）适宜（推荐）：希望您能理解。

（3）较适宜（可用）：您先别着急。

（4）中性（少用，提醒改进）：快回病房等着。

（5）不适宜（杜绝）：说了你也不懂。

（6）绝对不适宜（禁绝）：装作没听到。

3.4　负面语言表达的原因分析

（1）患者周转快，加床多，医生人数不足，缺乏时间沟通。

（2）没有系统地进行沟通用语的培训。

（3）个别医务人员本身的说话习惯不好。

（4）个别医生脾气不好，态度差。

3.5　正面语言表达的原因分析

（1）科室进行系统的语言培训。

（2）出于职业精神，对患者的同情心和理解。

（3）良好的语言沟通环境。

（4）个人职业道德素质良好。

（5）避免不必要的医疗纠纷。

3.6 持续改进思路与措施

（1）制定正向语言及禁忌语言清单，并组织医护人员学习，模拟演练。

（2）评出沟通的典范，并请其对科室人员进行培训。

（3）对个别沟通不好的同志进行重点培训。

（4）及时了解患者住院感受，针对沟通不良事件及时分析原因并改善。

（5）根据患者收治量及时合理调整本组医生，改善人力资源不足情况。

4. 坏消息委婉告知与冲突情绪柔性应对（信任颠簸、危机与情绪失控）

4.1 场景

某日，患左眼真菌性角膜溃疡的杨先生，按预约手术时间准备接受"左眼角膜病损切除加羊膜移植术"。下午1时，杨先生见隔壁房间的患者已从手术室回来，就很生气地来到护士站询问护士："为什么比我晚入院的人都先做手术了？"

4.2 沟通导向

4.2.1 负向沟通

护士A回答道："你知道啥呀，别人是无菌的，你是有菌的，你先做的话，那整个手术室不都被你污染了吗？我们又得重新消毒了，你懂不懂？快回病房等着。"

4.2.2 正向沟通

护士B回答说："您先别着急，是这样的，因为您之前做刮片检查显示是真菌感染，说明是有传染性的，为了避免病友间交叉感染，医生把您的手术时间排在了非感染患者的后面了，希望您能理解。我先送您回房间休息，我们一接到您的手术通知会第一时间送您去手术室的，您看可以吗？"

4.3　沟通用语警示分级

（1）非常适宜（倡导）：您看可以吗？

（2）适宜（推荐）：希望您能理解。

（3）较适宜（可用）：您先别着急。

（4）中性（少用，提醒改进）：快回病房等着。

（5）不适宜（杜绝）：你懂不懂？

（6）绝对不适宜（禁绝）：你知道啥呀？

4.4　负面语言表达的原因分析

（1）护理人员工作繁忙，工作压力大，语言生硬。

（2）部分护理人员心态傲慢，如：你知道啥呀？你懂不懂？

（3）部分护理人员个人职业修养不足，缺乏人文关怀、耐心与沟通技巧。

（4）部分护理人员的沟通意识不强。

（5）护理人员沟通能力欠缺。

（6）医患纠纷降低了护理人员的沟通意愿。

4.5　正向语言表达的原因分析

（1）个人职业道德修养，充满社会责任感和同情之心。

（2）在科室护士长、高年资护士的引导下，养成良好沟通习惯。

（3）定期规范培训后，语言、行为表达正向。

（4）医患冲突后，对语言和行为进行了反思和改进。

4.6　持续改进思路与措施

（1）加强个人职业道德的修养。

（2）科室评选楷模，起到示范引导作用。

（3）提高语言水平，培养语言的艺术性。

（4）配备充足的护理人力资源。

（5）好的沟通案例的分享与交流，模拟沟通场景进行演练。

（6）加强护士沟通能力的培训。

（7）建立宽松的沟通环境。

（8）对负面语言清单进行梳理、分级，谨慎使用。

（9）对正向语言清单进行整理、分级，提倡鼓励使用。

5. 后续（皆大欢喜或哀伤安抚）阶段

5.1 场景

某日，医生通知经手术治疗左眼眶骨折的陈先生可以出院了。陈先生非常高兴，却又发愁回家后如何对眼睛进行自我护理。

5.2 沟通导向

5.2.1 负向沟通

护士 A 对陈先生说道："你可以出院了，我给你一张出院指导你自己看。你什么时候走？新患者来了就等你这张床。"

5.2.2 正向沟通

护士 B 微笑着对陈先生说道："祝贺（恭喜）您可以出院了！这是您的出院指导单，现在请您仔细阅读。如有不太理解的地方，我会随时为您解答。请您在离开医院之前携带好自己的随身物品，切勿遗漏，记得按时回医院来复查喔！回家后请多保重！"

5.3 沟通用语警示分级

（1）非常适宜（倡导）：祝贺（恭喜）您可以出院了！回家后请多保重！

（2）适宜（推荐）：如有不太理解的地方，我会随时为您解答。请您在离开医院之前携带好自己的随身物品，切勿遗漏。

（3）较适宜（可用）：这是您的出院指导单，现在请您仔细阅读。记得按时回医院来复查喔！

（4）中性（少用，提醒改进）：你可以出院了

（5）不适宜（杜绝）：我给你一张出院指导你自己看。

（6）绝对不适宜（禁绝）：你什么时候走？这张床马上就要收新患者了。

5.4　负面语言表达的原因分析

（1）护理人员工作繁忙，工作压力大，语气生硬。

（2）部分护理人员个人职业修养不足，缺乏人文关怀、耐心与沟通技巧。

（3）部分护理人员的沟通意识不强。

（4）护理人员沟通能力欠缺。

（5）医患纠纷降低了护理人员的沟通意愿。

（6）专业术语缺乏解释，引起患者误解。

5.5　正向语言表达的原因分析

（1）个人职业道德修养，充满社会责任感和同情之心。

（2）在科室护士长、高年资护士的引导下，养成良好沟通习惯。

（3）定期规范培训后，语言、行为表达正向。

（4）医患冲突后，对语言和行为进行了反思和改进。

5.6　持续改进思路与措施

（1）加强个人职业道德的修养。

（2）科室评选沟通之星，起到示范引导作用。

（3）提高语言水平，培养语言的艺术性。

（4）配备充足的护理人力资源。

（5）经常开展模拟沟通场景进行演练。

（6）加强护士沟通能力的培训。

（7）建立宽松沟通环境。

（8）对负面语言清单进行梳理、分级，谨慎使用。

（9）对正向语言清单进行整理、分级，提倡鼓励使用。

（刘义兰　华中科技大学同济医学院附属协和医院）

推荐阅读

[1] 谢保群.论医患沟通中医生的语言沟通技能.医学与哲学（人文社会医学版），2010，31（1）：32-34.

[2] 卢仲毅，唐时奎.实施医患沟通制改善医患关系.中华医院管理杂志，2002，18（12）：726-728.

[3] 翟高峰，仇永贵.加强医患沟通构建和谐医患关系.中华全科医学，2010，8（11）：1410-1412.

[4] 朱金英.提高医务人员的语言沟通能力构建和谐医患关系.中医药管理杂志，2009，17（7）：641-642.

[5] 邵立新，金志芳，俞珍.医患对话语言规范化培训的探索与思考.现代医院，2014，14（1）：119-120.

[6] 冯茵.负性情绪词错误再认的跨语言实验.心理与行为研究，2012，10（6）：427-432.

[7] 曾莉萍，郑娟.沟通技巧在门诊护理工作的应用.华西医学，2009，24（8）：2169-2171.

[8] 王延恒.护患沟通的现状及对策探讨.医学理论与实践，2012，25（3）：366-367.

[9] 胡芬，王桂兰.护患治疗性沟通研究进展.护理学杂志，2008，23（1）：70-72.

[10] 王芙蓉，张云，苗志敏，等.医患沟通现况调查及改进对策.中国卫生质量管理，2012，19（1）：49-52.

第10节　医患沟通叙事病例精选及分析

1. 焦急中的期盼

抢救室门口，一名患者家属拦住了和我一起走过的主治医师，问道："大夫，我家的患者还没确诊呀？"主治医师很自然地说："还没有，等等吧。"

主治医师停下来和家属交谈了几句，我则直接走到医生工作站，详细地翻阅了患者的病历：女性，38岁，因为发热1个月，昏迷10天在当地就诊，由于病情进行性加重，3天前转来我院急诊科。

来诊后，患者持续高热，Glasgow评分3分（重度昏迷），全身没有发现任何感染灶。全血白细胞也没有明显升高，只有一定程度的贫血，并伴有血清钙的严重升高。急诊科医生以及前来会诊的内科医生、内分泌科医生都认为这是一个晚期恶性肿瘤的表现。

详细了解了患者的情况后，我来到患者的床前。

"您好！"我对患者家属说，"刚才听到您和大夫聊患者的病情，是不是着急了？"

患者家属："是呀，都来了三天了，也不见好，又不知道是什么病……"

我说："我有几点想和您说说：第一，到目前为止，我们真的还没有确定她是'什么病'，因为她的病比较复杂，进展也较快，更重要是有些病只有拿到确凿的证据才能说'确诊'，如病理检查结果，但现在我们没有。第二，虽然没有确诊，但我们不是没有大致的诊断，或者说对疾病有倾向性，我觉得，她可能是一个恶性病。第三，就像您刚才说到的，她'没有见好'。在没有明确诊断的情况下，我们自然没有针对性的治疗，进一步说，即使是有明确的诊断，对有些疾病也不一定有很好的方法。第四，对于咱们这位患者，现在采取的所有措施叫做'支持治疗'，也就是我们希望能够保证她的生命稳定，为检查和治疗赢得时间。但是，我们看到她的病情还在进展，这两天昏迷还在加深，其他情况也没有好转，说明她疾病的进展比我们想象的快，如果这样，可能在不久，我们就'顶不住'了。第五，这些是我的看法，我会再请专家独立地会诊一下，看看是否还有什么办法，如果我们的意见一致，我建议抓紧回去，不要最后人财两空，患者都回不了家（因为有规定，尸体是不能外运的）。"

专家请来了，会诊的结论是：患者倾向于原发于血液或影响到骨髓的恶性肿瘤，而且已经是终末期了，没有很好的办法逆转。

患者家属听从了我的建议，当天联系急救车回家。

【点评】

当患者病情很危重时，医生有时是可以看出来预后的，但是为了怕出现"医患矛盾"，把病情拼命往重了说，各种支持手段能上则上。这个患者其实永远也不会有"确诊"的那一天，除非最后做尸体解剖。医生所谓的"负责"，实际上是让患者家属和医院都做了无谓的付出。其实更多的患者家属希望得到真实信息，当然，他们也希望医生能够帮助他们"拿主意"。

（王 仲 北京清华长庚医院）

2. 假如医生是患者

患者，女，37岁，没有结婚，自己生活。一天在取东西时，她突然跌到，然后就站不起来了——右侧肢体不会动了。

患者被送到医院急诊科。经诊断，发现左侧大脑里面有一个"占位性病变"，也就是说，患者脑袋里面长了一个不该长的东西。是什么还须要进行检查确定，但手术可能是必需的。

检查需要时间，而患者和家属不能忍受这"漫长的等待"。患者的弟弟忍不住了，责问医生为什么不能抓紧检查，尽快手术。通过漫长的沟通，家属终于"认可"了我们的安排，因为手术前的准备是安全所必需的。患者的妈妈为了缓解儿子与医生之间的僵局，出来打圆场，说："你们不知道，我姑娘见到你们穿白大衣的就哆嗦。"

"为什么？"我问。

"她害怕。"患者的妈妈说。

【点评】

　　她害怕什么？也许是手术，也许是死亡，也许是……

　　为了弄清楚她的想法，下午我穿着白大衣来到了患者床前。

　　她在睡觉，妈妈在床边陪着。见到我来，妈妈把患者叫醒。我看着她没说话。她也看着眼前这个让她感觉莫名其妙的医生。

　　我终于开口了："你怎么不哆嗦呀？"

　　她问："我为什么要哆嗦？"

　　"你妈妈说你见到穿白大衣的就哆嗦。"我的话没有让她哆嗦起来，倒把她的眼泪勾出来了。

　　她说："你们护士说，如果我不好好治就该瘫了……"

　　我知道她怕什么了。正在思考怎样回答她扔给我的问题——如果不好好治就瘫了。

　　我既不能直截了当地否定护士的话——因为护士一定是好心，希望她好好治疗。我也不能直截了当地承认护士的话——因为那将打破患者和家属的希望，而且手术后也许患者真的可以恢复。单纯的安慰更是无用的，因为她已经"瘫"了。古人说过："钱少莫入众，语轻莫劝人。"

　　于是，我问患者："护士真的是这样说的？"

　　她说："是呀。"

　　我说："那护士真的很关心你。想知道护士怎么关心我吗？她们说'主任，如果你十天不吃饭准饿死'。"

　　我说："你看我饿死了吗？我不但吃饭，而且一日三餐，有时候还加个夜宵什么的。我这不是越来越胖了？不但我没饿死，倒把她们气死了。"

　　在场所有的人，包括患者和她妈妈都笑了。

　　我没有正面回答患者的问题，但是我相信她的"问题"解决了。因为这是一个对称的句子：如果不好好治＝如果不吃饭，就瘫了＝准饿死。但是，我吃饭了，没有被饿死。那么，你好好治……

　　气氛变得轻松起来，患者妈妈又说："昨天晚上做了一个梦，梦到做手术，死啦。早上醒了就哭。"

我立即接着说："好呀，中国人说梦是反的。我最怕梦见发工资，只要梦到，股票准跌（其实我根本就不炒股）。"

大家又是一阵笑声。

患者终于要进手术室了，头也剃成"和尚"的模样。我再次来到她床前，竖起大拇指，说："挺帅！"

"别逗了，还帅哪！"她用左手胡噜着光光的头。

"还会长出来的。"我说："听说你会做面条？"

患者说："谁说的？"

我说："别管谁说的，你会不会吧？"

患者说："还可以吧。"

我说："怎么样，出院后请我一顿？我管了你这么多天，你也不好好感谢感谢我？"

她干脆地说："那没问题，甭说一顿，多少顿都行。"

我说："好，一言为定。你家在哪儿住？"

患者说："方庄。"

我没有问她的具体住址，也不可能去吃她的面条。她会不会做面条其实我也不知道，也没有人告诉我。但我想一个独自生活的女子，总应该会做饭吧？但是，我的要求传递给她一个信息——她将要回家请一个医生吃面条。

如果她能请，她必须能回家而且能活动。

如果她能回家，她一定安全出院。

如果她安全出院，一定能安全地下手术台。

……

只有她出院，头发才可能长出来。

这一切的对话都只告诉她一点——手术会是安全的，不用担心。但我没有直接表达。

【点评】

如果医生这样安慰她："不用怕，大多数手术都是安全的，成功率

99.9%。也不用怕疼，手术是打麻醉的，你不会疼。医生就是在你头上开一个口，去掉一块骨头，把里面的东西取出了再盖上，然后给你缝起来……"

　　如果你是患者，听到医生这样的"安慰"会什么感受？患者在手术室里面一定又会哆嗦起来。

（王　仲　北京清华长庚医院）

3. 做患者信任的医生

　　王先生，今年58岁，患鼻咽癌，做了很多检查才最后确诊，前几天从外院转来我院做放射治疗（放疗）。在我向他询问病史时，他曾告诉过我他患有轻度的幽闭恐惧症，偶尔也会发作，在之前外院的检查过程中，比如做计算机断层扫描（CT）、磁共振成像（MRI）时，都不太顺利。今天一大早小刘医生带他去放疗机房模型室做体位固定的面罩，不一会儿小刘医生就垂头丧气地回来了，一见我就说："主任，这个患者完全不配合，面罩一接触他的面部，他就全身紧张，双手握拳，嘴里还不停地叫着'不行不行'，我怎么跟他解释，他都不做。这不，只好回来了。"看着小刘医生焦急又无奈的样子，我笑着拍拍他的肩膀，对他说："这位患者有轻度的幽闭恐惧症，可能跟这个有关系。"小刘医生"噢"了一声，似乎明白了一些。我说："走，跟我来"。他们来到王先生的病房，看到他坐在病床上一脸的沮丧。一看见我就急着说："主任，我治不了了，怎么办呀？"我微笑着对他说："您别着急，我有办法，跟我走吧。"他带着疑惑的目光，忧心忡忡地跟在我后边，再次来到了放疗机房模型室，我顺手拿来放在桌上的一个已成型的面罩（其他患者的），指给王先生看，并告诉他："这种面罩是用特殊材料制成的，根据每位患者面颈部不同的体表轮廓，一次成型的一种固定装置，在放疗过程中，用于保持患者体位的固定，保证每一次放疗的精确。虽然它使我们的头颈部不能自由活动，但它的表面是渔网状的，因此呼吸完全不受限制，不会造成窒息。"王先生一边看，一边听我说，一边微微点着头，紧张的面部表情逐渐松弛下来，我趁热打铁，对他说："来，咱们再做一次吧。"王先生抬头望着我，有些犹豫。我说："您不用担心，我会一直站在您身边的。"于是王先生再次平躺在治疗床上，准备制作面罩，我站在床边，轻抚着他的臂膀，并教他做深呼吸，观察他身体的变化。15分钟过去了，面罩顺利制作完成。王先生也没有出现任何的身体异样，我一直在他身边陪伴着，直到他走下床来，向我露出满意的微笑。我也情不自禁地向他竖起了大拇指，为他点赞。事后，我专门又让他把面罩带回病房，在病床上反复练习，消除紧张和恐惧的情绪。之后王先生的放疗圆满完成。

【点评】

　　每一位患者都有自己的特殊境遇，医者必须敏锐地捕捉特别的沟通问题，才能疏解心结。一句"我会一直在您身边"特别有分量，体现了医者见证、陪伴的魅力。

（周晓艺　湖北省肿瘤医院）

4. 做患者坚强的后盾

　　李女士今年48岁，身患晚期肺癌，全身广泛转移，卧床不起，疼痛折磨得她夜夜不能入眠，常常独自一人以泪洗面。李女士早年离异，独自一人抚养儿子长大成人。此次她生病住院，儿子专程从外地请假来到医院陪伴在母亲身边，但李女士经常在儿子面前"控诉其父亲（前夫）的罪行"，而且将自己患病的原因归结于前夫对家庭的不忠，使自己长期沉浸在痛苦和郁闷之中，而致疾病缠身。儿子看到母亲备受煎熬的躯体和心灵，也常常同母亲一起谴责父亲，但自己内心却痛苦不堪。这天李女士因为疼痛又在大呼小叫，并让护士给她打止痛针，护士因为她用止痛药间隔时间太短而求助于我。我来到李女士的病房，她一看到我就说："为什么不给我打止痛针？"我简单地向她讲解了一下规范用止痛药的知识，然后帮她在床头柜的抽屉里找出一颗吗啡即释片让她口服下去。做完这些，我顺手拉过一张椅子，在她床边坐下来，向她询问道："我听值班护士说您最近整夜睡不着觉，是这样吗？"她点点头，眼睛并不看我，我问："为什么？"她说："我浑身都痛。"我又问："仅仅只是因为痛而睡不着吗？"她抬起眼睛看着我，并不说话，我也用关切的眼光一直望着她的眼睛，我看见一层雾蒙蒙的泪水涌进了她的眼眶，我顺手抽了两张纸巾递给她，她擦了一把泪水，哽咽着说："我的病是不是治不好了？我还能活多久？"我伸手握住她放在被子外面的手，一直没有说话，等待她情绪平复后，我为了转移她的注意力，便问道："您儿子呢？他去哪了？"她说："他去帮我买水果了，医生说化疗时要多喝水，多吃水果。"我说："您儿子真孝顺。"一提到儿子，李女士就打开了话匣子，从儿子小时候成绩优秀讲到长大后工作业绩出色，她一改先前的悲观和绝望，语气中充满了骄傲和自豪。我趁机说："儿子放下工作专门来医院陪伴您，这段时光多宝贵呀，我们是不是该好好珍惜呢？"她望着我没吱声，我接着说："您常向他倒苦水，指责他的父亲，他作为儿子心里也会很痛苦，而且这些对您的康复也无济于事，相反会加重您对疼痛的感受。"听了我的话，她陷入沉思。我紧接着说："您也不想让儿子今后与他在这个世界上唯一的亲人，他的父亲成为敌人吧？"她使劲地点头，泪水再次夺眶而出。我趁热打铁地说道："那何不利用这段宝贵的时光和儿子一起回忆一下他儿时的童趣、顽皮，在您生命最后的时间里，给儿子留下母亲爽朗的笑声、慈爱的笑容，让儿子感受到母亲是如此坚强、勇敢地面对疾病，面对生活的挑战，不怕困难，永不放弃。儿子还年轻，在他今后人生的道路上，无论遇到什么样的挫折和困难，都有妈妈给他做出了榜样，这才是您留给儿子最好的遗产。"这时我看到她的眼里有了亮光，她紧紧地抓住我的手，一边点头一边说："谢谢您，我会按照您说的去做，希望您能常来和我聊聊。"我微笑着站起身来对她说："我会常来看您的。"事后听值班护士说，自那天谈话后，李女士的情绪好了很多，还时常听到她从病房里传出说笑声。

【点评】

　　调动患者的亲情牵挂，使绝望化为希望。

（周晓艺　湖北省肿瘤医院）

5. 黑暗中的黎明

患者陈某，男性，45岁，农民，近期因咳嗽、咯血就诊于当地医院，行影像学检查，发现右肺中叶占位，支气管镜下活检，病理结果提示（右肺中叶）高分化鳞癌。患者为求下一步治疗就诊于我科门诊，门诊以"右肺鳞癌"收入院。

入院后完善相关检查，经多学科讨论，根据患者目前疾病分期及患者一般情况，建议可手术治疗，但因胸外科床位紧张，须等候通知限期手术，时间约14天。

遵胸外科会诊建议，患者在我科完善相关术前检查，同时对症处理咯血，1周后，患者未接到手术通知，同时患者咯血症状较前加重。患者及家属一方面担心咯血较多出现其他意外情况，同时担心疾病进展，失去手术的机会，故迫切期盼立即手术。患者血压升高，眉头紧锁，坐卧不安，焦虑情绪明显，家属同样陷入焦虑状态。

经过了解后，胸外科刘主任对患者及家属进行了一场针对性的有效沟通：

刘主任："首先，我们非常理解您的心情，想尽快手术治疗，尽快解决问题。近几天患者咯血比之前厉害了，你们肯定更着急，还有点紧张、担心、焦虑，如果换做是我们自己，可能还没您这么镇定、坚强，向您致敬！"（共情）

陈某："谢谢理解！最近确实总是咯血，住了一周时间，用了药一点没有见好转，而且剑突下有点隐隐作痛，应该也跟这病有关，非常着急，能不能尽快手术治疗啊？"

刘主任："非常理解您的心情！我们每天都在积极为您沟通此事。"（我们也在积极努力）

陈某："谢谢，我们知道给你们添麻烦了！"

刘主任："须跟您解释的是气管镜活检病理为高分化，提示我们肿瘤恶性程度较低，其增长速度相对其他的分化类型来说可能不会太快。您的咯血症状加重，是因为肿瘤正好在肺门这个特殊位置，容易刺激气道引起咳嗽、咯血，症状严重不一定代表病情严重，只是单纯因为长得位置比较特殊，也因为这样，我们才可以较早期发现它，这在一定程度上为我们战胜它赢得时间。

咯血增多时，建议您选择侧卧位，使血尽量咳出，防止出血较多时阻塞气道引起其他不希望出现的意外，比如窒息。我们会为您选择最好的止血、止咳药物，全程为您保驾护航，请您放心！我们共同努力！"（解除后顾之忧）

陈某："好的，听您这么说我就舒服多了，我一定积极配合治疗，太感谢了！"（脸上终于露出了久违的笑容）

刘主任："您别这么客气，这是我们应该做的！请您放松心情，可以选择听音乐、散步、看书等放松，养精蓄锐准备迎接手术，同时建议您注意锻炼肺功能，做深呼吸动作，为术后的恢复做准备！"（提供建议，给予支持）

陈某："一定做到，一定做到，感谢！太让您费心了！"

听完刘主任的解释后，患者如释重负，紧皱的眉头终于舒展开来，焦虑情绪得到了明显缓解，咯血症状也得到了较好的控制。2 周后，患者顺利进行了手术。术后 3 天恢复较好，顺利出院。

【点评】

沟通中充分、到位的临床症状解读看似容易，实则很难，既要讲清楚，又要讲明白，还要易懂；既要回应疑问，又要安抚焦躁的情绪，还要树立抗争的信心。一箭三雕。

（刘　巍　北京大学肿瘤医院）

6. 乳腺癌患者的心路历程

程某，女性，50 岁，已退休 5 年。育有一子，28 岁，研究生毕业。程某与爱人感情一直很好；酷爱运动，平时爱打球、旅游，无其他特殊不良嗜好。

2013 年 7 月，程某本来正在积极筹划与儿子前往南极旅游，却在常规体检中发现左侧乳腺肿块。全身全面评估后，临床初步诊断为乳腺癌晚期肝转移，骨转移。面对疾病的突然降临，程某有些不知所措，不知道自己何去何从。经好朋友的介绍，她在爱人的陪伴下就诊，接诊医生全面了解情况后，向她和她爱人交代，须要进行肿块穿刺活检，明确病理诊断。

首次沟通：

程某办理住院后一直在病房等待乳腺外科刘主任，表现出对刘主任的极大依赖。2 小时后，刘主任在自己的办公室与程某进行了第一次沟通。

程某："刘主任，您好！自从我知道自己的病情后，这几天吃不下饭、睡不着觉，晚上经常不由自主地哭泣，而且身体上也出现了左侧乳房疼痛、腹胀等诸多不适。我本来计划近期去南极旅游，办理手续很不容易，而且这次是和孩子一起去，但是现在只有我和我爱人知道我得了乳腺癌，如果我不能和孩子一起去的话，不知道该怎么向儿子解释。"

刘主任："您好！感谢您对我们的信任，我非常理解您现在的处境和想法，也很佩服您的勇气。面对疾病的突然降临，您真的很坚强！结合您的病情和想法，我建议您首先应用双膦酸盐药物改善骨转移情况；针对下一步的全身治疗，初步给您提供以下两种建议：若您决定去南极，那我们先不进行乳腺穿刺，等旅游回来后再行穿刺；若您不去南极，那我们就马上联系穿刺，进行下一步抗肿瘤治疗。"

刘主任向程某详细交代每种选择的利弊，最终是否前往南极还是要听她内心的想法。

程某："刘主任，其实我不是为我自己，我是怕亲人们伤心，如果我不治疗，而按计划去南极，我怕会耽误病情，怕以后孩子、亲人们怨我，说我自私。"

程某重点表达了自己想去南极又怕耽误病情的矛盾心理。

刘主任："我非常敬佩您对于家庭的责任感，以及对孩子的爱和支持！相信无论您做什么样的决定，您的爱人、儿子和其他家人都会支持您，为您提供坚强的后盾！我们也会时刻陪伴您，为您提供温暖的港湾！"

经过与家人的沟通，程某最终决定暂缓前往南极的计划，接受抗肿瘤治疗，并与刘主任及其团队初步建立信任关系。刘主任根据程某的目前病情及特殊需求，为她规划出充满希望的治疗方案和方向。

第 1 次抗肿瘤治疗：主管医生安排了乳腺肿块的穿刺，并输注了唑来膦酸改善骨转移情况。但在输注后的下午，程某突然出现了发热，体温超过 38.5℃，她开始神色慌张，坐立不安，以为自己病情加重了，家属也开始逐渐失去耐心，无所适从。

随即，程某和她爱人回到病房，经过值班医生的仔细检查和分析，考虑程某发热的症状系唑来膦酸的不良反应，给予简单对症处理后，情况好转，体温降至正常，但程某的情绪并未得到缓解，甚至更加紧张、焦虑，怀疑自己病情进展很快，综合医院焦虑/抑郁（HADS）评估结果提示焦虑总分 9 分，抑郁总分 4 分。

第 2 次沟通：

这次沟通，刘主任特地邀请程某的爱人加入，增加程某的安全感。

刘主任："您好！首先我们非常抱歉，作为您的主管大夫，我们团队的医生没有充分向您解释首次应用唑来膦酸后可能出现的不良反应，增加了您和您爱人的紧张情绪，责任大部分在我们。如果您出现不舒服，先不要紧张，要及时与我们沟通，我们会根据您的病情和治疗情况，从专业的角度为您分析并解决问题，也请您放心！"

程某："谢谢刘主任！我也是第一次遇到这种情况，当时以为病情有突发状况，所以很紧张，也没有静下心来与医生进行沟通！感谢您的答疑解惑，以后我会及时向您的团队反馈，积极配合治疗！"

程某爱人："感谢刘主任的耐心解释！我平时工作很忙，没有给她很多的关注和沟通，也没有尽到丈夫的责任和义务，以至于她出现不舒服没有第一时间陪在她身边，与她一起面对，我也很内疚，今后我会把更多的时间和精力放在我爱人身上，积极与您沟通！"

通过这次经历，程某也意识到与医护人员保持良好信任关系、相互沟通的重要性，增加了对各级医生的信任，积极配合治疗，并保持乐观积极的心态。

第 2 次抗肿瘤治疗：根据病理和免疫组化结果，刘主任为程某制定了全身化疗计划，而化疗后程某出现中度消化道反应、轻度神经毒性、Ⅲ度骨髓抑制，这些远比前期的症状给程某带来的躯体痛苦大，但她在治疗过程中通过与医护人员充分沟通，能够有效地应对这些不良反应，并且得到家人和朋友的支持、鼓励，自信心不断增强，对未来生活充满希望。最重要的是，程某在面对这些躯体痛苦时并没有很慌乱，没有过分的情绪波动。

第 3 次沟通（化疗 1 周期后）：

程某："刘主任，您好！经过这一周期的治疗，我发现自己乳房上的肿物缩小了很多，而且恶心、呕吐等这些化疗后的不良反应也逐渐消失了，我和我爱人心理都安慰了很多，心情也愉快了很多！感谢您的德艺双馨！"

刘主任："您好！这是我们应该做的，非常感谢您和您爱人的信任！正是有您的积极配合、您的坚强，我们的治疗才能如此顺利！看到您的情况在一点点好转，我们也很替您高兴！"

程某："很多年前我的脸上出现了色斑，我很在意，总是用手套、帽子、太阳伞各种工具防晒，饮食上也不讲究，爱吃油炸、高脂肪、高热量的食物，没有达到健康的饮食习惯。我还爱打乒乓球，总是感觉自己的身体很好。现在回想起来，以前的生活习惯有些极端，以后我要多接触阳光，调整自己的饮食，多读书，学养生。我觉得你们医生说得每一句话都能在我身上体现，感谢您的关注、理解和安慰，等我病好了我要为你们当义工！"

刘主任："感谢您跟我们分享您的感受！真心为您的勇气、为您的坚强、为您的从容点赞！作为医者，我们永远是您的守护者！"

经过 3 次谈话和心理干预，患者已经学会勇敢面对和了解疾病，并开始安慰家人，重拾对未来生活的信心，开始有憧憬，为梦想鼓起勇气。

此时，程某的综合医院焦虑/抑郁（HADS）评估结果提示程某焦虑总分降至 3 分，抑郁总分降至 2 分。

【点评】

鼓励医生对患者从表扬开始逐步培育患者的自信与正念。

（刘　巍　北京大学肿瘤医院）

7. 生命旅程的最后心声

患者王某，24 岁，原发性肝癌晚期，研究生学历。父母健在，职业均为农民。母亲体健，父亲患有慢性乙型病毒性肝炎。妹妹为某大学在校生。一家人为治病已辗转多家医院，几乎花光了所有积蓄。

王某（W）：患者；

刘教授（L）：医生；

Yarina（Y）：实习医生；

地点：北京肿瘤医院国际诊疗中心；

时间：2015 年 9 月 29 日。

L："您好，小王，现在我们开始一次访谈好吗？我们一起走过了一段治疗时光，最近疾病也控制得很好，疼痛症状有所减轻。您是一位出生在农民家庭的佼佼者，靠自己的勤奋努力考取大学，目前上了研究生三年级，我们很钦佩您的用功和智慧，我们也特别想分享下您的成长历程，您记忆最深刻和难忘的时光？"

W："我认为 24 年来，记忆最深刻的有两件事情。第一件事情是在 2009 年，我收到大学录取通知书的那一刻，当时我的内心激动无比！这份通知书是对我十几年求学生涯的肯定与鼓励，是收获的标志，是父母的骄傲。从小生活在农村，升学压力很大，而高考是和 50 多万考生在竞争，因此在查到分数的一刻，我紧张、兴奋、激动，我认为之前所做的一切努力都是值得的，我给了父母及家人一个满意的交代，没有辜负父母对我寄予的期望。"

"第二件事情是 2015 年春节前两天，在拿到检查报告单的那一刻，我的大脑一片空白。检查报告单白纸黑字写着"不排除肝癌及肝血管瘤"，而且结合我的甲胎蛋白指标。我知道结果非常不好，那一刻，除了震惊、崩溃，似乎再找不到更加合适的词语来形容。我认为自己未来没有希望了，之前的努力全部白费。而且自己马上就要毕业，开始步入社会，自己多年所学终于可以有所回馈，但是想到接下来的治疗及今后的存活，我内心充满绝望。当天回到家已是晚上八点多，我给我的导师打电话告知自己的病情，导师虽然不相信这个残酷的现实，但我自己已经接受，并且我希望我的导师可以帮我联系青岛的医院，因为这会涉及社保报销问题。但当时父母说不要考虑费用问题，我们一定要得到最好的治疗！春节期间我自己上网搜索，最终决定去治疗肝病最好的上海东方肝胆外科医院，年后我们马上去挂了专家号，接着就是住院、手术，术后 9 天出院。之前我自己对化疗完全没有概念，手术之后天真地认为不会再有事了，于是在家休养 1 个月后去上海做介入。回想当时，似乎只有手术前我有一定的担忧与害怕，因为之前我从没有住过院，第一次住院就要做这么大的手术，我害怕手术的刀口，害怕手术不成功，但是看到病友们都顺利推出手术室，这似乎给了我手术的信心与希望。"

"另外，我认为高三一年及研究生一年半的时间是我活得最充实的一段时间。高三那年我感觉自己每天都有目标，每天都有事情要做，并且非常乐意去做，我明白自己要努力学习，考个好大学！读研究生时跟着导师做项目，这使得我的人生目标变得清晰起来，因为我那时明白未来我要做什么了。研究生生活使我改变了很多。我觉得那段时光无比充实！"

L："嗯，我们可以感受到您是一个非常懂事的好孩子！成就自己，为家争光！我能够体会到您的心情和心路历程，非常果敢和坚强，在您的这个年龄很难做到，非常佩服您的勇气。我们也想听听您人生中所承担过最重要的角色是什么。为什么这些角色是最重要的？在这些角色中，您实现了什么？"

W："我认为我承担最重要的角色是父母的儿子，家里的长子。在农村，家里都对长子寄予很高的期望，长子有责任去树立榜样，去传承家业，有责任帮助父母分担忧愁，处理家庭琐事，缓和家庭矛盾。研究生生活使我走到南京，使我感受到大城市里人们的生活。惊叹大城市繁华的同时，我感受更多的是父母生活的不易。农村人的谋生手段较为单一，这使得他们为生活打拼起来非常艰难！所以我想通过自己的努力，给家里的弟弟妹妹树立榜样，并能影响到他们，希望他们好好学习，少走弯路，掌握一种安身立命的本领，将来也可以走到大城市，更好地生活一辈子！"

L："您的想法非常深刻，作为一个顶天立地的人，很有责任感和担当，这不是所有人都具备的优良品格，那您认为到目前为止您最大的成就是什么？或者最令您感到自豪的是什么？"

W："大学四年改变了我的世界观、人生观和价值观。从小家里经济条件差，记得小学升初中那年，要去县城参加考试，看到漂亮热闹的县城，激动兴奋，那一夜，我彻夜未眠。多年之后，我又走到了更大的城市，发现繁华、美丽的南京似乎比家乡的县城还要好很多倍！我的三观潜移默化地改变了，我很自豪！"

L："您真的很棒！有没有哪些事情是您想跟您父母分享的？"

W："我的父母文化水平不高，经常吵架，我真心希望他们以后可以互相理解，多一些包容，多一些忍让，幸福快乐地携手走下去！"

"我希望我的妹妹可以好好照顾父母，有时间多陪在父母身边，带父母定期体检，帮父亲买份保险，这很重要。"

"对朋友、同学和许许多多帮助过我的陌生人，我想说感谢同学、感谢朋友、感谢大家曾经给予我的帮助，我会永远铭记在心！"

L："懂事的好孩子！时刻想着别人！那您自己有什么期望或梦想吗？"

W："在我生病之前，我认为自己会像其他普通人一样过平淡的一生。生病之后，我更加意识到，健康和生命是最重要的。以后若有机会，我会好好陪伴在父母身边，对亲人好一点。因为我在求医的过程中得到过很多来自社会的关心和帮助，所以如果将来有机会，我希望在我的专业领域中获得小小成就，以回报社会，回报曾经帮助过我的人。"

L："您有什么不好意思开口而又想要告诉您的父母或者妹妹的话吗？"

W："在读中学之前，我在家是个很听话的孩子，对父母的话几乎是言听计从。自从读大学之后，因为父母和自己思维方式、生活理念上的差异，我有时会去顶撞他们，当时可能会伤他们的心，但是我真心希望他们可以理解我。因为我希望他们不要为生活的小事生气，我希望他们可以生活得更加开心、快乐！我深深地爱着他们！"

"半年来，我经历了两次心理的大起伏，第一次是拿到诊断书的那一刻，第二次就是在 5 月份复查时，复查结果提示肝癌复发，当时内心再次绝望，几近崩溃的边缘！因为这仅仅是术后 2 个月，如果病情按照这个速度发展下去，再过几个月我的生命会不会就要结束？我的内心充满了恐惧和害怕。病情的反复使得家里人（也包括我）乱了阵脚，导致对以后的治疗变得很盲目，只要医生说怎么治疗就怎么治疗，并没有进行多方咨询。8月份出院之后遵医嘱开始服用中药，中药吃完就会吐。但是当再次复查时，肿瘤继续变大，考虑到病情发展如此之快，而且中药再吃下去恐怕我连体力都维持不了，因此当时我做出决定，不再服用中药。带着对自己病情的不确定与不安，我开始到北京求医，挂专家门诊，问过这里最好的肝胆外科专家，专家表示目前可能没有什么好办法。当听到这个结果时，我的内心并没有忐忑，反而是踏实的。"

　　"记得某次课上讲述了记者采访放羊娃的故事，也记得那年王祖蓝演唱会，我开始明白并且释然，认为其实生命无非就是如此，不如把思想包袱放下，把生死交给神，不论治疗结果好与坏，让自己过好每一天！因此，从那时开始，我不再害怕，不再担心死亡。但我内心唯一遗憾的就是我的家人，担心生命遭遇无常的那一天，我无法在他们身边照顾他们，陪伴他们，不能再孝顺他们！一谈到家人，我的心情是非常难过的，但是在他们面前我没有掉过一滴眼泪，因为我知道只有我自己坚强一些，他们才不会那么难过，他们的心情才会好一点！所以现在能做的就是多陪陪父母，让父母心情好一点，因为我非常爱他们！"

　　L："您真是一个孝顺的好孩子！真的令我们敬佩，向您学习！时间不早了，我们今天先到这里吧！"

　　W："好的，谢谢刘主任！跟您谈完我的心情舒服了很多，我想我的家人不论现在还是将来，都会非常感激您的！"

【点评】

　　只有走进患者的生活，才能帮助患者打开心结。

（刘　巍　北京大学肿瘤医院）

8. 温情义工无名英雄

　　患者小玲（化名），女，25 岁，湛江人，末期癌症患者。住院治疗期间，医护人员及义工发现其孤独感强烈，求生意志薄弱，言语中时长出现"孤单""无依无靠""没有家"等灰暗色彩的字眼，有自杀倾向，入院治疗第 3 个月，脱离医护人员的看管，在医院住院大楼跳楼自杀未遂。院方遂请精神心理科介入，会诊治疗 1 周后，初步治疗效果不佳，在肿瘤中心趁当值护士不注意，再次独自离开。不慎遇到车祸，再次送回我院骨科治疗。鉴于患者情况和病情复杂，院方请义工"幸福银行"的医务社工、义工介入协助治疗。

　　针对小玲年龄、性别、思想状态等各方面因素，义工"幸福银行"安排了与小玲年龄相仿的宁养义工对小玲进行介入，以便于沟通。义工初步掌握小玲的基本情况后到骨科病房对她开展了一对一探访服务。

8.1　初始（陌生到接触）阶段

　　初次见面，义工进行自我介绍："姐姐，您好，我是广东医科大学大三在读学生小清，也是我们医院义工'幸福银行'的义工，我今天没有课，所以过来做义工了，我可以和您聊聊天吗？"患者对义工的到访并没有抗拒，其表现平淡，故义工采用倾听的方式让患者在感觉轻松、舒服的状态下愿意并主动分享其故事。通过面对面的沟通和循序渐进的交谈，义工了解到，患者是养女，养母在十年前去世后，她便辍学去打工养家。去年刚得病的时候，得到公司和身边亲友的帮助，她很感恩，但是现在病情越来越严重，在经济上也无法承担最后的医药费用，她很无助。家中虽然还有四个哥哥，但都有家庭，无法照顾她，七十多岁的养父也无力照看她。根据村里习俗的规定，养女是不能在家中安然去世的。所以，她觉得大家都放弃她了。

　　讲到身世，患者由最初的情绪不高逐渐有了明显的倾吐欲望，义工见状，适时向患者表示："小玲姐姐，其实您并不孤单，身边还有很多关心您的人。如果您愿意，希望您能把我当朋友。"患者听毕，情感有所触动，对义工表示："我没想过自己还能有朋友，应该不会有人想要和我做朋友吧。"患者的语气失落，义工用心安抚患者："姐姐，其实我家庭情况不太好，我一边上学，一边打工凑学费，我的身体累，但是我的心不累，就像我认为做义工有意义，无论多累我都坚持！我认为每个人都要有爱自己、爱别人的勇气和自信，生活是美好的，生命的宽度远比长度重要。"患者情绪渐趋缓和。义工决定引导患者回忆以往生活的愉悦片段，寻找快乐的记忆，问患者："姐姐，您记忆中觉得最开心是什么时候？"患者整理思绪后告诉义工："最难忘最开心的是童年，曾经也有过美好童年的记忆，无忧无虑的小时候是这辈子最快乐的时光，和哥哥们在田地里撒野，和小伙伴们一起嬉戏玩耍，真想念以前的时光。"义工鼓励患者："对，童年真的很美好，点滴生活有着许多值得回味的幸福。每个人都希望能有更多的好朋友，如果把快乐感染身边的人，自然就会有越来越多的朋友啦。"患者对义工的说法表示赞同，也吐露想要交朋友的念头。故义工大力邀请患者尝试参加医院肿瘤中心每月一次的病友交流会，和病友们一起交流治疗心得、一起做康复操等等。患者听毕展露愉悦的态度，感谢义工的邀请并表示若有时间一定会参加。同时，义工为患者联系医院宁养院，办理贫困晚期癌症患者帮扶手续，患者能免费领取相关的药品并得到医师的定期探访和诊疗。

　　初次探访中，义工主要对患者的压抑心理进行简单的疏导，患者配合度尚好，没有表现排斥，故义工采取进一步的观察和行为记录后对其再次上门回访。

8.2　中期转折（脆弱信任、病情反复）阶段

　　回访的过程中，患者对义工表示欢迎，并展示出强烈的倾诉欲望。义工鼓励道："姐姐，心里面有什么想说的都可以尽情地跟我说，我会尽我最大的能力帮助您。"患者忧心忡忡，对义工倾诉："我觉得自己再也好不了了，甚至在浑身疼痛的时候想死掉算了，但是又不甘心，想再坚持一下，因为男友在身边不离不弃，还有小姨和表姐也在经济上帮助自己。"在此过程中，义工对她的倾诉给予同理，充分接纳她的感受，对她的勇敢和坚强给予肯定，并引导她："您的坚持是对的，如果您自己都要放弃，那不仅辜负自己，也辜负身边众多关心爱护您的人，记住永远不

要放弃。"义工以之前上门探访送给患者的仙人掌盆栽予以鼓励，告诉患者："即使全身长满刺也会有人把您捧在手心里。"患者备受鼓舞，觉得自己也像那棵小盆栽，即使受难无数，但是还有人陪伴她，支持她，她也很感恩。义工对患者正面的想法再三给予肯定，激励她能继续保持乐观的心态，告诉患者："您的平安是身边照顾和关心您的人的最大安慰。"二次探访中，患者及其男友表示很感谢义工的回访，心情也有了明显的好转，压抑的情绪得到了释放，与义工的面对面沟通也表现出欢快，持续的交谈中逐渐畅所欲言，向义工慢慢敞开了心房。患者对义工说道："真喜欢和您聊天，自从生病以来，有些话不想和家里人讲，也不知道可以和谁讲，现在能够把心里的感受畅快地说出来，比一个人憋在心里舒服多了，您的陪伴很温暖。"患者主动表示希望义工多多来探望自己，陪伴自己聊天。

8.3　晚期复杂（相对信任与病情复发、恶化）情形

义工对患者再次开展回访跟踪，沟通中得知患者当时卧床居多，情绪再次出现低落，无法排解，心情倍感压抑苦闷。患者告诉义工，因为房东现在不肯再给他们续住了，她现在不知道该怎么办，如果她回到老家和她年迈的老父亲一起住，因她现在连自己的生活都无法照顾自理，所以这和"等死"没什么差别了。而且她若回老家，她男朋友是无法跟过去照顾她的，因为名不正言不顺，于风俗也不合。义工同理患者的感受，站在对患者苦难的理解，引导患者宣泄内心的负面情绪后，尝试着开导患者："我懂您的悲伤，生病让您感到很害怕，悲伤和难过的事情一再地发生，还越来越差，超过您自己能够平静去接受的程度。我真想抱抱您，这段时间与您相处，了解到自您养母去世后，您不放弃、不抛弃、不言败地努力学习、工作，顽强和乐观地照顾家庭，这深深地感动着我们。希望您仍坚信事情总会有解决的方法，方法总比困难多。我们都相信您不会就这样被打倒的，我们也会在您身边，作为您的力量，尽最大的努力陪伴您"。患者听后，不安的情绪慢慢地平稳。义工们再次利用优势视角，让患者也感受和肯定自身拥有的美好品德，以及身边的一群爱护她的人。患者再次说起，按其家乡的风俗习惯，未婚女子是不能在家

中去世的，她觉得痛苦万分，不知自己该将何去何从。义工们听后表示："我们会将您的问题反馈给社会工作部，让大家一起去查找是否有相关的社会资源来帮助你，您要记得保持乐观，努力去改变自己能够改变的事情；保持积极的心态有利于病情，过多思虑则压力过大，身体也会跟着受影响，这样我们大家都会更担心的。"患者听过后，非常感谢此刻有大家的陪伴并希望大家能够再帮帮她。

8.4　冲突情绪柔性应对（危机与情绪失控）

在元旦之际，义工们再上门探访，关心患者目前的情况。患者依然忧心于自身将归何处，因为新春将到，男友也要回老家过年，不能在身边照顾她，这让其再次感到不安。患者反复多变的情绪，让陪伴在她身边的男友情绪也有所压抑，甚至有时也会对患者行为表示不耐烦。义工们看到这些现象，便分别劝导患者及其男友。义工在帮忙洗水果时，对其男友说："幸好这段时间里都有你在，有你真好，小玲才可以得到这么好的照顾，虽现在她情绪不稳定，我相信她很怕没有你在身边的时候。"患者男友表示很理解患者的想法，就是一直以来自己以为坚持是有用的，到最后却是自己看着自己爱的人一步步走向衰败，自己难以自持的哀伤，有时候觉得很不甘心，却无可奈何。义工同理患者男友的感受，并表示："您一直以来的努力带给小玲莫大的帮助和安慰，这对她身边人，包括我们自己也是一种莫大的鼓励，是您让我们感受到人间的温情和真情。有时候照顾者比患者的压力还大，我们很理解您的感受，如果您压力大了，也多和我们聊聊，在您有需要的时候，希望我们能够帮助到您。"患者男友表示感谢和理解。义工们在与患者交谈时，向其介绍："在这几天里，我们义工都在寻找相关的社会资源，查到有关化州南山寺的讯息，那里免费接收有需要的人去居住，甚至可以在那里往生，建议您可以考虑一下，并去详细了解。"患者听了很感兴趣，觉得这个对她来说是个很好的选择，很感谢义工们带给她这条信息。义工们说："小玲，我们都觉得您的男友是个真汉子。这段时间里，我们除了被您的坚强感动外，也被他不离不弃的坚持感动了。"患者肯定了男友给了自己莫大的勇气，还对义工持续的回访表示感谢、感动，并表示希望自己若有站起来的那一天，她也想去当义工，帮助有需要的人，回馈社会。

8.5　后续（哀伤安抚）阶段

通过数次面对面的沟通，患者对义工产生了依赖和信任，其情绪困扰在义工的疏导下得到一定的排解，能够较好地控制和调节自我情感的释放，故义工对患者保持定期的电话回访。义工在进行后期的电话回访中被患者男友告知患者已在老家的寺庙中去世，她在寺庙的时候很安宁、积极阳光、乐于助人，向别人介绍自己是幸福义工，她希望能在最后的时光里向帮助过她的义工学习，做更多的好事。患者男友感谢义工"幸福银行"一直以来对患者和他的帮助，其男友对义工说："我知道大家都尽最大的力量去帮助小玲了，这也许是小玲最好的结果，她被病魔折磨了这么久，终于能够真正解脱了。"倾听其诉说，义工表示听到患者离世的消息感到很遗憾，对患者男友致以慰问，同时也谢谢他一直以来的坚持和付出以及对义工"幸福银行"工作的支持和肯定，嘱其也要好好照顾自己。问及患者的后事是否处理好，患者男友表示已处理好，义工对患者男友致以安抚："生活还在继续着，小玲成为了快乐的、无忧无虑的天使，在远方欢笑着，想必她最希望的是您好好保重身体，好好生活。"患者男友已回到珠海工作，他对义工说："谢谢你们一直以来无微不至的关怀，生活还是要继续的，我的情绪也慢慢调整过来了，我能够做的都已经做了，对小玲问心无愧了，希望她在天堂也好好的，真心感谢你们的帮助。"患者男友表示希望以后有机会也可以加入义工"幸福银行"，帮助那些有需要的人。义工感谢他的善意，嘱其好好照顾自己，有需要也可以与义工联系。

【点评】

义工在本次服务过程中，主要是围绕患者的病情，通过语言沟通，鼓励患者走出内心郁结。鉴于患者倍感孤独的状态，义工主要与患者讨论人际交往与互动对生活的影响。患者告诉义工自从生病后，几乎断绝与外界的联系，长时间拒绝朋友的来访甚至电话，导致朋友们与自己开始生疏，再加上家庭背景的复杂，让自己觉得自卑和不被重视。为让患者逐渐感觉到来自身边人的支持，义工鼓励其主动联络亲戚、朋友。在义工的陪伴下，患者开始重新接纳社交的节奏。在此基础上，义工引导患者通过积极参加病友团体活动、病友互动交流会等方式，结交新朋友，扩大交友圈，重新建立社会支持网络。除此之外，针对患者对自己日后的忧虑，义工给予可行性建议，对患者的郁结给予最大限度的开解，告诉患者自己是被重视的，是值得被呵护与关爱的。患者的心情要适当宣泄，义工作为朋友，愿意充当聆听者，也愿意与她分享喜怒哀乐，愿意被她信任，帮助与扶持她，让她重塑自信，好好治疗，重新建立起与病魔对抗的决心，树立战胜病魔的信心，创造生存的希望。言语交流中，义工尽可能使用"您是值得被呵护的""您的生活需要由自己掌握"等带有正向、正面色彩的语句，从而带给患者支持与鼓励的信号，对患者多采取聆听、同理、共情，让其感受到温暖与关怀。

（王双苗　广东医科大学附属第一医院）

9. 小事见真情

记得十多年前刚开始管病房时，我被一位患者投诉。那是一天中午，我正在病房里查房，听到楼道里有人吵。因为记得实习时我的老师曾说"查房是雷打不动的"，心想外面有护士，会有人处理的，所以我继续查房。突然病房门被推开了，一位患者气哼哼地闯进来。我认出他是我们组的患者，患糖尿病肾病，住院后行利尿消肿，病情稳定。"您找谁呀？我们在查房呢。"我说。

"我找徐志宏！"进来的患者大声喊。"我就是，您有什么事儿？"我不得不暂停查房。"你为什么不给我开胰岛素？我饭都来了。"患者很生气地指着我问。我疑惑了一下，从住院医师手里拿过他的医嘱单，明明开了呀。都到吃饭时间了，我还没查完房，还被莫名指责，十分不悦，我对他说："我开了，您看医嘱上清清楚楚地写着呢。您去找护士给您打吧。""没人给我打，我不管，就是你没开，我要找你们院长去。"见他有点不讲理，我去护士站找护士，护士们正忙着打针、串液，我问护士为什么没给这位患者打胰岛素，护士说："他也没找我们呀，他要准备吃饭就来找我们打呀，他不找我，我知道他几点吃饭呀？我这儿忙着呢。"于是我告诉患者："您准备吃饭时，找护士给您打胰岛素就行。"本以为说清楚了就可以接着查房了，没想到这位患者不依不饶："几点吃饭你们不知道呀？你为什么不来找我呢？你别找理由了，就是你没开胰岛素！"这时护士来给他打胰岛素，他也犯脾气不打，护士没办法，忙别人去了。我继续查房。过了一会儿，他到医务处去投诉我了。我到医务处，把事情的原委说了一遍，我和医务处的同事劝患者回去打针、吃饭，可患者坚持认为我有错，不离开。最后科室主任到医务室跟他赔了不是，他才回来打针、吃饭。当时我觉得遇到这样不讲理的患者真倒霉，不仅打断我查房，耽误了一个多小时，还让领导出面替我道歉。

　　半年后，我因肛裂要做手术住进了肛肠科，自己也当了一回住院患者。同病房病友是一位歌唱演员。在手术后的一天下午，她睡醒觉后发现挂的点滴还没走完，就让我帮她调快，这时发现她手上鼓一大包。我正要帮她叫护士，没承想她蹭地就"火"了，大喊："护士！护士！"一个小护士惊慌地进来问出什么事儿了。"你们怎么弄的？我这儿输液，你们也不看着点儿，我说怎么昨天半小时就输完了，今天输几个小时还没进一半呢，要不是小徐发现，我都不知道是针出来了！"小护士看了一下，说："这肯定是你手动了，我们扎的时候是好的。"此话一出，我的病友更气愤了："怎么赖我手动呢？你们输液应该多长时间输完你们不知道吗？没输完你们不进来看看吗？我的手肿成这样你们有责任。"护士长也闻声进来，一看情况也说："您这肯定是手动了，我们给您重新扎一针。""肯定是你手动了"这句话太触动病友的神经了，她火冒三丈，拿起电话，说："我告诉你们，我也是国家一级演员，你们这么不负责任，我要告你们。我有朋友是记者，我这就给他打电话。"我一看，事态要升级，赶紧劝她别生气。虽然我也认为护士的判断是对的，但病友说的也不是没有道理，护士有责任巡视输液。病友手术后好不容易不疼那么了，睡着了，怎么能全怪她呢？这时进来几位进修医生，但没有一个是她的主管医生。我心想护士的问题，医生来也解决不了呀。只见为首的进修医生态度特别好，笑着对病友说："谢老师，您可别打这电话。您别生气，您看您刚做完手术，千万别动气，都是我们不对！""不行，今天我非打不可，我好歹也是国家一级演员，你们不能这么不负责任！"虽然她话是这么说，可并没有拨电话。"谢老师，您是歌唱演员吧？一听您的声音就觉得特别好听！""是吗？你听出来了？"病友的气似乎消了一半。"我一直想学唱歌呢，以后您教教我吧？听您说话口音，您家是东北的吧？我就是东北人，来这学习的。您看您要是打电话，我们主任就得受影响。我们大老远来跟主任学习的，这事儿要是处理不好，主任怎么教我们呀？您别生气了，都是我们工作没做好。""你这小伙子态度还不错，行了看在你的面子上我不打了，有时间你来找我，我教你唱歌。"哇噻，病友不仅不生气了，还收上徒弟了。这位进修医生给我上了生动的一课。按说这事儿跟他没任何关系，可他却化解了病友的愤怒，阻止了"跑针"事件进一步升级。我想，护士事后也会吸取教训，改进工作。

这让我想起了之前被患者投诉的经历。当时我认为给患者打针是护士的事儿，我开医嘱了就没责任了，也没有及时、妥善地处理患者反映的问题，没有安抚患者的情绪，最终导致患者到医务处投诉我。当自己是患者时，从患者的角度出发，患者通常会把医生和护士视为一个整体，他们都是医院的工作人员。有些医生和护士遇到问题时，虽然自己可能没有过失，但并没有真正站在患者的角度思考问题，没有积极帮患者解决问题。出院后再次投入工作中，我更加注意自己的言行，再遇到患者不满意，耐心询问，无论涉及是哪个部门的问题，尽量想办法替患者解决。从那以后，我的临床工作顺利多了，再也没有被投诉，取而代之的是患者赠送的锦旗。我非常感谢那位进修医生给我上了生动的一课。

【点评】

这两件看似是小事，但实际上在不同的心态下，不同的语气下都有可能事态升级，成为大事，甚至发生纠纷。医护人员会遇见形形色色的患者，经常会遇到不讲理的人。医护人员一方面要常怀悲悯之心，同情患者，努力帮助患者，另一方面也要学会辨别他是不是讲理之人，巧妙应对，避免医患矛盾。所谓巧妙应对就是要学会说话，多说暖语，不说禁语，耐心解答，不要刺激患者，避免正面冲突。与患者沟通能力的训练也应成为住院医师规范化培训的内容。

（徐志宏　中日友好医院）

10. 良性沟通解冲突

10.1　矛盾爆发期

患者女性，42 岁，因为交通事故受伤后入院接受治疗，左腿大面积皮肤戳裂伤，脑震荡。患者因为在交通事故中存在部分责任，加之和肇事方沟通不畅，治疗期间拖欠治疗费用，面临着停止治疗的风险。因为在脑部创伤治疗后并无大碍，医生将其转至皮肤科继续接受治疗。患者家属不同意，因此爆发了冲突。

患者家属："我们在你们科室还没有治好，为什么要给我们转去皮肤科？"

医生："我们已经给她详细检查了，除了大腿的皮肤组织损伤需要植皮外，其他的没有什么大问题，现在可以转去皮肤科治疗了。"

患者家属："哪有？你看她还是头晕晕的，一下地走就不舒服，你还给他转科？"

医生："都和您说了我们专科没有什么可以治疗了，您为什么不相信？"

患者家属："不是我不相信，你们也太不负责了，人都没好，就给她转科，对患者这种态度怎么行？"

医生："我们什么态度？我们是为您家人考虑，都和您说得很清楚了，她大脑没有什么问题，现在她需要的是专科治疗。"

患者家属："反正我不管，她下地走会头晕，你们就得继续治疗。"

医生："你这个人怎么就说不清楚呢，都和你说了你还不信，那你要怎样？"

患者家属："那你要我怎样？"

医生："转到专科治疗。"

患者家属：“如果出事了谁负责，你负责？”（愤怒、爆粗口）

医生：“你这个人怎么这么不讲理，叫你其他家人来。”

患者家属：“我就是她（患者）丈夫，还要叫谁来？”（开始冲动，情绪爆发）

医生：“我不跟你说，你不明白。”

患者家属：“你这个医生不合格，我要投诉你，还是主治医生，简直没有医德。”（骂骂咧咧）

医生：“你说什么？你个傻×，怎么就是和你说不明白呢？”（愤怒，不想理患者）

患者家属：“你爆粗口，你骂我啥？你再骂一句试试？”

医生：……

患者家属冲上去想打医生。其他医生见状立马上去拉开了患者和家属，一些医生重新用和缓的语气和患者沟通，安抚患者情绪。

10.2 矛盾舒缓期

患者家属在其他医生的安抚下，情绪得到了一定舒缓，告知医生其诉求，其还未向肇事者要到治疗费用，现在医生说其不用治疗，其担心会给肇事者以借口，因此希望继续留在神经外科治疗。在其他医生反复劝说下，患者最终不情愿地同意转科治疗。具体语言沟通摘抄如下：

患者家属：“我还没有要到肇事费用，压力大，你们该谅解我。”

医生：“我们理解您，也希望您能够尽快和肇事方要到治疗费用，可是您要知道，如果在我们科室继续治疗下去，一方面没有专科医生给您妻子治疗，另一方面如果您妻子得不到及时治疗的话势必影响病情，您知道吧？”

患者家属：“叫皮肤科医生来你们科室治疗不行吗？”

医生：“不是不行，他们科室也有患者要处理，你在我们科室治疗，那么他们天天跑过来也麻烦，你过去住院不是很好吗？”

患者家属：“也不是我不去。你们也看到了，我老婆的头还晕乎乎的，如果过去治疗，那出事了谁办理？”

医生："我们都在医院里，您妻子的脑部基本上没有什么大问题，你转过去，我们也会经常过去会诊，不用太担心。"

患者家属："那他们来不是一样可以治疗么？"

医生："关键是你老婆要植皮手术，只有他们科室可以做，我们科室不做的，懂吗？"

患者家属："非得过去吗？"

医生："是的。"

患者家属："那好吧，那边有床位吗？"（很不情愿，不屑一顾）

医生："有的。"

10.3　矛盾缓解期

在医生和护士的反复劝说和安抚下，患者及家属最终同意转入皮肤科接受治疗，但还是很不情愿。具体言语沟通摘抄如下：

医生："我们现在给您安排好了床位，您收拾一下东西过去吧。"

患者家属："明天转不行吗？"（很不情愿）

医生："今天那边有床位，你过去不用担心床位问题。"

患者家属："明天有吗？"

医生："可能没有。"

患者家属："那好吧，我今天转过去吧。"

医生："那赶紧把东西收拾收拾，等下就转科。"

患者家属："恩恩。"

患者的情绪问题最终得到安抚，转入皮肤科治疗。

【点评】

不同时期的沟通策略应该有所区分。

（黄松武　广东省东莞康华医院）

11. 多方合作除困惑

患者女性，46岁，是一名教师。患者做过冠状动脉支架植入术，术后多次入住心内科治疗，一直以来服药效果比较好。最近，因为临近开学，在家庭和事业的双重压力下，她的血压出现波动，吃药无法降下来。患者担心这回对冠状动脉会有影响，于是再次来我科住院。

住院期间，医生给她用了几天降压药，但效果不是很明显。患者开始不满，经常对责任客服发牢骚，说：“住了这么多次，就这次住院体验最差了，血压降了那么多天都没降下来，检查结果又都没什么问题，那到底是什么原因导致血压那么高？而且我来了那么久，都没见到其他医生来看我。”责任客服跟她解释：“血压问题本来就比较容易反复，治疗高血压是一个长期坚持的过程。您的管床医生已经给您加了新的药物，但新药起效可能需要一段时间，请您再耐心等等看，肯定能有效果的。”同时，责任客服告知她目前血压不属于特别高的范围，肯定了她重视血压变化的这种行为。第二天，在早上交班的间隙，责任客服请心内科主任抽时间来看这位患者，解答了患者的一些疑问。可能是因为心内科专家为她答疑解惑，接下来的治疗她都很配合，也没有再提出其他异议。

这位患者在治疗时，比如打针、吃药的时候，处于情绪敏感期，总是提出很多问题，容易“打破砂锅问到底”。面对这类患者，心内科医护人员即使在十分忙碌的情况下，也能认真细致地回答她提出的问题，只要见到她都给予最真挚的微笑。

渐渐地，患者敞开了心扉。她告诉责任客服，这次血压高一是因为家里有矛盾，二是因为今年开学她又要当高三班级的班主任。家庭矛盾久久不能解决加上工作压力大导致她已经连续失眠好几个月了，每天上班精力不足，工作效率也下降了。她带的班级是重点班之一，但是在年级的排名中落后了好几名，她的压力更大了。因为班级整体成绩不理想，学校领导找她谈话，希望她想办法提高学生的成绩。在诸多压力下，她的血压居高不下，而且怎么服药都没效果，甚至上课期间会头晕。最后没办法了，她才来医院心内科住院治疗。

听到她的阐述，责任客服给出了建议，比如增加家庭成员的沟通、互相体谅；多给学生鞭策、鼓励和指导，适当地给自己一个小长假，放松一下，调整心情等。在各方的努力下，患者的血压恢复正常、出院了。出院后，她主动写了感谢信，表扬了医院心内科的医护人员。

【点评】

社会关系波动对患者的情绪有投射作用，应引起相关部门的重视。

（黄松武　广东省东莞康华医院）

第四章　医患沟通正向语清单

第 1 节　住院及门诊正向语清单

1. 门诊场景

（1）您好！我是您的责任医生 ×××。请问您有什么不舒服？

（2）有什么我可以帮助您的吗？

（3）请按照医嘱服药，有问题可以随时联系我。

（4）您好！我是您的管床医生。您这次住院是怎么不好？

（5）恭喜您！您可以出院了。

（6）有一个好消息，您的指标正常了。

（7）如果是我的家人，我会选择……

（8）我相信您能够康复的，要有信心。

（9）太好了，可以出院了，回家要注意……我的门诊时间是周 ×，我的电话是 ××，有问题可以联系我。

（10）虽然我们在尽全力，可是效果并不好。×× 的病情还在恶化，希望你们家人能有所准备。有什么问题可以随时找我。

（王　仲　北京清华长庚医院）

2. 住院场景

（1）欢乐就是健康，兴奋的情绪就是长寿的最佳法门。

（2）天天忙碌，十分辛苦，注意身体，保重自己，为了家人，吃好睡好，千好万好身体要好。

（3）感冒好点了吗？要多注意身体，多喝水，早日恢复健康。

（4）不要期待别人能抚平自己的伤痛，只有自己把自己说服了，只有自己让自己想通了，才能彻底地根治心病。受挫、失误、不幸、磨难，治愈一次心灵的伤痛，即是让心灵升华一次，自胜者强。

（5）好一点了吗？别给自己太大的心理负担。

（6）希望您相信自己，那样您就一定能战胜病魔，赢得胜利，健健康康，加油！

（7）家人的关怀，朋友的关心，自己的努力，我相信，您的病一定很快好的，那样才是最好的您。

（8）生病的滋味很难受，为了更好的您，请接受现在的治疗。

（9）家人和好友永远都在爱着您，支持您！您的生命不再属于您自己，而是属于所有爱您的人。

（10）生病了，终究不是好事情，但是我们的意志一定比它更加强大，它在我们面前不值一提。要好好休息，明天我再来看您。

（11）没有人喜欢住在医院这个地方，把这次生病当作是对自己的挑战，证明给大家看，您是最强、最勇敢的。

（12）您好，有什么可以帮助您？

（13）加油，会慢慢好起来的。

（14）对自己一定要有信心，年轻人恢复得很快的。

（15）虽然受伤严重，但也要有希望坚持下来，所有关心您的人都期待您早日康复。

（16）我们医生会用专业的治疗给您治病，安心住下，先把身体养好。

（17）您现在恢复得很好哦，可以用助行器慢慢行走了。

（18）现在的情况不错，没几天就可以出院了，恢复得相当好。

（19）您现在心态非常好，这对病情恢复很有帮助哦。

（20）适度紧张没关系，过度紧张的话就会影响手术进行了，深呼吸，放轻松，相信我们。

（21）伤口恢复这事不能过于着急，一步一步来，放松心情。

（22）您的病情恢复得很好，记得门诊复查哦。

（23）出院后一定要注意休息，避免长时间久坐及弯腰，记得门诊复查。

（24）祝您早日康复。

（25）不适时来门诊随诊哦。

（黄松武　广东省东莞康华医院）

3. 中医场景

（1）称谓性用语："大爷（大妈）""先生（女士）""同志"等。

（2）商量性用语："对不起，专家号已挂完，我给您推荐其他医生可以吗？"

（3）询问性用语："您好，今天感觉怎么样？好一些了吗？""大爷（大妈），您哪里不舒服？"

（4）指令性用语："我要给您输液了，请把拳头握起来，谢谢！""请您把眼睛睁开。"

（5）告知性用语："×先生（女士），您的住院押金不多了，为了保证下一步治疗顺利进行，请您及时补交押金，好吗？"

（6）劝慰性用语："今天您气色好多了，真为您高兴。""请您不要着急，治疗有一定的效果，检查结果表明，您的病正在逐步好转。"歉意性用语："对不起，让您久等了。""对不起，给您增加痛苦了。"

（7）道别性用语："祝贺您康复出院！我们为您高兴。回去后还应注意饮食和功能锻炼，希望您恢复得更好。"

（8）问候语："您好""大家好"；"早安""晚安""上午好""下午好"；"来了""忙啊""感觉好吗？""感觉如何？""你哪里不舒服？""您有什么事吗？""我能帮您什么忙吗？"

（9）送别语："慢走""请走好""一路平安、多保重""记住按时复查""请按时服药""定期检查""注意饮食调整，有事请及时与我联系"等。

（10）感谢语："谢谢""谢谢您""谢谢合作""非常感谢""让您费心了""有劳您了""给您添麻烦了"。

（11）道歉语："对不起，让您久等了""对不起、让您受疼了""不好意思""请原谅"。

（12）应答语："好""是的""我明白了""我明白您的意思，一定照办""我会尽量按照您的要求去做"等。"不必客气""这是我应该做的""您太客气了""您过奖了"等。"没关系，我不会介意的，请放心""我理解您的心情"等。"请您帮个忙""劳驾""请您多关照""请您留步""请你稍候"等。"早日康复"等。

（俞姿容　湖南省冷水江市中医医院）

第2节　科别正向语清单

1. 肿瘤科

（1）好好治，您有希望康复的。

（2）您积极配合治疗，我们一起战胜疾病。

（3）有什么问题都可以问我。

（4）您的信任是对我们最大的肯定。

（5）别着急，慢慢说。

（6）这是我们应该做的。

（7）您今天气色不错。

（8）病灶（肿瘤）又缩小了，您的病治疗效果不错哟。

（9）您放心，我们一定会尽全力救治患者的。

（10）我们会陪您一起渡过难关。

（11）您要积极配合治疗，您的家人需要您。

（12）抗癌路上，我们与您同行。

（13）不用谢，我们的工作就是为你们提供最有效的帮助。

（14）您别太伤心了，放手也是爱。

（15）您放心，我们专家会诊后，再将结果反馈给您。

（16）癌症是慢性病，治疗结束后，记得定期复查哟！

（17）别紧张，肿瘤是个慢性病，并没有我们想象的那么可怕。

（18）您很坚强，继续治疗下去您会越来越好。

（19）您很棒！

（20）请注意休息，好好养病。

（21）坚持，坚持，再坚持！

（22）昨晚休息得好吗？

（23）您感觉好一些了吗？

（周晓艺　湖北省肿瘤医院）

2. 肝胆外科

（1）您好，请问哪里不舒服？

（2）虽然病情有反复，但是我们会尽力的。

（3）让我详细为您介绍一下病情。

（4）手术风险清楚了吗？不明白我再给你们细说一遍。

（5）各项检查的注意事项清楚了吗？

（6）这是我的电话号码，有事可以给我打电话。

（7）今天感觉怎么样？有没有好一点？

（8）今天吃得好吗？起床活动没有？

（9）出院后的注意事项清楚了吗？

（10）出院后如果有问题，请多联系医生，不用顾虑。

（11）整个治疗过程中您表现得很坚强，术后一定会很快康复。

（12）手术过程很顺利，现在身体恢复得也很好，您完全可以顺利康复。

（13）您今天的气色不错。

（14）您的家人对您很好，要有信心，别辜负他们。

（15）只要尽力了，就没有太多后悔的。

（夏　锋　陆军军医大学第一附属医院）

3. 妇幼专科

（1）来这坐下，放松、不要紧张，先让我看看。

（2）您哪里不舒服啊，慢慢说……

（3）有病早治，才有机会早日痊愈。

（4）这是常见病，没什么大问题，都可以解决的，请放心。

（5）我们会通过各种方式查找原因的，有什么困难我们一起解决。

（6）您需要适度运动，但也要注意休息。

（7）对您目前的症状表示担忧，我一定会尽全力帮助您。

（8）有问题随时咨询我 / 就诊。

（9）您现在的治疗效果很不错，回家好好养病，有不适随时过来复诊。

（10）我们已经尽最大努力了，人生的苦难还必须去扛，也许就扛起来啦。

（11）有事叫我们，我们只要听到您的要求，一定想办法为您解决。

（12）不要紧张，慢慢来，一切都会好起来的。

（13）能帮助的方面，我们决不轻言放弃。

（14）不用紧张，要相信医学的进步。

（15）您的检查报告我标注了，也打电话咨询了北京、上海的专家……

（16）您还年轻，配合治疗，会如愿的。

（17）现在情况已经是这样了，放平心态就好。

（18）不一定都会发生，但我们要尽告知义务。

（王月云　广东省深圳市妇幼保健院）

4. 儿科

（1）您好，我是 ×× 医生，我们来认识一下吧！

（2）现在我们来谈谈孩子的病情和就诊经过好吗？

（3）我们科主任是这方面的专家，放松些，不用紧张。

（4）孩子的各方面都还算正常，不用太担心。

（5）孩子的检查结果已经回来了，各项指标都挺好的，就是有个别指标异常。您不要急，经过一段治疗，病情是可以改善的。

（6）孩子可以回家休养了，回家后，要按照医嘱取药，注意加强营养，及时复查哦。

（7）您好！宝宝状态有没有好转？有没有按时吃药啊？

（8）宝宝今天精神状态好多了，目前症状、体征、复查结果都好很多了。

（9）出院后，注意休息，不要带患儿去人多的地方，勤洗手哦。

（10）小孩哪里不舒服？我帮您检查一下吧。

（11）目前情况有好转，请您安心。

（12）注意休息，加强营养，出院后需要复诊一次哦。

（13）用药治疗后怎么样啊？

（14）患儿情况比前几天好多了。

（15）孩子身体在恢复期，回家后要注意护理，避免着凉哦！

（16）宝宝好可爱啊！

（17）您好！孩子哪里不舒服？最近吃得怎么样？睡得好不好？大小便正常吗？

（18）您孩子最近怎么样？上次治疗之后康复情况好些了吗？

（19）太好了！孩子各方面指标终于正常了。

（20）孩子的病还有一些不太好的情况，但是经过治疗，还是有机会改善的。

（21）孩子平常体质如何？有什么问题请告诉我。

（22）太好了！孩子的病情得到控制，没有再发展，进入康复期了！

（23）您好，您现在是哪里不舒服？

（24）出院后好好休息一段时间。

（25）您好，孩子哪里不舒服？最近有看过其他医生吗？

（26）复查报告出来了，不错呀！结果基本正常了。

（27）宝宝恢复得不错，可以放心出院了。

（28）孩子自己不会说，家长来说，不急，慢慢说。

（29）病情还好吗？症状消失了吗？

（30）您可以回家啦！有什么不舒服及时复诊哦！

（黄松武　广东省东莞康华医院）

5. 乳腺外科

（1）您的情况很好，不要太担心，我见过跟您情况类似的患者生存期 20 年的都有呢！

（2）今天怎么啦，看起来不太高兴啊，是谁惹我们的小帅哥了？

（3）太好了，您的 CT 报告证实肺部不是癌细胞转移，而是感染导致的。

（4）您的心情我能理解，但人生苦短，这样痛苦地过每一天您觉得值得吗？

（5）手术后第一天是最辛苦的，家人要多关心关心患者哦。虽然只是微创手术，但毕竟手术是有伤口的。

（6）我自己也做过腹腔手术，那种疼痛我能理解，如果不舒服随时按铃告诉护士。

（7）您放心地睡觉吧，我们会定时巡视病房，过来换针水的。

（8）隔壁床的叔叔没有家属陪伴，他太累睡着了，您能偶尔帮忙看看针水吗？我们也会定时过来的。

（9）您今天看起来气色真好！

（10）您的身体素质真好，比年轻人恢复得还快呢！

（11）这次过来气色比上次住院时好多了，真为您感到高兴。

（12）今天感觉怎么样？

（13）化疗后肿瘤比之前小了，证明药物起作用了。

（14）病理结果出来后，我会及时告诉您的。

（15）不要想那么多，一切都会好起来的。

（16）困难是暂时的，明天会更好。

（17）我会尽最大的努力为您手术的。

（18）胡子长了，我们帮您修剪修剪吧。

（19）头发看起来比较油了，今天给您在床上洗头。

（20）不要那么急，先回去休息一下。

（21）到病房等吧，手术没有那么快，在外面太冷了。

（22）别紧张，手术目前都比较顺利，没有消息就是好消息。

（23）去手术室门口接她吧，手术顺利结束了，患者醒来第一眼都希望见到自己的家人。

（24）麻醉后醒来伤口会有点痛，如果不能忍受就告诉我们。

（25）现在都提倡无痛医疗，不舒服就不要强迫自己忍受，告诉我们。

（26）一切都会过去的，生活不就是生下来活下去吗？

（27）家家有本难念的经，不要想那么多，顺其自然。现在安心做完手术。

（28）小朋友，妈妈生病了，你要好好照顾妈妈哦。

（29）今天再观察观察，如果不行我们再帮您想办法。

（30）我们也不想给您动手术，希望炎症能控制好，让您少挨一刀。

（黄松武　广东省东莞康华医院）

6. 康复科

（1）您好，有什么我可以帮忙的吗？

（2）不急，我们慢慢讲。

（3）您可以拿笔把它写下来，不用着急。

（4）我说的听得懂吗，不懂可以再问我。

（5）我这样解释您能听懂吗？

（6）别着急，病来如山倒，病去如抽丝，要有耐心。

（7）您现在恢复得还不错，继续加油。

（8）有些药对于肝、肾功能可能不太好，要注意定期查肝功能和肾功能。

（9）哦，可以的，这是我的电话，但可能有时候我下夜班就关机了，您可以打医生办公室电话。

（10）我现在比较忙，您在这边等我一下吧。

（11）药要按时吃，癫痫的药是不能停的，停了可能会癫痫发作。

（12）这个病比一般的疾病要难治些，可能过程比较长，您要做好准备哦。

（13）现在康复的速度可能比较慢，我们一起来分析一下原因，看能不能提点速。

（14）我们要了解一下您父母的身体状况？

（15）我们这边没有单人间，如果一定要住单人间，可能华心楼会比较合适。

（16）××系统显示余额××，您可能要带卡下去查一下，这样会比较准确。

（17）社保局规定：出院患者一般只能开7天的药，其余的药要去门诊开，我会介绍门诊大夫给您的。

（18）走的还不错，比上次有一点进步，要坚持啊。

（19）大难不死，必有后福。

（20）住院期间要开开心心的，不要想太多。

（21）药物都有副作用，但有些药还是要吃的。

（22）从片子上来看您的情况还不错，一定要注意不要走太多。

（23）这是我的电话，不过有时下夜班休息可能静音，您加我微信，我看到会及时回复您。

（24）这个事情我们没办法跟您保证，但我们一定会尽力。

（25）我们也希望我们是神，但我们只是凡人。

（26）医学也有解决不了的难题，可能以后会有有效的方法。

（27）不要急，慢慢写下来，一点点来。

（28）如果你想出院的话，提前一天跟我说，我把资料提前准备好，把出院带药给您开了。

（黄松武 广东省东莞康华医院）

7. 神经内科

（1）检查结果出来了，有一些问题，但指标偏移都在预期之内。

（2）这些都是小问题，不影响功能的恢复。

（3）对，就是这样锻炼，继续加油啊！

（4）嗯，从片子上看，恢复得不错！

（5）这就对了，配合医生，医生都是为您好。

（6）好久不见，现在感觉好很多了吧？

（7）今天气色不错哦！

（8）现在恢复得不错啦！

（9）不用太担心，医生会想办法好好处理的。

（10）要听话哦，否则病就不好治了，嘻嘻！

（11）要注意保暖哦，不要着凉了！

（12）要设法多吃一点，这样对伤口愈合好！

（13）有太阳的时候，可以出去晒晒太阳，心情会好一些！

（14）您能坐轮椅了。坐轮椅到外面转转，呼吸呼吸新鲜空气，这样挺好！

（15）今天表现不错，棒棒的！

（16）出院了，要记得回来复诊哦，医生要看看恢复情况，好指导您锻炼呢！

（17）要注意不能急着下地，知道吗？

（黄松武　广东省东莞康华医院）

8. 消化内科

（1）您好，请问有什么可以帮到您？

（2）您好，今天感觉怎么样了呢？有没有什么不舒服的地方？

（3）您今天看起来气色还不错哦，感觉还好吗？

（4）您好，针对您现在的病情，我们会制订适行的治疗方案，请不要担心。

（5）我们能理解您现在的感受，毕竟谁都不想得病，我们会尽力为您诊治的。

（6）这个病虽然难治，但不是不能治，您只要坚持就有可能治好。

（7）您好，您的检查结果我都看过了，问题不大的，有一些小问题我会给您调理的。

（8）您好，请注意观察您的针水情况，如果快打完了，记得按床头铃找护士。

（9）刚刚切除息肉，病理结果要 3~5 天出来，到时候我会通知您的。这段时间还是要观察术后情况，同时会给您打一些针水预防出血，请不用担心。

（10）您的肠镜报告我刚刚看过了，初步来看息肉应该是良性的，当然具体诊断还是要以病理结果为准。

（11）您的检查结果出来了，病情有点复杂，可能需要长期治疗，您要做好心理准备。

（12）不用担心，您的指标基本正常，只需要打几天针就可以调整好。

（13）您的病情在未来一段时间内可能会有所反复，这是病情发展的正常过程，请不要担心，我们会为您进行规范治疗控制好病情的。

（14）今天有一项检查结果有点问题，不过不排除可能是标本污染了，要不就重新做一次复查再看看也好安心？

（15）得这种病（癌症）谁也不想，但是如果积极治疗的话您还是有希望的，现在科技发展这么快，也许未来会有解决的办法。

（黄松武　广东省东莞康华医院）

9. 心内科

（1）烟少抽点，酒少喝点，心态好一点，心情舒畅点，这样您的身体就会健康点。

（2）生病不可怕，只要信念在，健康不是梦。

（3）工作诚可贵，健康价更高，好好休息，早日康复。

（4）人在旅途，难免会遇到坎坷。但风雨过后，一定会有美丽的彩虹。

（5）快活高兴，消灾消病。

（6）天天忙碌十分辛苦，注意身体，保重自己。

（7）家人好友永远都在爱着您、支持您，您要加油。

（8）您的健康关系着大家的心情，一定要尽早好起来哦。

（9）在人生中健康的价值远胜于声望和财富。

（10）即使你拥有世界上所有财富，也不及拥有健康可贵。

（11）保持健康，不仅是对自己生命的义务，也是对亲属，甚至对社会的义务。

（12）感冒好点了么？要多注意身体、多喝水，早日康复。

（13）健康是人生第一财富。

（14）别担心，一切都会慢慢地好起来，相信时间。

（15）出院以后，您一定要好好的休息，按时服药，定期复诊。

（16）您好，回家一定要好好休息，按时服药。

（17）您好，近来怎么样？一定不能做重体力活。

（18）您好，身体健康才是王道，钱没了还可以挣，命没了就什么都没了。

（19）您现在病情已经明显好转，只要按照我们医生的医嘱来做，很快就可以出院了。

（20）如今，即使得了肿瘤也不可怕，许许多多的病都可以转危为安的。

（21）您这个病不是什么特别要命的疾病，我们科室治愈了很多患者，所以不用太担心。

（22）回去好好休息，有事随时联系。

（23）这次的检查结果没问题，放心好了。

（24）有个好消息哦，您现在的检查结果基本没什么太大问题，可以放松点了，自己好好休息，别想得太多了。

（25）不管遇到怎样的困难，不管遇到多大的挫折，都要在困境中奋起，在失望中充满希望。

（26）少喝一些酒，因为身体是自己的，少一些忧愁，只有这样您才能活得更快乐。

（27）您康复了，我们才会有成就感，我们会尽全力来治您的疾病。

（28）回去以后一定要戒烟戒酒，这样您的生活质量才会得到提高。

（29）对您自己的疾病一定要有点信心，又不是什么不治之症。

（30）不要过度关注自己的疾病，我们对您的疾病会全力以赴治疗的。

（黄松武　广东省东莞康华医院）

10. 新生儿科

（1）您好，最近还好吗？

（2）您好，有什么可以帮到您的吗？

（3）您好，哪里不舒服吗？

（4）气色不错，最近怎么样？

（5）伤口疼痛有没有缓解？

（6）加油，会慢慢好起来的。

（7）对自己要有信心，年轻人恢复能力很强的。

（8）虽然受伤严重，但也要充满希望地坚持下来，家人还等着您回家呢。

（9）我们的专业团队会提供有品质的治疗，安心住下吧。

（10）效果很好，伤口越来越小了。

（11）您这情况没几天就可以出院了，恢复得很不错。

（12）您这次手术非常成功。您看，这缝线多细，以后留下的印迹会很小的。

（13）看来心情不错，这对病情恢复很有帮助哦。

（14）伤口恢复这事不能着急，得一步一步来，放松心情。

（15）哎哟，好久不见了，见到您像见到了老朋友一样，恢复得还可以吗？

（16）您的病情恢复得很好，记得门诊随诊。

（17）安心疗养，一定会好的。

（18）注意观察伤口，如有问题来医院复诊。

（19）出院愉快，不适时随诊哦。

（20）祝您早日康复，出院后有疑问可以来找医生。

（21）开心是一天，不开心也是一天。您要开开心心接受事实，让自己快点好起来。

（黄松武　广东省东莞康华医院）

第3节　医院义工正向语清单

1. 门急诊服务的初期阶段

（1）××（大爷，大妈，叔叔，阿姨，小朋友），您好！

（2）我是义工"幸福银行"的学生义工，您有需要我帮忙的吗？

（3）您感觉最近身体怎么不舒服？麻烦您跟我说一下。

（4）这是我们医院看病的流程，按照上面的步骤走就可以了。

（5）您是看急诊的吧？麻烦您跟我来办理就诊手续。

（6）您一个人来医院看病不容易，我来帮帮您吧。

（7）您别着急，我们义工和医护人员会尽力帮您解决问题。

（8）麻烦您先歇一会，耐心等待一下。

2. 门急诊服务的中期转折阶段

（1）生病是很痛苦的事，我能理解您的心情。

（2）您的儿女真孝顺，很关心您的健康。

（3）我感觉您是一个很乐观的人，您应该会很快好起来的。

（4）如果有不懂的地方，我可以帮您解答。

（5）轮到您做检查了，别紧张，听从医生的安排去做就可以。

（6）医院就诊做检查的患者比较多，麻烦您耐心等待一会，有不舒服的情况您可以跟我说，我帮您联系医生。

（7）谢谢您对我们义工服务的配合与支持。

3. 门急诊服务的晚期复杂阶段

（1）感谢您对我们工作的信任，我们会尽力的。

（2）这次患病了，家里的经济压力大不大？

（3）别害怕，我们相信您的坚强和勇敢可以战胜病魔。

（4）这项检查可能会有点不适感，但是一般人都可以忍受，您不用过于焦虑。

（5）疾病有一个发展过程，恢复也需要一定的时间，痊愈的机会是很大的。

（6）有困难的话，大家想想办法共同解决。

4. 门急诊坏消息委婉告知与冲突情绪柔性应对

（1）虽然您的病情很重，但现在医疗水平很先进，您要有信心。

（2）肿瘤并没有想象的那么可怕，肿瘤也有治愈的机会。

（3）只要您配合治疗，相信会很快康复。

（4）患者病情比较严重，我们很理解作为家属的心情，希望有奇迹出现。

（5）如果我们义工及医护人员有服务不周到的地方，麻烦您给我们提出宝贵意见，以便我们改善、提高服务水平。

（6）您先别激动好吗？您听我给您详细解析一下情况。

（7）请您放心，您反映的问题我立即联系相关人员给您详尽的、专业的解答。

5. 门急诊服务的后续阶段

（1）您回家之后记得遵照医生的嘱咐服药。

（2）您的病情恢复得很好，真替您高兴。

（3）回家康复治疗的过程中，有什么疑问您可以随时联系我们。

（4）严重的病情对于他来说太痛苦，他走了或许是一种解脱，看开点吧。

（5）你们作为家属已经尽力了，别太难过。

（6）您的健康和满意是我们服务的追求，我们等待您康复的好消息。

6. 病房服务的初期阶段

（1）××（大爷，大妈，叔叔，阿姨，小朋友），您好！

（2）我是义工"幸福银行"的义工，您需要帮忙吗?

（3）您刚来住院，医院的环境您还不太了解，有需要帮忙的尽管说，我会尽我所能帮您解决。

（4）这是我们医院住院的相关注意事项，我给您解析一下。

（5）住院的环境可能比不上家里舒服，但是有我们的陪伴，希望提供给您更好的服务。

（6）您一个人来医院看病不容易，相关住院手续都办妥当了吗?

7. 病房服务的中期转折阶段

（1）生病是很痛苦的事，我能理解您的心情。

（2）您的儿女真孝顺，很关心您的健康。

（3）这几天住院休息还好吗?

（4）今天看您的气色比之前好很多了。

（5）你住院的一些检查的时间安排及结果我会及时给你反馈，你安心养病就可以了。

（6）身体是最宝贵的财富，其他事情先别想那么多。

（7）今天按时服药了吗?

（8）经过几天的治疗，您感觉有没有好转?

8. 病房服务的晚期复杂阶段

（1）您有什么顾虑可以跟我们说一下吗?

（2）有医护人员和我们的关心照顾，您会好起来的，放心吧。

（3）别害怕，我们相信您的坚强和勇敢可以战胜病魔。

（4）这项检查可能会有点不适感，但是一般人都可以忍受，您不用过于焦虑。

（5）疾病有一个发展过程，恢复也需要一定的时间，痊愈的概率是很大的。

（6）手术没有想象的那么可怕。如果您术前有什么疑问，我可以利用自己学的知识帮您解答。

（7）现在术中及术后的疼痛管理都控制得很好，别太担心。

（8）轻度的焦虑是正常反应，您不要太在意。

9. 病房坏消息委婉告知与冲突情绪柔性应对

（1）这次您住院，我们发现了一个亚临床病灶。

（2）肿瘤并没有想象的那么可怕，肿瘤也有治愈的机会。

（3）我知道您很难过，我们会跟您一起面对困难。

（4）患者病情比较严重，我们很理解作为家属的心情，希望有奇迹的出现。

（5）如果我们义工及医护人员有服务不周到的地方，麻烦您给我们提出宝贵意见，以便我们改善和提高服务水平。

（6）您着急的心情我很理解，您的病痛我也感同身受。

（7）您跟医护人员之间的误会，或许我能帮你们化解。

10. 病房服务的后续阶段

（1）看到您康复出院，真替您高兴。

（2）出院回家后，希望您多保重身体。

（3）出院后记得按时服药控制病情，这是我们最牵挂的事。

（4）严重的病情对于他来说太痛苦，他走了或许是一种解脱，看开点吧。

（5）看到您这么痛苦，我也替您感到难过。

（6）您的健康和满意是我们服务的追求，我们等待您康复的好消息。

（王双苗　广东医科大学附属第一医院）

第五章 医患沟通负向语清单

第1节 住院及门诊负向语清单

1. 全科场景

（1）我不知道，也不想回答你。

（2）这与我有啥关系？

（3）让你干啥你就干啥呗。

（4）找 ×× （医生或护士）去，这不是我的事儿。

（5）你就说病吧，别说别的。

（6）你不按时吃药，我也没办法。

（7）自己看说明书去，不认识中国字呀？

（8）没什么说的了，你可以走了。

（9）患者家属放弃了，我有什么责任？

（10）患者没戏了，迟早要挂的。

（王　仲　北京清华长庚医院）

2. 住院场景

（1）爱信不信，随便你。

（2）我是医生还是你是医生？

（3）如果不相信我们，就去其他医院做手术吧。

（4）你急什么呀，能不能先听我说完？

（5）我要先去做手术，你等一下吧。

（6）结果就是这样的，我们也没办法。

232

（7）你们看着办吧，我们只能做到这样。

（8）我们没这个本事治你的病，你另谋高就吧。

（9）反正就是这种情况，你们快点做决定吧。

（10）从没见过你们这么麻烦的患者，问这么多。

（11）手术肯定会痛啦，别人都能忍，你怎么就不能忍？

（12）不知道什么时候开刀，问你自己的医生吧。

（13）这不是我们管的，你该找谁就找谁。

（14）这是社保局的事情，你们应该去找他们，跟我们没关系。

（15）你去其他科看看吧，我这里查不出来。

（16）早干吗去了？不关心患者，现在才来有什么用？

（17）你不爱听可以出去。

（18）晚了，怎么不早点来？回家吧。

（19）我不是说了吗？你到底听没听啊？

（20）我不是告诉你家人（哥哥、姐姐）了吗？你怎么又来问啊？

（21）我不管这事，你去问别人吧。

（22）不要问那么多，医学上的事我说了你也不懂。

（23）谁开的药你找谁去。

（24）告诉你是我的责任，至于你有没有听懂那是你的事。

（25）不要老是听别人说，到底谁给你妈妈做手术？

（26）你那么相信百度，你怎么不自己给自己做手术？

（27）有炎症肯定会发烧，这是科学规律，你懂吗？

（28）这些检查都是有用的，别老觉得我们骗你钱。

（29）你到底做不做啊？不做就签个字。

（30）别听门诊医生说，他们管不了。住院我们说了算。

（黄松武　广东省东莞康华医院）

3. 中医场景

（1）早不来晚不来，现在才来！

（2）别啰唆、快点讲！

（3）急什么，又死不了！

（4）不是告诉你了吗？

（5）怎么还不明白？

（6）怎么不提前准备好？

（7）别哼了，谁生病不难受？

（8）喊什么，烦死了！

（9）别喊了，忍着点，这么娇气！

（10）躺那儿，别磨磨蹭蹭的！

（11）喂，×床。

（12）你这血管怎么这么难扎？

（13）这事不属于我管，谁管你的，你找谁去！

（14）你没见我正在忙吗？等一会儿再说。

（15）你家里人呢，怎么都跑了？

（16）在这儿签个字，快点！

（17）有什么不好意思的，都这份上了！

（18）瞧这儿，没长眼睛呀！

（19）这么大人，怎么什么都不懂？

（20）谁让你平时不注意！

（21）没钱就别来看病！

（22）没什么，死不了！

（23）怕疼，就别来看病！

（24）嫌慢，早干什么来着？这儿交班（开会），外面等着去！

（25）上面都写着呢，自己看去！

（26）我已经说过了，怎么还问个没完？怎么这么多事？这事不是我们管的！

（27）谁和你说的，找谁去！

（28）快下班了，明天再说。

（29）嫌这儿不好，到别处去！

（30）你告去吧，随便你，你告到哪我都不怕，有意见找领导去！

（俞姿容　湖南省冷水江市中医医院）

4. 内科系列

（1）不知道！

（2）这事不归我管！

（3）你是医生还是我是医生？

（4）怎么不早来？

（5）不是为你做了检查了吗？

（6）你说的话我听不懂！

（7）你要什么态度？

（8）你的想法明摆着是错误的！

（9）这样的结果不是我们造成的！

（10）没啥事你还能住院？

（11）爱治不治！

（12）不交钱不治疗，赶紧出院！

（13）又欠费了，谁能受得了？

（14）不要烦我，我又不是你一个患者的医生！

（15）没钱别住院！

（16）找你管床医生去！

（17）我说的话你听不懂吗？

（18）你聋了吗？

（19）你又不懂医，必须听我的！

（20）明不明白，都要赶紧签字！

（21）你就不能多交点钱？总让我催！

（22）治疗效果你看不到吗，还有什么意见？

（23）我没时间跟你废话！

（24）觉得哪家医院好，你就去哪吧！

（25）我们科容不下你这尊大佛！

（26）说话就说话，激动什么？

（27）治疗需要流程，你急什么？

（28）没钱别上医院。医院又不是救济站！

（黄松武　广东省东莞康华医院）

第2节 科别负向语清单

1. 肿瘤科

（1）我又不是算命的，什么结局我哪知道？

（2）我现在很忙，你找别的医生吧。

（3）我不知道，我又不是神仙。

（4）我是医生，还是你是医生？

（5）不多说了，说了你也不懂。

（6）你们别围着我了，回病房等着。

（7）你等一下，别吵我，我正忙着呢。

（8）这事不属于我管，谁管你，你找谁去。

（9）你怎么这么多事！

（10）不是告诉过你吗，怎么还不明白？

（11）有什么事情你们自己商量好，不要总是犹豫不定的。

（12）你这个病治不好。

（13）你是××医生的患者，不归我管，你找他吧。

（14）我要下班了，明天再说。

（15）你说的这些都是无关紧要的。

（16）你的病已经没有希望了。

（17）得癌哪有不疼的，忍一忍，别那么娇气。

（18）没钱治什么病呢？

（19）病情被你自己耽误成这样，我也治不好。

（20）你只有3个多月的生命了。

（21）你们自己考虑，我不能负责。

（22）这项费用不是我收的，我只管治疗，别的不管。

（23）这是你自己造成的，与我无关。

（24）你有意见找院长去。

（25）上面不是写着吗，你不会自己看啊？

（周晓艺　湖北省肿瘤医院）

2. 肝胆外科

（1）该说的都跟你说了，你爱做不做，不做就出院。

（2）没带钱还治什么病？

（3）我说过多少次了，你怎么还这么烦人？

（4）没看见我在忙吗？找你自己的主管医生。

（5）闭嘴！

（6）你不懂，瞎嚷嚷什么！

（7）告诉你怎么做就怎么做，你是医生还是我是医生？

（8）不关我的事。

（9）我忙，基本没有空。

（10）治病肯定会花费很多，哪儿有不花钱就治好病的？

（11）你的要求太高了，无法满足。

（12）癌症最终总是要死的。

（13）不做手术就是死路一条。

（夏　锋　陆军军医大学第一附属医院）

3. 妇幼专科

（1）我不知道。

（2）你自己看着办。

（3）我很忙，你问别人吧。

（4）没床，床位一直很紧张。

（5）说了你也不懂。

（6）和我没关系。

（7）如果不遵医嘱，后果自负。

（8）你不想治疗我们不勉强，签字后果自负。

（9）你的病很严重。

（10）你的病非常严重，但是好处理。

（11）不要问太多。

（12）诊断是恶性肿瘤，但做手术须要排队2个月。

（13）你的手术结果不好（术中）。

（14）你是医生我是医生？你坐我这个位置来看病喽！

（15）你肚子这么胀，会被撑破。

（16）情况很不好，建议流产（不解释）。

（17）没办法，要不你去别家医院？

（18）别的医生都不给你加号，我凭什么给你加。

（19）电话咨询不做解释。

（20）不要跟我讲这些。

（21）很多比你严重的患者，也没有你这样。

（22）这事不归我管，你去找别人吧！

（23）我很忙，你过几天再来吧！

（24）好了，就这样，该说的已经说了。

（25）你怎么不早来呢？

（26）我就这态度，你想怎样？

（27）不要问我，去问你的主管医生。

（28）这个病很难治好。

（29）没钱别来看病。

（30）没床，到别的医院去。

（31）绝对不可以／绝对没问题。

（32）你吵什么／你很烦／你想怎样？

（王月云　广东省深圳市妇幼保健院）

4. 儿科

（1）你这个人怎么这样子！

（2）你是怎么照顾孩子的！

（3）孩子的病都是你们大人疏忽导致的！

（4）这要求我满足不了，哪里可以满足你的要求你可以去哪里！

（5）你的情况我不了解！

（6）你不是我主管的患者，你去问 ×××。

（7）不交钱用不了药！

（8）你目前的病情预后不好，在门诊处理不好，须要住院进一步治疗。

（9）这个不行！你必须……

（10）这是投诉电话！有不满意可以打！

（11）别动我！

（12）我不是你的管床医生，别找我。

（13）你的病不会一下子好的。

（14）你是来看病，还是来吵架？

（15）谁说不给你出院了！

（16）你这样的态度，我没办法给你治疗。

（黄松武　广东省东莞康华医院）

5. 康复科

（1）你是医生还是我是医生？不懂别瞎打听。

（2）跟你说了你也不懂，按我说的做就行了。

（3）谁叫你不按时吃药，现在癫痫了吧！

（4）跟你说了你不听，下次别来做治疗了。

（5）让你怎样，你怎样就行了，别问那么多。

（6）你没看到我忙着吗？出去等会儿。

（7）你知不知道这病有多严重？

（8）没的治了，这个病花钱也看不好。

（9）你早期干吗去了，不过来康复？现在没什么意义了，回去吧。

（10）她就这样了，你们家属拉回去算了。

（11）你家人有什么遗传病瞒着我们吧？

（12）想看病回去准备钱吧。

（13）医院就这个收费。没钱你就别住院了。

（14）钱不够，赶紧去交，不然没药吃。

（15）这患者走路是这样的，你知道吧，特别难看（另一个患者刚好在门口）。

（16）跟你说了开不了那么多药，你怎么听不懂呢？

（17）想住安静的病房，住对面五星级酒店去。

（18）就这么扣费的，不跟你说了，又不会多扣你的。

（19）那个药没有了，给你开的这个，吃就行了，疗效都一样。

（20）活着还不如死了省心。

（21）爱治不治，不治拉倒。

（22）还有人等着挂号，别挡着路。

（23）不舒服你说啊，你不说我怎么知道。

（24）你急啥啊！跟你说了别急，你急我也没办法。

（25）你怎么一点都不努力，一点都不配合呢？

（26）床位不是你说调就能调的。

（27）你说那么多有什么用。

（28）有意见，让他出院。

（黄松武　广东省东莞康华医院）

6. 神经内科

（1）转院，这个我们治不了。

（2）没钱，医生没法治病。

（3）不交钱，也做不了手术。

（4）没钱拿不回药。

（5）我哪知道？

（6）你又欠费了，现在快去交费，你想不想治呀。

（7）我们没做过这样的手术，我们技术不行。

（8）这个事情，我们不管，也管不了。

（9）你这个是小问题，有什么好看的。

（10）我没时间等你，也不可能随叫随到。

（黄松武　广东省东莞康华医院）

7. 消化内科

（1）没钱看什么病啊！

（2）你这个病的疗效就这样了，没什么好解释的了。

（3）不就是个 ×× 病吗？至于这么大惊小怪的吗？

（4）你这个病我没什么办法了，你只能听天由命了。

（5）哎呀，有什么问题我会告诉你的啦，问那么多干吗！

（6）催什么催？没看到我正忙着吗！

（7）你急也没用，该怎样还是怎样，没有什么快不快的。

（8）我说过了，检查结果没出来我什么也不好说，你怎么就听不懂人话呢？

（9）你这个结果看来不好搞啊，不要抱太大的希望了。

（10）这么一点小问题也跑来住院，你当住院好玩啊？

（11）都说了人跟人是不一样的，你怎么就是要钻牛角尖呢？

（12）你是医生还是我是医生，这么多话？

（13）要治病你就得听我的，不听就别治，爱上哪上哪去！

（黄松武　广东省东莞康华医院）

8. 心内科

（1）不要一直自己说。医生问什么你回答什么。

（2）不想看病就回去。

（3）不要有点不舒服就找医生，这个情况不需要医生处理。

（4）你傻呀！跟你说啥都不明白。

（5）爱治治，不治就回去。

（6）你这个患者话太多了，不要顾着自己说，我问你什么你就答什么。

（7）那么晚才来医院，早干吗去了？

（8）医生是人，不是神，不是什么病都能治。

（9）都说了你这病要做手术，不做就等死吧。

（10）这个患者不归我管。

（11）你是医生还是我是医生？

（12）不是做了检查了吗？结果还没出来，再等等吧。

（13）你说什么我听不懂。

（14）你那么信网上说的，干吗还来找医生？

（15）都说了患者是血管堵了，怎么堵很复杂，说了你也不懂。

（16）说了多少次了，这个病就是要吃药的。

（17）我是心血管医生，其他的我管不了，已经给你叫了会诊了，不要整天问。

（18）我这是给你治病，不信我就滚蛋。

（19）给你开的药你不吃，你这是不要命了吧？

（20）病是你自己得的，治不治随你。

（21）又不是我害你有病，凶什么凶。

（22）嫌这里治病贵就去其他地方，不要唧唧歪歪。

（23）来住院就好好住，整天往外跑，你当这里是旅馆啊。

（24）你这个病我们这里治不了，其他地方更加治不了。

（25）医生只能治病不能治命，他没救了，你们准备后事吧。

（26）你医从性那么差还想治好病？

（27）你这个病神仙都救不了你。

（28）医生很忙的，不要整天过来找我，有病情变化我会告诉你。

（黄松武 广东省东莞康华医院）

9. 新生儿科

（1）不听医生的话就走吧。

（2）你是医生还是我是医生？

（3）不满意就去投诉，别在这里唧唧歪歪。

（4）不配合治疗就请回家去，别耽误别人治病。

（5）没事，不治病又死不了，请回吧。

（6）那个医生咋这样治病呢？错啦。

（7）走吧走吧，我们不要你这样不听话的患者。

（8）在医院我就是老大，必须听我的。

（9）你说你，不好好治病和我杠上了。

（10）不治病就滚，这里不欢迎你。

（11）可以出院了，这点伤死不了。

（12）小病小痛来什么医院？

（13）我们服务态度都这么好了，还这不满意那不满意的。

（14）我们是技术型人员，不是服务人员，请搞清楚。

（15）这是我的名字，不满意可以去投诉。

（16）不喜欢我给你治病就走啊，又没人留你。

（17）你这患者什么道理都不讲，没法跟你沟通。

（18）不懂医学就不要乱说话。

（19）在医学界你就是个文盲，和你解释不通。

（20）没事别乱按铃叫我起床，医生很辛苦的。

（21）不就一点点痛吗，忍忍就过了。

（22）什么时候换药都可以，急什么急。

（23）没看我正忙吗？忙完自然会找你，真啰唆。

（24）你不就是花钱看病吗，有什么好高高在上的？

（25）你不尊重我，我也不会尊重你的。

（黄松武　广东省东莞康华医院）

第3节　医院义工负向语清单

1. 初始阶段

（1）别急，还没叫到你呢，一边站着去！

（2）不用说得这么啰唆，哪里不舒服快点讲。

（3）挂号就诊流程在那边指示牌上都写着呢，自己看去！

（4）不知道你家乡话讲的什么意思，你说普通话。

（5）这不是我们义工的服务范围，帮不了你。

（6）你这情况太复杂，还真不知道看哪个科好。

（7）你这种患者，我还是第一次见。

（8）我现在很忙，你找其他人吧。

2. 中期转折阶段

（1）你怎么又来看病啦，这次又是哪里不舒服？

（2）怎么你一个人来看病，家里人去哪里了？

（3）医生说的你照做就可以，你不要问这么多。

（4）喂，该你去做检查了。

（5）你要是不听我的安排，那你自己搞定，不管你了。

（6）快点去做检查，别这么拖拉，错过了检查时间。

（7）轮到你了，快进去。

（8）快点躺上去做检查，后面其他病号还在排队。

3. 晚期复杂情形

（1）你不信我，你可以问医生。

（2）你耐心点等待，不要这么烦躁。

（3）没钱治病就回家去吧。

（4）我还真服了你，这点痛都忍不了。

（5）你怕什么，人家三岁小孩都不吭声。

（6）叫你别动就别动，一动就痛。

（7）你怎么不按照医生的嘱咐，做好检查前的准备呢？

（8）你不要急，急也没用，结果有异常的话，医生自然会告诉你。

（9）你能不能坚强点？

4. 坏消息告知与冲突情绪

（1）你这病是绝症，花钱也治不好。

（2）你觉得我们医院不好，就去别的医院看病。

（3）你这病没救了。

（4）治不好就别浪费钱了。

（5）治不好不要怪医院，是你自己的问题。

（6）你这种情况会随时没命的。

（7）你这病真是麻烦，治不好了。

（8）这病对于他来说太痛苦，死了也没有什么可惜的。

（9）我听不见，你说话声音大点！

（王双苗　广东医科大学附属第一医院）

附录1：医患沟通语言的调查思路与问题清单（部分）

1. 一般患者的主要调查问题

（1）当您初次接触您的主治医生时，医生说过什么话让您觉得亲切，或是消除了您的紧张感、陌生感？如果没有，请问您期望听到医生说什么？

（2）当您第一次接触您的主治医生时，他是否有说过一些话，让您觉得不舒服或者更紧张？

（3）您在以往其他就诊经历中，初次接触医生时，有让您不舒服的话吗？请列出。

（4）您就医过程中，是否有遇到医生告知您坏消息的情况（例如，不好的诊断结果，或病情很严重）？

（5）医生告诉您坏消息时，怎么说的？请回忆并列出。

（6）您就医过程中，是否有遇到医生告知您好消息的情况（例如，良性的诊断结果，病情无大碍，会很快康复，或手术很成功，等）？医生告诉您好消息时是怎么说的？请回忆并列出。

（7）您就医过程中，是否有向医生诉说过您的困难或疑惑（例如，经济困难、久治不愈的担忧等等）？请列出您的诉说和医生的回应。

（8）请回忆您过往所有的就诊经历，列出医生最让您感动的话。

（9）请回忆您过往所有的就诊经历，列出医生最让您不舒服的话。

（10）在当下医患关系较为紧张的情况下，您认为医生说什么话最容易引起冲突？请列举。

2. 肾透析患者的主要调查问题

（1）请回忆，医护人员是如何告知您需要透析治疗的？

（2）请回忆您在首次透析时，医护人员说过的让您感到温暖的话是什么？

（3）请回忆您在首次透析时，医护人员说过的让您感到不爽的话是什么？

（4）请回忆您历年来的透析经历，医护说过的让您感到温暖的话是什么？

（5）当您透析治疗效果不理想时，医护人员是怎么解释的？

（6）当您透析治疗无效时，医护人员是如何解释的（若不适用此情况的患者不用作答）？

（7）当您透析治疗效果满意时，医护人员是如何与您交流的？

（8）在您看来，透析中心的医患关系和其他科室有无异同？并请说明原因。

3. 肿瘤科医生的主要调查问题

（1）当初次确诊癌症时，如何跟患者本人或家属沟通？

（2）当二度复发癌症时，如何跟患者本人或家属沟通？

（3）当需要选择开放胸腔、开颅、截肢等创伤性手术及放化疗时，如何跟患者本人或家属讨论风险与获益？

（4）当手术、放化疗效果不明显，需要选择姑息治疗时，如何跟患者本人或家属沟通？

（5）当诊疗中遇到重大医疗决策及患者生命进入终末期之际时，如何召集并主持患者的家庭会议？

（6）如何在患者及家属面前开启生死与苦难话题？如何跟患者及家属讨论生命预嘱（我的五个愿望）、缔结爱的遗产等话题？

（7）如何在患者之间搭建沟通的平台（组建患者的微信群及抗癌乐园），让患者受到教育，营造温暖的"话疗"氛围？

（8）如何与患者讨论癌症中的性话题？

（9）如何跟患者及家属讨论诊疗费用、家庭财务匹配话题？

（10）如何用言语对陷于共情耗竭的长期照顾家属（护理员）进行心理减压？当患者离世后，如何跟家属做哀伤抚慰的沟通？

4. 消化内科医生的主要调查问题

（1）当患者初次确诊消化免疫性疾病（自身免疫性肝病、克罗恩病）时，如何跟患者本人或家属沟通？

（2）当患者因消化免疫性疾病（自身免疫性肝病、克罗恩病）再次入院时，如何跟患者本人或家属沟通？

（3）当患者须要接受胃镜检查（或肠镜、肠道 MRI）/肝穿刺检查时，在检查前如何跟患者本人或家属沟通？

（4）当进行肠镜检查（或小肠镜、肠道 MRI）/肝穿刺检查时，如何跟患者沟通？

（5）当有不良信息（检查结果、诊断结果等）时，如何告知患者本人或家属？

（6）当患者对长期服用激素、免疫抑制剂等药物表示忧虑时，如何跟患者本人或家属沟通？

（7）患者主诉/表现疼痛、痛苦时，如何跟患者本人或家属沟通？

（8）如何在患者本人及家属面前开启关于诊疗方案的讨论？

（9）如何与患者本人及家属讨论关于诊疗费用高的话题，如：须使用生物制剂的患者、须要长期服用熊去氧胆酸胶囊（优思弗）的自费患者？

附录 2：医患交往中的语言习惯调查与结果（调查科室：肾内科）

1. 在接触门诊初诊患者时，您常说的一句话？

（1）请坐，您怎么不好？跟我讲讲……

（2）请坐，哪里不舒服了？有什么诱发因素吗？

（3）告诉我，您怎么不舒服？跟什么因素有关？

（4）您好，你哪里不舒服？请把就诊卡给我，我给您开一些检验单。

（5）您好！你哪不舒服？有多长时间了？都做过哪些检查和治疗？

（6）您哪不舒服？让我看看／摸摸……

（7）您好，我姓 ×，我是这里的主治医师，哪里不舒服？

2. 在接触门诊复诊患者时，您常说的一句话？

（1）上次看病后您感觉有变化吗？有觉得好一些吗？

（2）最近有什么新问题？

（3）上次的病历带来了吗？你以前有过其他不舒服吗？

（4）怎么样？好点没？还有其他不舒服的感觉吗？

（5）您回忆一下，有什么好转吗？

（6）最近感觉怎么样？

（7）手术做完了之后，伤口还疼吗？

3. 在住院患者采集病史时，您常说的一句话？

（1）您住进来啦，把您的故事说给我听听……

（2）您主要的不舒服是什么？都几天了？这次因为什么住院？

（3）您说的这个情况有多长时间了，这期间做过什么检查和治疗吗？

（4）您好，来了啊？都有什么不舒服？

（5）您好，我是××，您的主管医生，我想问您几个问题。

（6）您这一段有哪些不适？好好想想……

（7）您以前都有哪些疾病？

4. 告知患者好消息时，您常说的一句话？

（1）手术做完了，就会有转机啦。

（2）我这里有个好消息要告诉您！

（3）告诉您一个非常好的消息……

（4）告诉您一个好消息，你可以出院了。

（5）您好，情况不错，今天要告诉您一个好消息。

（6）太好了，又有进步。

（7）恭喜你……

（8）这个苗头挺好的。

5. 在告知患者坏消息（例如诊断为癌症、愈后不良）时，您常说的一句话？

（1）今天的病理检查结果不是太好，您要有心理准备。

（2）人生就得面对很多事情，不总都是一帆风顺，有时也会遭遇逆境，我会帮你想办法的！

（3）您的检查结果中有一部分问题比较严重，治疗效果可能比较差。

（4）非常抱歉，我要告诉您一个不好接受的事实……

（5）刚刚化验出来了，我发现有些情况不是太理想。

（6）此次情况不是太好，不过别太担心，也许还有转机。

（7）我想告诉您最新病情……有些情况确实不太乐观。

（8）检查结果出来了，我们也做了详细的分析，您家属来了没？我建议开一个家庭会议。

6. 出院谈话时，您常说的话？

（1）您回家要好好养着，定期回来看看。

（2）三分治，七分养，注意饮食，定期复查！

（3）您目前仍然存在一些小问题，但是不须要继续住院，可以在我们的门诊进一步治疗和随访。

（4）您回家一定按时吃药，定期来复查。

（5）您好，要出院了哈，我要交代您一点事情。

（6）以后一定要注意这些情况，避免再复发。预防比治疗更重要。

（7）这是个慢性病，一定要注意复诊哟！

（8）恢复得还不错，可以出院了！

7. 您认为在当下医患关系较为紧张的情况下，医生在临床中哪些话最易引起冲突？请列举。

（1）（只会让患者交钱，却不去解决患者的问题。）

（2）不知道！忙着呢，现在没空。

（3）你懂吗？你是医生我是医生？

（4）（有一些医生喜欢推诿，或什么事都不在乎。）没事，你的情况我跟主任说过了。

（5）治不了了，我又不是神仙，自己想办法！

（6）你有病啊！哪有那么多意见！

（7）不按照我的要求去做，死了自己负责。

（8）你不听医生的话，那随你自己的便。

（9）明明不懂，还说我比你明白。

8. 请回忆您在透析工作经历中，患者说过的让您感到很生气的话？

（1）有一类患者家属无理起高腔，说："要出人命了！医生闹出医疗事故了！"

（2）你们就知道挣钱！

（3）这样定方案不好吧？

（4）我们患者来你们医院的时候好好的，现在变成这样了。

9. 请回忆您在透析工作经历中，患者说过的让您感到很温暖的话？

（1）谢谢！

（2）大夫，快休息一会儿，累了一上午了。

（3）没有你们，就没有我今天。

（4）幸亏遇到了你，×× 老师。

（5）太谢谢您了。

（6）我们信任医生，医生定方案就好。

（7）谢谢您，大夫，我只相信您。

（张　凌　中日友好医院）

致　　谢

在本书的编撰过程中，得到国内多家医院的支持。北京大学人民医院、北京大学肿瘤医院、首都医科大学附属北京天坛医院、中日友好医院、北京清华长庚医院、华北油田公司总医院、上海交通大学医学院附属仁济医院、华中科技大学同济医学院附属协和医院、广东医科大学附属第一医院、中山大学附属第六医院、广东省东莞康华医院、广东省中医院、广东省深圳市妇幼保健院、陆军军医大学第一附属医院、湖北省肿瘤医院、中南大学湘雅医院、湖南省冷水江市中医医院、中国医科大学附属盛京医院、福建省厦门市妇幼保健院、浙江省湖州市长兴县人民医院、内蒙古自治区赤峰市医院等多家单位，参与了问题调查，反馈了很多临床一线医务工作者的声音。在此谨代表本书作者对所有医院的大力支持表示衷心的感谢。

北京大学医学人文研究院尹小雁老师协助完成了大量事务性工作，硕士研究生李志芳在问卷收集和整理方面做了细致的工作，北京大学医学出版社袁帅军编辑仔细完成了文稿校订，还有各参与单位的老师以很大的热忱给予工作支持，在此一并表示真诚的谢意！